A CLÍNICA NA PANDEMIA
DIÁLOGOS INTERDISCIPLINARES

Editora Appris Ltda.
1.ª Edição - Copyright© 2023 dos autores
Direitos de Edição Reservados à Editora Appris Ltda.

Nenhuma parte desta obra poderá ser utilizada indevidamente, sem estar de acordo com a Lei nº 9.610/98. Se incorreções forem encontradas, serão de exclusiva responsabilidade de seus organizadores. Foi realizado o Depósito Legal na Fundação Biblioteca Nacional, de acordo com as Leis nos 10.994, de 14/12/2004, e 12.192, de 14/01/2010.

Catalogação na Fonte
Elaborado por: Josefina A. S. Guedes
Bibliotecária CRB 9/870

C642c 2023	A clínica na pandemia : diálogos interdisciplinares / Celia Brandão (org.). – 1 ed. – Curitiba : Appris, 2023. 238 p. ; 23 cm. – (Multidisciplinaridade em saúde e humanidades). Inclui referências. ISBN 978-65-250-5395-0 1. Covid-19, pandemia de, 2020. 2. Saúde mental. 3. Conflito social. 4. Resiliência (Traço da personalidade). 5. Negacionismo. I. Brandão, Celia. II. Título. III. Série. CDD – 303.4857

Livro de acordo com a normalização técnica da ABNT

Appris editora

Editora e Livraria Appris Ltda.
Av. Manoel Ribas, 2265 – Mercês
Curitiba/PR – CEP: 80810-002
Tel. (41) 3156 - 4731
www.editoraappris.com.br

Printed in Brazil
Impresso no Brasil

Celia Brandão
(org.)

A CLÍNICA NA PANDEMIA
DIÁLOGOS INTERDISCIPLINARES

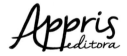

FICHA TÉCNICA

EDITORIAL	Augusto Coelho
	Sara C. de Andrade Coelho
COMITÊ EDITORIAL	Marli Caetano
	Andréa Barbosa Gouveia - UFPR
	Edmeire C. Pereira - UFPR
	Iraneide da Silva - UFC
	Jacques de Lima Ferreira - UP
SUPERVISOR DA PRODUÇÃO	Renata Cristina Lopes Miccelli
ASSESSORIA EDITORIAL	William Rodrigues
REVISÃO	Monalisa Morais Gobetti
PRODUÇÃO EDITORIAL	William Rodrigues
DIAGRAMAÇÃO	Andrezza Libel
CAPA	Eneo Lage
REVISÃO DE PROVA	William Rodrigues

COMITÊ CIENTÍFICO DA COLEÇÃO MULTIDISCIPLINARIDADES EM SAÚDE E HUMANIDADES

DIREÇÃO CIENTÍFICA	**Dr.ª Márcia Gonçalves (Unitau)**
CONSULTORES	Lilian Dias Bernardo (IFRJ)
	Taiuani Marquine Raymundo (UFPR)
	Tatiana Barcelos Pontes (UNB)
	Janaína Doria Líbano Soares (IFRJ)
	Rubens Reimao (USP)
	Edson Marques (Unioeste)
	Maria Cristina Marcucci Ribeiro (Unian-SP)
	Maria Helena Zamora (PUC-Rio)
	Aidecivaldo Fernandes de Jesus (FEPI)
	Zaida Aurora Geraldes (Famerp)

AGRADECIMENTOS

Agradecemos aos nossos alunos, amigos, clientes e parceiros profissionais que tanto nos ensinaram e nos fizeram companhia durante a pandemia.

Nossos agradecimentos à Sociedade Brasileira de Psicologia Analítica, que apoiou, em sua divulgação, o projeto de palestras on-line, o qual resultou neste livro.

Nossos agradecimentos a todos que participaram dos encontros on-line com seus depoimentos e contribuições a partir de suas vivências e de sua experiência profissional.

Agradecimento especial àqueles palestrantes dos encontros on-line, que embora não tenham composto capítulos do livro, colaboraram com a riqueza de ideias que deu ensejo a esta obra.

Agradecimento a Nícolas Brandão, revisor e redator, pela revisão dedicada de alguns dos capítulos do livro.

Everness

Só uma coisa não há. Não há o olvido.
Deus que salva o metal e salva a escória
E cifra na profética memória
As luas que serão e que têm sido.
Já tudo está. Os milhares de reflexos
que entre ambos os crepúsculos do dia
teu rosto foi deixado nos espelhos
e os que inda irá deixando todavia.
E tudo é uma parcela do diverso
Cristal dessa memória, o universo;
Não tem fim os seus árduos corredores
E as suas portas fecham-se ao teu passo;
somente do outro lado desse ocaso
verás os Arquétipos e Esplendores.

(Jorge Luís Borges – Nova antologia Pessoal)

PREFÁCIO

Algo inimaginável ocorreu, o mundo ficou fechado por cerca de dois anos e a humanidade se enclausurou no terror de um ser quase invisível que matava indiscriminadamente. A única solução foi nos restringirmos a nossas quatro paredes. A comunicação foi para o ar via internet e o contato com o outro passou predominantemente a ser feito por vídeo.

As repercussões dessa trágica situação começam agora a serem elaboradas e avaliadas.

Embora, Ensino a Distância e terapia on-line já existissem, eram possibilidades ocasionais promovidas praticamente pela distância e empecilhos de deslocamento.

Terapia por vídeo sempre foi bastante questionável e praticamente tolerada somente quando a distância entre terapeuta e paciente era impeditiva de um contato presente. Institutos de formação de analistas ligados, por exemplo, à International Association for Analytical Psychology tinham sérias restrições e admitiam um porcentual de cerca 30% em geral no número total de sessões.

Mas, frente a catástrofe, foi necessária uma revisão dessa regra. Os resultados são diversos e difíceis de avaliar.

Variáveis tais como idade, gênero, diagnóstico afetam certamente a relação transferencial e contratransferencial. Se nos primórdios da Psicanálise, o paciente no divã não tinha acesso visual as reações do seu psicanalista, nas terapias junguianas, o sentar frente a frente mudou o contexto. A visibilidade do terapeuta e do paciente e suas reações passam a fazer parte do processo. Gestos, posturas e expressões são observados de ambas as partes. Até mesmo cheiros passam a ser considerados na leitura do estado emocional do paciente. Seu jeito de andar, de se vestir, como senta e como cumprimenta ou não o terapeuta, são reveladores de emoções e complexos, fonte de rico conhecimento e transformação do estado mental do paciente. E, ao mesmo tempo, podem fazer parte do processo psicoterápico nas intervenções que levam em conta o corpo e sua linguagem. Nesse sentido, as abordagens terapêuticas que incluíam consciência corporal e suas expressões como fonte de informação e transformação de complexos ficaram bastante limitadas.

Ao passarmos para uma sessão via vídeo, dados vitais são perdidos. Ficam restritos basicamente ao rosto do paciente e ao mesmo tempo ao rosto do terapeuta que se vê na tela durante a sessão. Lembramos aqui que a psique está o corpo e a palavra é só um dos recursos de acesso ao inconsciente.

De modo similar, está a questão do Ensino a Distância. Se ensinar for somente a transmissão de conhecimento, só uma questão verbal, professores poderão com maior eficácia serem substituídos por robôs. Mas se compreendermos ensinar como uma interação entre duas pessoas que tem como base a relação amorosa e a transmissão de valores que ultrapassam o conhecimento objetivo, o Ensino a Distância é deficiente. Apesar de considerar que esse tipo de ensino supre a carência educacional em muitos rincões do país e traz para casa aulas de outra forma inacessíveis, já foi comprovada pelo Ministério da Educação (2022) a disparidade da qualidade entre a educação presencial e a Educação a Distância.

Essas são algumas das polêmicas trazidas pela pandemia. Certamente tanto o Ensino a Distância quanto as terapias on-line se efetivaram, continuam e continuarão se expandindo.

Desse modo, parabenizo a colega e analista Celia Brandão pela brilhante ideia deste livro tão oportuno e necessário.

Capítulos escritos por profissionais altamente gabaritados e muito experientes refletem sobre o tema, em seus mais diversos ângulos. Eles nos alimentam e expandem nossas percepções sobre a inventividade desenvolvida, a princípio por necessidade, e atualmente por praticidade, sobre novas formas de ser e exercer nossa profissão.

E é com curiosidade que olho adiante as inevitáveis transformações que adentrarão nosso convívio.

Prof.ª Dr.ª Denise Gimenez Ramos
Professora Titular do Programa de Pós-Graduação em Psicologia Clínica e Coordenadora do Núcleo de Estudos Junguianos da Pontifícia Universidade Católica de São Paulo. Membro da Academia Paulista de Psicologia Cadeira n.º 27

SUMÁRIO

INTRODUÇÃO 13

PANDEMIA NA CULTURA E NA SOCIEDADE

A PANDEMIA E A SOMBRA COLETIVA. 19
Celia Brandão

SENTIMENTO DO MUNDO: MELANCOLIA E ANGÚSTIA NA
PANDEMIA DA COVID-19 43
Victor Palomo

PANDEMIA, TIRANIA E IDEALIZAÇÃO 59
Roberto Rosas Fernandes

O NARCISISMO E O ESPÍRITO DO TEMPO: A FUNÇÃO ESTRUTU-
RANTE DA REFLEXÃO FIXADA 71
Rosanne Sabbag

CRIATIVIDADE E CULTURA EM TEMPOS DE PANDEMIA 89
Mirian Malzyner

NARCISISMO, EXCLUSÃO E INTOLERÂNCIA: SINTOMAS DO
ADOECIMENTO DE UMA NAÇÃO 95
Claudia Morelli Gadotti
Vera Colson Valente

PANDEMIA E POVOS INDÍGENAS: REELABORAÇÃO DA IDENTIDADE
E DA LUTA POLÍTICA EM MEIO À COVID-19 105
Ana Carolina Alfinito Vieira

PANDEMIA E SAÚDE MENTAL

SAÚDE MENTAL NA PANDEMIA 127
Maria Zelia de Alvarenga

O LUTO NA PANDEMIA..137
Renata Ferraz Torres

PANDEMIA NA PRÁTICA CLÍNICA

TRANSFERÊNCIA E CONTRATRANSFERÊNCIA EM TEMPOS DE
PANDEMIA: UM DESAFIO ÀS DISPOSIÇÕES CRIATIVAS.............149
Alberto Pereira Lima Filho

ABALOS NOS PILARES DA CONJUGALIDADE SOFRIDOS NO
PERÍODO DA PANDEMIA..165
Vanda Lucia Di Yorio Benedito

PANDEMIA E CLÍNICA NO BRASIL: PSICANÁLISE E SOCIEDADE ..181
Eliana Nogueira do Vale

O HUMANO, A PANDEMIA E A CLÍNICA 195
Maria José Camargo de Carvalho

PANDEMIA E ENSINO

PANDEMIA DA COVID-19: CONSEQUÊNCIAS PARA O
APROVEITAMENTO EDUCACIONAL, ACADÊMICO E RELAÇÕES
SOCIAIS NAS INSTITUIÇÕES DE ENSINO.............................209
Leda Maria de Oliveira Rodrigues

O ENSINO DA PSICOLOGIA ANALÍTICA NA UNIVERSIDADE
DURANTE A PANDEMIA 223
Liliana Liviano Wahba

SOBRE OS AUTORES...233

INTRODUÇÃO

O Projeto "Clínica na Pandemia" teve seu primeiro encontro on-line via Zoom, em 31 de maio de 2021. Nessa data, tivemos a participação especial de Alberto Pereira Lima Filho e de amigos e colegas de profissão queridos que aceitaram nosso convite para um bate-papo em plena pandemia. É importante lembrar que houve um momento em que em meio ao caos social, brasileiros foram atingidos por uma crise política e muitos emigraram para Portugal, assim como para outros países que acenavam como mais seguros frente à total imprevisibilidade da situação social e política brasileira. Vivíamos, ao mesmo tempo, uma crise sanitária e uma crise política. Alberto, residente em Portugal, enfatizou o bom acolhimento que esse país deu aos imigrantes e aos cidadãos portugueses, no âmbito da saúde. Ressaltou o afrouxamento de fronteiras que talvez apontasse para a necessidade de mudanças e a busca de um "novo equilíbrio". Enfatizou o emergir de uma nova dimensão fraterna, mas também, em contraponto, as persistentes dificuldades burocráticas da transferência para outro país. De outro lado, enfatizou o aspecto criativo das desconstruções que a pandemia desencadeou. Um desses aspectos foi o enriquecimento do trabalho clínico.

Salientei, nessa data, que a nossa referência de espaço e tempo também foi invadida por uma condição de total imprevisibilidade. A pandemia colocou-nos diante da incerteza sobre o futuro, e, enquanto isso, a memória e o passado, por exemplo, a ascendência portuguesa para alguns, acenava com uma promessa de estabilidade quando tudo estava de pernas para o ar. Fomos convidados a uma certa melancolia e, ao mesmo tempo, desafiados por um desejo de resgate de aspectos alienados do self. A sensação de estranhamento, de olhar o mundo de fora e o sentimento de deslocamento, de a nada pertencer, foram aspectos por mim destacados também. Nessa perspectiva, recuperar o sentido das pequenas coisas — o apreço pela música e pelas artes de modo geral, os prazeres da culinária, o resgate de trabalhos manuais, o cuidado com o jardim, desfrutar da própria companhia — foi bom para alguns e terrível para outros, cuja raiva e indignação foram revelados na vontade de jogar tudo para o alto (trocar de emprego, mudar de cidade, mudar de país ou até mudar radicalmente de profissão).

Fomos privados da convivência com nossos entes queridos. Cabe lembrar também do sofrimento das vovós e dos vovôs que ficaram um ano sem abraçar os netos. Os que tinham familiares no exterior sofreram, em particular, com as restrições feitas a viagens. Fomos afastados de algumas referências cotidianas de nossa identidade: o local de trabalho, a família, o grupo de amigos, a hora do cafezinho no trabalho ou de simplesmente andar pela rua como um cidadão comum.

Nos sentimos acolhidos nesse primeiro encontro que deu ensejo a outros 12, com encerramento em 15 de novembro de 2022. Trago aqui alguns dos temas emergentes que foram debatidos desde o primeiro encontro on-line. Participantes relataram as peculiaridades e dificuldades da sua transferência para Portugal durante a pandemia. Dentre as quais, os problemas da burocracia portuguesa, o que determinou atraso na vacinação também naquele país. As reflexões prosseguiram com o tema da desconstrução necessária da ideia de paraíso, parte do nosso repertório mítico e arquetípico, como uma alternativa arquitetada pelo pensamento mágico, diante da ameaça à integridade física e emocional, assim como, à segurança material do cidadão, no contexto pandêmico. No primeiro encontro, questionou-se: estávamos vivendo no paraíso antes da pandemia? Foi consenso que vivíamos uma crise econômica e social no Brasil, nos anos que antecederam a pandemia, o que deflagrou uma grande polarização da consciência coletiva no campo político. Em meio a uma crise política, os brasileiros foram submetidos a uma administração caótica da pandemia, marcada por negacionismo e omissões por parte das autoridades governamentais. Foi apontada nesse primeiro encontro, a importância de uma reflexão sobre a administração do nosso desejo e sobre a responsabilidade social frente às privações que estavam sendo impostas pela crise sanitária e política.

Como pano de fundo da crise instalada, destacamos: a desigualdade social, a precariedade das políticas públicas, o abandono do governo brasileiro aos povos originários e às classes populares. Esse contexto resultou na maior dificuldade de acesso às vacinas pela população menos favorecida, social e economicamente, como também se agravou para aqueles com condições de habitação precárias, para manterem-se em isolamento social. As classes populares e os residentes fora dos centros urbanos sofreram mais com a falta de recursos públicos na área de saúde, em um contexto em que as unidades de tratamento intensivo dos hospitais estavam sem leito mesmo em hospitais particulares. A redução de transporte público disponível também afetou os cidadãos que dele dependiam para trabalhar, evidenciando que os recursos públicos para sobreviver à pandemia não foram democraticamente compartilhados. Ainda vigora a afirmação de Walter Benjamim de que "a tradição dos oprimidos nos ensina que o 'estado de exceção' em que vivemos é na verdade a regra geral" (BENJAMIN, 1987, p. 226). O nosso assombro com os acontecimentos que acompanharam o período de pandemia é aqui representado na imagem da capa do livro *Angelus Novus* de Paul Klee (KLEE, 2023). Essa imagem foi referida por Benjamin, ao refletir sobre nossa relutância em viver no tempo do agora, no tempo vivo:

> Há um quadro de Klee que se chama Angelus Novus. Representa um anjo que parece querer afastar-se de algo que ele encara fixamente. Seus olhos estão escancarados, sua boca dilatada, suas asas abertas. O anjo da história deve ter esse aspecto. Seu rosto está dirigido ao passado. Onde vemos uma cadeia de acontecimentos, ele vê uma catástrofe única que acumula incansavelmente ruína sobre ruína e as despeja aos nossos pés. Ele gostaria de deter-se para acordar os mortos e juntar os fragmentos. Mas uma tempestade sopra do paraíso e prende-se em suas asas com tanta força que ele não pode mais fechá-las. Essa tempestade o impele irresistivelmente para o futuro, ao qual ele vira as costas, enquanto o amontoado de ruínas cresce até o céu. Essa tempestade é o que chamamos progresso. (BENJAMIN, 1987, p. 226).

Que essa imagem, tão bem amplificada simbolicamente pelo autor, inspire a leitura dos ensaios aqui reunidos que versam sobre o caos social, o sofrimento psíquico agravado pela falta de humanidade do discurso, as condutas negacionistas, mas também sobre algumas "luzes" que se acenderam nesse período de pandemia. Entre estas, o potencial criativo e de resiliência, em novas formas de trabalho on-line, na clínica, na educação e na área da saúde. Profissionais da área da saúde, psicólogos e psiquiatras dispuseram-se e adaptaram-se para fornecer atendimento on-line, por vezes até mesmo gratuito. Vários projetos de apoio surgiram e disponibilizaram atendimento aos que viviam conflitos emocionais consequentes às perdas desencadeadas pela pandemia: perda de amigos, familiares, perda do trabalho e abalo na própria saúde física e mental. A série de encontros on-line de nome Clínica na Pandemia foi uma dessas luzes e teve como inspiração inicial a ideia de operar como um espaço de acolhimento e diálogo para os profissionais que atuam na clínica psicológica e em outras áreas humanas e de saúde, que estavam em contato direto com os danos sociais e à saúde mental desencadeados pela pandemia.

O primeiro encontro foi muito motivador para que prosseguíssemos com novos temas inspirados por conflitos incidentes na prática clínica e no contexto político e social daquele período. Foram feitos convites a terapeutas e pesquisadores na área da Saúde, Educação, Direito, Antropologia, entre outros, provenientes de centros de pesquisa, grupos de estudo, instituições acadêmicas, ou profissionais autônomos, que se dispuseram a debater conflitos emergentes na prática clínica e no seu cotidiano profissional durante a pandemia da Covid-19 e suas repercussões.

O livro reúne depoimentos e reflexões desses profissionais que visaram, a partir de suas práticas, investigar e acionar modos de resiliência perante o sofrimento físico e mental da população. As gravações dos encontros podem ser acessadas no canal de Celia Brandão, no YouTube. Os capítulos que compõem a obra coletiva, complementam-se quanto às suas estruturas de análise, percorrendo temas de extrema relevância para se pensar a prática clínica na pandemia, em uma abordagem interdisciplinar. A abrangência temática transpareceu nas interfaces com a Psicologia Analítica e outras vertentes psicanalíticas, com a questão sanitária e com as esferas políticas, sociais, éticas e culturais.

Apresento-lhes, caro leitor e leitora, o livro *A Clínica na Pandemia: diálogos interdisciplinares*, que amplia os temas discutidos on-line durante a pandemia e acrescenta novas reflexões.

Celia Brandão (organizadora)

Referências

BENJAMIN, W. *Magia e Técnica, arte e política*. Ensaios sobre literatura e história da Cultura. Obras escolhidas, v. 1. São Paulo: Editora Brasiliense S. A., 1987.

Canal Celia Brandão. YouTube. Disponível em: https://www.youtube.com/results?search_query=clinica+na+pandemia+celia+brand%C3%A3. Acesso em: 25 mar. 2023.

KLEE, Paul. *Angelus Novus*. Disponível em: https://pt.m.wikipedia.org/wiki/Angelus_Novus; https://www.google.com.br/search?sxsrf=APwXEdcI5JAlCKGbS2ocaFajJInVMcJUVw:1687830656940&q=angelus+novus+paul+klee&tbm=isch&sa=X&ved=2ahUKEwiQtf2Vq-L_AhW1CrkGHS1nCpsQ0pQJegQICRAB&biw=1920&bih=937&dp. Acesso em: 26 jun. 2023.

PANDEMIA NA CULTURA E NA SOCIEDADE

A PANDEMIA E A SOMBRA COLETIVA

Celia Brandão

Introdução

A pandemia do vírus da Covid-19 foi como um inverno severo que chegou subitamente. Tivemos que nos isolar e nos reencontrar com aspectos abandonados de nosso self: a natureza da qual fazemos parte, os afetos reprimidos, o potencial da psique. Experimentamos também uma nova forma de convivência diária no lar e no trabalho. Em 2020, estando eu mobilizada pela necessidade de contato durante o isolamento social, criei o projeto on-line, Clínica na Pandemia, que se tornou uma boa herança desse período e inspirou essas reflexões. Realizamos, desde então, uma série de palestras sobre temas relativos ao período pandêmico.

Os encontros abordaram temas da clínica psicológica, com enfoque individual e coletivo, abrangendo questões psicológicas, políticas e sociais. A ideia do projeto me ocorreu como um feixe de luz em meio ao período mais difícil e tenebroso da pandemia em 2021. A proposta era criar um lugar de acolhimento e de diálogo que atuasse também como um suporte clínico aos participantes. Entre os temas discutidos destaco alguns recortes feitos a partir do trabalho clínico.

No trabalho clínico, tivemos que lidar com o medo da morte, com os conflitos familiares e os divórcios daqueles que não toleram a convivência doméstica contínua, em confinamento. Coube-nos acolher as saudades dos entes queridos, a dor da perda por morte de amigos e parentes, e incentivar, em meio a isso tudo, a esperança e a perseverança. A nossa referência de espaço e tempo foi invadida pela consciência da condição de total imprevisibilidade do presente e, portanto, também do futuro.

Foi relevante o aumento da ansiedade e angústia frente à perda de algumas referências que antes estavam presentes na rotina diária. Cada um reagiu de uma forma ao isolamento: uns ficaram mais obsessivos e controladores, outros se viram ansiosos frente à tarefa de adaptação a um "novo normal", outros entraram em pânico ou adoeceram de comorbidades instaladas pelo estresse, outros preferiram negar a gravidade da ameaça.

Na pandemia nossos hábitos de consumo foram alterados. Em uma sociedade voltada para o consumo, o fechamento do comércio denunciou para alguns um profundo vazio existencial, revelando, em muitos casos, a melancolia inerente à vida em uma sociedade repressiva. Muitos se deram conta da quantidade de consumo inútil em suas vidas. Talvez esse contexto tenha possibilitado que alguns se voltassem para as verdadeiras necessidades da alma. Será? De um dia para o outro tivemos que aparar todos os nossos excessos (excesso de consumo, excesso de mobilidade, excesso de horas de trabalho presencial e outros).

Vivíamos no paraíso e fomos expulsos? Como no mito do paraíso, fomos convidados à consciência de nossa vulnerabilidade. Tivemos que experimentar o medo da morte, do desemprego e, alguns, o medo da solidão. Fomos convidados a olhar o mundo a distância e ter a sensação de inadaptabilidade, uma sensação de estranhamento. Como pano de fundo, a negação da própria vulnerabilidade. Nesse contexto, recebemos o comando imposto de parcimônia e comedimento. Tolhidos na liberdade de ir e vir, porém, com todos os excessos compensatórios ativados na clausura: o consumo do álcool aumentou, alguns ganharam peso, a violência doméstica aumentou e outros resolveram transformar a casa em um ambiente absolutamente confortável, reformando tudo, e suprindo o lar com vários objetos adquiridos pela internet. Ademais, com o fechamento das escolas e a implantação das aulas on-line, as crianças perderam o contato presencial com os amigos, tão importante para o processo de desenvolvimento. Os pais de crianças pequenas que antes contavam com a ajuda de avós e funcionários do lar e da escola, ficaram em apuros, realizando a tripla jornada sem ajuda (doméstica, profissional e educacional). Durante o isolamento social, palavras e imagens acessadas on-line eram o continente possível para as dores da alma e para as demandas de afeto.

A pandemia instalou-se como um cataclisma que, de um dia para o outro, restringiu nosso espaço vital e ceifou vidas. Nosso sentido de segurança foi abalado, a verdade científica foi questionada e foram criadas pós-verdades[1]. Para alguns, o isolamento social possibilitou a emergência da criatividade, mas para outros desencadeou um terrível sentimento de solidão e de vazio. Para escapar da angústia e da impotência, uma onda de negacionismo se instaurou. No contexto social pandêmico brasileiro, tivemos uma crise sanitária única agravada pelo negacionismo, este amparado

---

[1] Neologismo que significa a situação da consciência coletiva na pandemia em que, no afã de criar e construir uma opinião pública, os fatos objetivos contavam menos que as emoções e questões de fé.

por um líder demagogo e ministros oportunistas, marcado pela banalização da ameaça e da gravidade da disseminação de um novo vírus. Teorias da conspiração substituíram o crédito na ciência, o que revelou um rebaixamento cognitivo corrente, marcado pela mistificação de fatos irrelevantes, enquanto dados estatísticos obtidos por métodos científicos eram desprezados. Ouviam-se frases místico-moralistas ou ideológico-conspiratórias tais como: "a epidemia foi um castigo de Deus por nossos pecados!" ou "esse vírus foi fabricado em um laboratório na China!".

Negacionismo como sombra coletiva

Todo sofrimento se torna ressentimento caso cada um não se sinta responsável por seus atos. Maria Rita Khel aponta uma relação entre ressentimento, narcisismo e a questão do outro. "Do ponto de vista do ressentimento, quem está em questão é sempre o outro" (KHEL, 2004, p. 30). Segundo a autora, o ressentido odeia e sonha com vingar-se contra um mal que crê estar fora dele, dado que "o sujeito parece querer expulsar de si toda a responsabilidade em relação às causas do seu sofrimento". Não intenciono aqui abranger o negacionismo em uma dada psicodinâmica, mas apontar um certo ressentimento social oculto no negacionismo. Entendo o ressentimento social como uma forma de escape à responsabilidade social de cada um frente aos problemas sociais.

No negacionismo, individual e coletivo, a escolha de um bode expiatório e a projeção do mal social no outro, o semelhante, a instituição, o partido, a opinião diversa, atrelado a um projeto de poder, constitui a antipolítica, marcada pelo autoritarismo e a erosão da democracia de dentro para fora. A associação de grupos, nesse contexto, ocorre a partir de teorias conspiratórias que têm como alvo a luta contra um inimigo eleito pelo grupo. Nessa perspectiva, esse fenômeno social se assemelha ao rito ancestral do bode expiatório que em sua origem tinha um papel de redenção e de proteção da integridade de um grupo. Porém, no negacionismo, esse sentido de redenção parece se perder e o rito de projeção da culpa e responsabilidade no outro passa a ser cotidiano. É decretada a exclusão do diferente, de modo que o diverso é tratado como estranho e ameaçador.

Conforme apontam Duarte e César, "as informações incertas e contraditórias veiculadas por negacionistas são, para eles, entendidas como 'incontestáveis'" (2020, p. 45). Sabemos que mensagens incongruentes instalam um estado confusional nas consciências individual e coletiva, uma dissonância cognitiva, no qual o sujeito, para não entrar em conflito, afasta a dúvida do diálogo, do discurso e da consciência. O medo é, então, transformado em onipotência e arrogância. O estado de empoderamento excessivo se opõe a um sentimento de vitimização que sustenta um comportamento arbitrário, marcado por negação de critérios de análise a partir de padrões de avaliação da ciência e de fatos historicamente comprovados. A projeção da culpa e da responsabilidade pelo sofrimento no outro, distorce o sentido de realidade. Da mesma forma que o ressentido, o negacionista tem um rebaixamento do senso crítico, distorção dos fatos e sentimento de vitimização por um mal que está fora do sujeito. A negação da própria vulnerabilidade favorece um dinamismo patológico narcisista que, durante a pandemia da Covid-19, foi associado a um projeto de poder, instalando a prática social da intolerância.

Ainda sobre as raízes de comportamentos intolerantes, Cattani (2020) propõe uma reflexão sobre o mal como síndrome contemporânea, como ação intencional, destrutiva que nega a responsabilidade social de cada indivíduo frente ao outro e se caracteriza pela prática de formas sombrias da sociabilidade. Define "o mal como as formas degradadas, degeneradas, desumanizadas de sociabilidade. [...] É ação intolerante, intencional e violenta dirigida contra alguns" (CATTANI, 2020, p. 18-19). O autor infere que: "A tríade medo-ressentimento-ódio é seguida da díade crueldade e sadismo, compondo o encadeamento mais perverso na Síndrome do mal, é a negação da política, do diálogo e do respeito ao adversário" (CATANNI, 2020, p. 52-53).

Somado ao sofrimento desencadeado pelos danos e lutos causados pela pandemia da Covid-19, testemunhamos a disseminação de práticas e de discursos intolerantes e perversos por parte de autoridades do governo brasileiro, refletindo-se no comportamento de parte da população. Assistimos à banalização das mortes durante a pandemia, à impossibilidade de rituais fúnebres, que resultou na suspensão temporária do luto como ritual de elaboração das perdas, agravada pela minimização da realidade do sofrimento dos doentes e dos enlutados. Um outro aspecto foi o desrespeito e omissão frente à população que lamentava seus mortos. A dinâmica perversa transforma os agentes da perversão e seus "cúmplices", termo de Khan, em objetos, em um círculo interminável de abusos. Masud Khan (1987, p. 25) afirma que nas perversões o sujeito elege um objeto de caráter impessoal, colocando-o entre o seu desejo e o seu cúmplice. Esse objeto pode ser também uma ideia ou pensamento estereotipado. Na perversão, há uma alienação do sujeito de si mesmo e do seu desejo que se manifesta apenas por meio do ritual perverso. O ritual perverso é uma tentativa de resgate do self alienado e idolizado. Nesse contexto, o sujeito dispõe-se, por meio da atividade perversa, a obedecer e se submeter a abusos, alternando-se na sua conduta "a idolização, a idealização e a identificação narcisista" (KHAN, 1987, p. 15). Na idolização há uma transformação do objeto do desejo em algo sagrado. Na idealização um aspecto do objeto é eleito e lhe é outorgado poder. Na identificação narcisista o objeto é tomado como imagem idealizada do si mesmo para ocultar sentimentos de menos valia. Nesse contexto, não é conferida legitimidade ao dissenso, à discordância, como caminho de construção de significados e de um sentido de realidade. O sujeito, o indivíduo comum, não se responsabiliza pelas suas decisões que afetam o coletivo, quando identificado com a massa indiferenciada. Torna-se objeto dos próprios sonhos, em rituais de autoadoração, valendo-se de um ritual de falsa redenção praticado com seu parceiro eleito, o que podemos observar também nos fanatismos, onde o parceiro eleito é uma ideia ou ídolo incontestável.

Assistimos a essa dinâmica na condução da crise social e política durante a pandemia, na onda de idolização do chefe da nação, de medicamentos salvadores, de líderes religiosos negacionistas que propunham alternativas arbitrárias à margem da pesquisa científica. Um exemplo foi o projeto de lei, elaborado por membros da bancada evangélica, segundo o qual, dentro do templo, entendido como espaço sagrado, não se aplicaria a obrigatoriedade do uso da máscara como se fazia até então, conforme as regras de isolamento social definidas para serem aplicadas a qualquer espaço público fechado. O fenômeno negacionista denunciou sua fidelidade ao poder identificado, com consequências na falta de empatia pelo outro. Para escapar ao sentimento de impotência frente a uma situação de caos social, atribuía-se a responsabilidade pelo mal ao "outro", a um agressor externo, um suposto adversário, o que desencadeou em alguns, o desejo de vingança e de retaliação em um fenômeno de dissociação da consciência coletiva. Ademais, na pandemia alguns perderam o outro como espelho, porque a imagem do seu sofrimento acordava a impotência individual. Exemplo dessa dinâmica foi a banalização da morte e do morrer. Aspectos perversos do negacionismo no Brasil foram: a idolização de métodos e líderes; e uma negação narcísica das contradições e das próprias convicções.

O que determinou esse estado de confusão da consciência coletiva? Freud e Jung analisaram, em suas épocas, essa alienação do indivíduo na massa. Freud (2011, p. 36) defende a tese da "inibição coletiva da inteligência na massa" e uma certa regressão anímica do sujeito na massa. Esse fenômeno estaria ligado a uma intensificação da afetividade e uma inibição do pensamento, influindo na vida anímica. Há um fator sugestivo[2] do grupo sobre o indivíduo. Dada a indiferenciação do indivíduo no grupo, dá-se o abandono de alguns valores, a indiferenciação de papéis e posições no grupo, uma tendência do ser humano de confundir-se na massa devido ao fator sugestivo do grupo sobre o indivíduo, enfraquecendo seu sentido de identidade. Em massas com líderes identificados, como o exército e a igreja, o que manteria a unidade do grupo seria a ilusão de ser amado pelo líder e a ligação aos outros indivíduos da massa. A submissão ao líder autoritário e ao mesmo tempo protetor, reproduziria a idealização do pai como figura protetora na infância. Aponta o paradoxo de que "essa alma coletiva suprime a si mesma" (FREUD, 2011, p. 52) em algumas circunstâncias. Um fator de desagregação seria o enfraquecimento do líder. A desagregação da massa motivada pela perda do líder pode desencadear o caos social e o enfraquecimento dos laços libidinais do grupo. Lembra também que em uma comunidade religiosa cujo fator de união é o amor, como é a comunidade cristã, esse amor é dedicado aos seus seguidores, enquanto, observamos atos intolerantes contra aqueles que se encontram fora do grupo de fiéis. Essa mesma dinâmica deverá se repetir em grupos ideológicos (FREUD, 2011, p. 54). A adesão e submissão ao líder autoritário teria o lugar de amenizar o sentimento de desamparo. Durante a pandemia, em que os brasileiros se sentiram profundamente desassistidos e desencorajados, o que vimos foi um apego, por parte significativa da população, a uma liderança autoritária e idealizada cujo discurso com detalhes cruéis era relativizado por aqueles que necessitavam se sentir amparados por um pai idealizado, posteriormente transformado em ídolo salvador.

Jung (1974, §358) analisa que "o movimento de massa resvala, como se pode esperar, do alto de um plano inclinado estabelecido pelos grandes números. A pessoa só está segura onde muitos estão". O imperativo individual de querer estar do lado do poder, é uma dinâmica do movimento de massa já apontada por Carl Jung: "Esse estado onírico infantil do homem massificado é tão irrealista que ele jamais se pergunta quem paga por esse paraíso" (JUNG, 1974, §538). Entendo que nesse estado mental, a possibilidade da discordância e da percepção de contradições é substituída pela ideação de uma condição absolutamente segura em que predominam as

---

[2] Freud analisa a natureza do fenômeno de sugestão na massa, "sobre as condições em que se produzem influências sem fundamento lógico" (FREUD, 2013, p. 45).

idealizações e eleição de ídolos, instalando um estado de servidão voluntária[3]. Sabemos que o opressor só se mantém no poder se o oprimido lhe concede lugar. Segundo o autor, "quanto maior o poder, mais fraco e desprotegido o indivíduo" (JUNG, 1974, §538). A negação do status a ser dado ao diálogo entre as diferenças marca o conflito social humano na contemporaneidade. Tendemos à projeção do negativo, do que a consciência não consegue integrar, o que dá espaço para a formação da sombra patológica individual e coletiva. Na falta de respostas viáveis a questões ainda sem solução, durante o caos social pandêmico, ativou-se o pensamento mágico e a mistificação de falsos líderes. De outro lado, uma onda de intolerância contra populações menos favorecidas pelo sistema, tais como os povos originários brasileiros, fez-se sentir.

A idealização faz parte das primeiras fases do desenvolvimento psicológico, para depois haver a desidealização e a constituição de um self coeso. No imaginário do ser humano, ligado neuroticamente às suas feridas narcísicas primárias, permanecem, com maior ou menor potência, restos do imaginário da onipotência infantil que se atrelam a self-objetos idealizados. Trago aqui esse conceito de Kohut[4], aplicado pelo autor ao estudo do narcisismo como estrutura psíquica, para nos guiar na reflexão sobre fenômenos sociais em que predominam a falta de empatia pelo outro, a onipotência e a profunda incapacidade para lidar com limites e com frustrações. O sentimento de raiva, o desejo de vingança e fantasias grandiosas tornam-se exuberantes para combater o sentimento de ameaça de falência do self. A impossibilidade da própria desidealização e o sentimento de impotência são substituídos por um sentimento de traição por parte de um ambiente hostil, incapaz de respostas suficientemente satisfatórias às demandas onipotentes do self. A negação da impotência diante da capacidade destrutiva do vírus pandêmico foi rapidamente substituída pela desvalorização das suas evidências durante a pandemia da Covid-19 e pela eleição de soluções mágicas tais como: remédios não testados usados como prevenção e minimização da capacidade destrutiva do vírus.

Beradt (2022), ao analisar os sonhos no terceiro Reich, o maior sistema de terror de todos os tempos, aponta que nos referidos sonhos, é exposta de forma dramática "a divisão subjetiva representada pelo desejo de salvar-se,

---

[3] Servidão voluntária é um conceito de Étienne de La Boétie (2006) e discute a dimensão política da obediência.

[4] Segundo Kohut (1988a), há um desejo arcaico do self de se fundir com o self-objeto (objeto de satisfação experimentado como parte do self). No processo de desenvolvimento, condizente à fase, a criança experimenta uma fusão com o self-objeto onipotente.

aderindo ao sistema, e o desejo de fazer resistência expondo-se ao perigo". O conflito entre o medo, a raiva e o desejo de resistir estão presentes em situações de conflito social extremo, e protagonizam a "tensão entre aspirações de liberdade e a paixão da servidão voluntária" (BERADT, 2022, p. 12). Esse conflito, desencadeado pela realidade política brasileira durante a pandemia, ensejou comportamentos de soberba e negação em relação ao sentimento de ameaça, e sancionou a eleição de um líder demagogo, defensor de falsas soluções idealizadas e, na população, comportamentos de autoabandono e desistência inconscientes. Condutas onipotentes negacionistas atuavam como um movimento de resistência do sujeito por meio de autoexposição à ameaça. O lançar-se na morte escondia um mecanismo de negação da possibilidade iminente da própria morte. Aderir ao sistema em um contexto social negacionista instalava falso sentimento de segurança por meio da obediência à liderança identificada, mesmo que perversa.

A internet e a veiculação de falsas notícias, assim como a falta de contato presencial foram agravantes desse contexto. Beiguelman (2021, p. 42) denuncia que durante a pandemia "pendemos para um estado de individualismo conectado". Entendo que buscamos em vão atenuar os danos da massificação, o que durante a pandemia se acentuou com o intenso uso das redes sociais. Esse individualismo já estava aí muito antes com o avanço da Web 2.0 e do processo de globalização. Com o incremento do isolamento social, revelou-se um estado anterior de distância entre as pessoas e um aumento das relações dinamizadas apenas remotamente. Em detrimento do diálogo que inclui o outro como sujeito legítimo e favorece a argumentação, as respostas emocionais e os *likes* na mídia social criaram falsas verdades ancoradas no desejo do interlocutor, que funcionava como plateia, em detrimento dos fatos. Segundo a autora, "a *coronacity* é uma 'cidade sedada', feita para ser observada de um ponto de vista sedentário, mais excludente e mais monitorada" (BEIGUELMAN, 2021, p. 44). A tecnologia encurta distâncias no âmbito da comunicação, mas ao mesmo tempo determina, segundo Zoja (2015, p. 137), "uma trágica privação sensorial do próximo".

A análise e os processos de subjetivação durante a pandemia

A clínica demandou constante reflexão durante a pandemia, na interface entre teoria e técnica. Paradoxalmente ou compensatoriamente, na imposição do isolamento social, muitos, através da tela, mostraram um pouco de uma suposta intimidade e as apresentações de eventos on-line pululavam.

Parecia que cada um tentava manter viva sua individualidade, afirmando sua presença da forma mais marcante possível, mesmo que através da tela, buscando diferenciar-se da multidão. Digitalmente, adentramos, então, o interior das casas de nossos clientes e colegas de trabalho. Tivemos um novo panorama da vida privada de clientes e alunos: seus quartos, escritórios, seus filhos, os animais de estimação, tudo em recortes, na tela do computador. A fronteira entre público e privado foi desafiada pela circunstância do trabalho on-line e criaram-se impasses também no ensino, como quando o aluno desligava a câmera e ficava fóbico frente ao desafio de expor sua intimidade no ambiente familiar, ou o desafio de confrontar-se com a própria imagem. Ocorreram atuações e deslizes éticos, como deixar o computador ligado e ir realizar outra tarefa, no caso dos estudantes. De fato, muitos deslizes éticos ocorreram. O acesso a uma nova forma de intimidade que não se derivou de um aprofundamento das relações, mas foi imposta pelas circunstâncias do trabalho on-line, lançou um novo desafio para os professores e para os psicanalistas de diferentes abordagens. Vimos emergir um festival de novas imagens, recortes do cotidiano de nossos clientes, antes oculto e agora escancarado nas telas do celular e do computador. Em contrapartida, os clientes também puderam acessar alguns dados de nossa intimidade em tela: um animal de estimação que adentrava o recinto, a campainha ou o interfone que tocava. A persona de analista foi forçosamente humanizada em confronto com a exigência de neutralidade do *setting* dos primórdios da Psicanálise. Alguns analistas fiéis ao método do divã, narraram que desligavam a câmera durante a sessão. Preferi trabalhar com os clientes, no modo divã ou face a face, sempre com a câmera ligada. O trabalho de psicoterapia e de psicanálise demandou adaptações e recriação do *setting* terapêutico, em um cenário marcado por novos desafios com que tivemos que lidar como indivíduos e como analistas. Mas ao contrário do que alguns imaginavam, o processo analítico on-line ocorreu com sucesso e com intenso conteúdo simbólico manifestado na transferência e nos sonhos.

Tivemos uma situação especial e determinante no campo transferencial: a intimidade do analista e do cliente estavam conectadas em um mesmo lugar de vulnerabilidade, mais ou menos consciente para ambos, frente à imprevisibilidade dos acontecimentos, porque estávamos todos no mesmo barco, enquanto ameaçados em nossa integridade física e emocional pela possibilidade de contrair uma nova doença. De um lado, a consciência da própria vulnerabilidade se constituía como um ambiente favorável à empatia e, de outro, o medo e o sentimento de ameaça eram vividos de modo particular e único, definindo diferentes dinâmicas de transferência e de contratransferência[5]. A falta do contato sensorial não eliminou a presença do corpo em análise, como símbolo, como imagem e material analítico. A internet reafirmou-se como veículo de comunicação possível para o trabalho analítico e psicoterápico. O medo da psique inconsciente foi apontado por Jung como "o obstáculo mais árduo no caminho do autoconhecimento como também no entendimento e abrangência do conhecimento psicológico" (JUNG, 1974, §530). Analistas, independentemente de suas fundamentações teóricas, foram expostos a um novo desafio, o de analisar em contexto de grande instabilidade social e angústia coletivas, onde o medo se acentuava frente à consciência de um cotidiano descontínuo e, portanto, imprevisível e desesperançoso. A lembrança do romance de Saramago (1996), *Ensaio sobre a Cegueira*, em que uma cegueira branca, metáfora da cegueira da consciência, impõe-se sobre a população que, em quarentena, precisará reaprender a viver, é imprescindível para pensarmos o campo transferencial instalado durante a pandemia. Um cego deveria ajudar outro cego. Estávamos todos vulneráveis. Porém alguns cegos apegavam-se à tentativa de manutenção do status quo, por meio do consumo, na velocidade do dia a dia e na tentativa de negar os conflitos morais e emocionais. Outros cegos apegavam-se, como no romance, a uma ideia de salvação mística, religiosa ou não. Essas dinâmicas estiveram presentes nos sonhos e na transferência.

> Alguns cegos tentaram dar meia volta e procurar outra entrada, para eles tanto fazia esquerda ou direita, mas a massa dos que continuavam a afluir do exterior empurrava-os inexoravelmente. Os contaminados defendiam a porta a soco e a pontapé, os cegos respondiam como podiam, não viam os adversários, mas sabiam de onde lhes vinham as pancadas. (SARAMAGO, 1996, p. 113).

Tomo como metáfora o contexto quase onírico do romance de Saramago (1996), cujas imagens simbólicas descrevem os conflitos inconscientes da psicodinâmica de uma catástrofe ou da ameaça da catástrofe. Essa dinâmica esteve presente no contexto transferencial, manifestando-se simbolicamente também nos sonhos. O pressuposto de se pensar os sonhos como

---

[5] O conceito de transferência foi introduzido por Freud em 1895, mas foi formulado de maneira mais extensa, na segunda fase da Psicanálise, a partir de 1920. Freud refere-se à transferência como a experiência afetiva do cliente na relação com o analista, como reedição do conflito neurótico infantil na análise. Enquanto a contratransferência seria a transferência do analista (FREUD, 1981). Jung (1987) refere-se ao processo analítico como espaço de transformação mútua da díade: analista e cliente. A psique projeta-se na busca de elaboração de conflitos e, portanto, a transferência e a contratransferência são alfa e ômega da análise.

determinados por fatores individuais e coletivos, assim como a transferência e a contratransferência como porta-vozes também de temas coletivos e universais, é essencial para uma reflexão sobre a clínica na pandemia. Dos sonhos, destaco aqui a dinâmica narcísica, o tema da natureza do mal e da dinâmica do arquétipo materno, com grande incidência na clínica no contexto da pandemia. O pensamento dos sonhos, sintético, simbólico e mítico, apresentou imagens como de naves espaciais e extraterrestres vindo nos espionar, seres estranhos, monstros, grandes cataclismas. A imagem da catástrofe apareceu também como uma grande enchente na cidade. O mal e a ameaça estavam simbolizados na presença de um estranho, um alienígena, cuja natureza e reações seriam imprevisíveis. O caráter compensatório do sonho foi evidente, revelando o desejo de voltar ao lugar seguro da casa dos pais, ao colo da grande mãe arquetípica. Foram muito fortes essas imagens simbólicas nos sonhos de analisandos.

Jung (1986) analisou o símbolo do retorno ao mundo das mães, do aspecto materno da água como símbolo arcaico do inconsciente. Quando surgem necessidades de adaptação difíceis, de mudança de caminho, ocorre a regressão a uma simbólica das relações incestuosas, em que o desejo de estar contido e protegido ou o medo de ser devorado pelo inconsciente se alternam. Esse símbolo esteve presente muito frequentemente nos sonhos durante a pandemia em suas polaridades: como símbolo do aconchego e do lugar seguro das relações primárias, como também relacionado a temores infantis. Por exemplo, na forma de uma grande enchente, ou, outras vezes, na angústia diante de um imenso oceano e no medo de entrar na profundidade desse mar. Essas imagens traziam à consciência, o medo do desconhecido e do inconsciente, ou, ainda, o medo de ser devorado pela dimensão incestuosa das relações primárias. Por outro lado, o medo do desamparo, da solidão, do escuro, do silêncio e da incomunicabilidade apareceram associados a fantasias de morte.

O trabalho por meio da transferência e da contratransferência[6] na análise durante a pandemia, revelou conteúdos dissociados da consciência coletiva e da psique individual, dos quais destaco a resistência em análise a compreender o mal como parte da natureza humana e compreender a responsabilidade social de cada indivíduo, no contexto pandêmico. Essa questão do mal pesa sobre o homem contemporâneo e foi analisada por Carl Jung (1974), em 1957, no texto *O presente e o futuro*:

---

[6]   O tema da transferência foi debatido na live do colega Alberto Pereira Lima, Clínica na Pandemia IV. Disponível em: https://www.youtube.com/watch?v=TMNxcIURZzA&t=3396s&ab_channel=CeliaBrandao.

> Se entendermos que o mal habita a natureza humana independentemente da nossa vontade e que ele não pode ser evitado, o mal entra na cena psicológica como o lado oposto do bem. Essa compreensão nos leva de imediato ao dualismo que, de maneira inconsciente, se encontra prefigurado na cisão política do mundo e na dissociação do homem moderno. (JUNG, 1974, §573).

O alienígena cuja aparição foi frequentemente mencionada por pacientes, ao relatarem seus sonhos, durante a pandemia, está dentro do indivíduo e não pode ser acessado por meio de uma análise apenas racional, mas na vivência das contradições emocionais internas e da análise dos impulsos mais recônditos que escapam ao controle racional, quando nossa estrutura narcísica[7] e a integridade do self estão ameaçadas. Ou seja, no interior da psique, até mesmo o alienígena, o estranho é deste mundo.

Quanto à ameaça ao self, tal sentimento remonta à formação do aparelho psíquico desde a tenra infância. O psicanalista Heinz Kohut descreve que antes de ocorrer a separação psicológica entre o bebê e a mãe, a criança experimenta o aconchego materno em seu self corporal, como um self-objeto, parte de seu aparelho psicológico. É a partir do contato e do olhar materno, após a separação psicológica, que a criança manterá "a impregnação da libido narcísica" que se manterá presente no seu sentido de segurança e autoestima em outras fases do desenvolvimento (KOHUT, 1984, p. 16). Sabemos que a problemática narcísica acompanha toda a vida, como um autoinvestimento para manutenção da autoestima e a consecução dos ideais do self. A incompetência para lidar com situações de ameaça à integridade do self, como ocorreu na pandemia, ativa modos e conteúdos arcaicos do self. A dificuldade para lidar com os próprios limites, com a finitude, é acentuada por falhas na capacidade empática dos self-objetos e por frustrações não elaboradas do self narcísico ou self nuclear. Em situações de grande ameaça ao longo da vida, como foi vivido intensamente durante a pandemia da Covid-19, o sentido de integridade do self é abalado, abalando também a possibilidade de traçar objetivos e tomar decisões. Como em uma situação traumática, partes negativas do self podem ser ativadas, caso a fragilidade da estrutura narcísica impeça a visualização de caminhos criativos para as difíceis situações a serem enfrentadas. A possibilidade iminente da doença e/ou da morte, instalou, em momentos, um campo transferencial de medo do desamparo, de temor do trauma de luto e da própria morte.

---

[7] Tomo aqui o conceito de narcisismo como o define Miguelez: como parte constituinte da subjetividade que acompanha o sujeito no percurso de toda sua vida (2022, p. 16).

Em uma situação de caos coletivo, como uma pandemia, o tema da relação entre o indivíduo e a massa, do eu/não eu, do conflito entre as diferenças, do outro como estranho e do outro como o semelhante, e do desamparo primário articulam-se na análise da subjetividade.

Observei que alguns clientes que se encontravam em profundo sentimento de insegurança e medo, propunham interromper a análise, tentando resgatar, por meio de um mecanismo de projeção do mal, seu sentido de segurança, de autonomia e sua autoestima. O novo *setting*, as sessões on-line, eram motivo alegado de insatisfação e de estranhamento. Paradoxalmente, quando pudemos retornar ao atendimento presencial, para alguns, o argumento da comodidade fez desaparecer a queixa anterior sobre as perdas sentidas pelos clientes na mudança do *setting* durante a pandemia; estes permaneceram, em grande maioria, na opção do atendimento on-line. O sentimento de ameaça, o medo da morte e da doença e a impotência ativavam feridas primárias e memórias traumáticas. Determinar o fracasso da análise interrompendo-a, aparecia como escape de um profundo sentimento de impotência. Podemos pensar que durante o processo analítico ocorreram configurações psicológicas na transferência e na contratransferência, que demonstravam abalo no sentido de segurança primário[8], reverberando dinamismos relacionados a experiências de grande potencial traumático.

Ouvi de alguns colegas analistas a seguinte queixa: estavam especialmente cansados das sessões on-line e com a intensidade da angústia presente nas sessões durante a pandemia. Trabalhar em uma situação de caos social fez constante um conflito na contratransferência e na transferência: o sentimento de grandiosidade, como tentativa de superação do fantasma da falência do Self[9] versus um profundo sentimento de impotência. O desafio feito ao analista foi tolerar ser idealizado e, em um contexto social ambivalente e inseguro, ser subitamente negada sua importância entre altos e baixos da esperança. Ao mesmo tempo, foi testado quanto a ser capaz de trabalhar, por meio da transferência, a impotência oculta sob a onda de onipotência do negacionismo coletivo, própria dos delírios de poder. É importante destacar que a inflação da personalidade não constitui um fenômeno essencialmente patológico. A inflação, na Psicologia Junguiana, consiste na fusão parcial do ego com o

---

[8] "O eu primitivo, regido pelo princípio do prazer, quer introjetar todo o bom e expulsar de si todo o mal. O mal, o alheio ao ego, e o exterior são para ele em princípio idênticos" (FREUD, 1981d, p. 2885, tradução minha).

[9] Refiro-me aqui ao Self como estrutura psíquica, com componentes arquetípicos, como arquétipo central, como definiu Carl Jung. Escrevo com letra maiúscula para diferenciar do self como estrutura da psique individual ou a imagem que se tem de si mesmo. O self em Kohut inclui a imagem que se tem de si mesmo e representações, a partir de um processo constituído por relações self-objetais.

poder numinoso de uma imagem arquetípica para humanizá-la durante o processo de individuação. Esse mecanismo pode estar a serviço também da criatividade da psique. Jung define a individuação como processo para toda vida, na relação entre o inconsciente e a consciência. A psique projeta-se e busca a humanização de potenciais arquetípicos. Essa dinâmica ocorre na relação entre o ego e o Self (arquétipo central, organizador do potencial arquetípico) e não se conclui em uma dada fase do desenvolvimento. Na vida adulta, situações desafiadoras à estrutura do ego desencadeiam o movimento de regressão da libido ao inconsciente. Nesse processo, a identificação parcial com algum conteúdo arquetípico possibilita ao ego a assimilação de conteúdos e de situações desafiadoras. Em uma situação de caos social, o processo de passar da dor psíquica ao conflito e à sua compreensão inclui momentos de polarização entre sentimentos, emoções e dinâmica de inflação versus deflação do ego. Porém entendo que se na vida adulta, o indivíduo sob o mandato do seu desejo de domínio, nega seus limites, cessa a possibilidade de autocrítica, compreensão empática e o teste de realidade se apoia então, em ideias e noções onipotentes. O grande desafio é: como manter alguma possibilidade de ilusão saudável em situações marcadas por extremo pessimismo e falta de esperança sem cair na onipotência compensatória ou na melancolia? Os caminhos de elaboração dos conflitos emocionais durante a pandemia foram marcados por uma agudização das polaridades: impotência e onipotência, vida e morte, criatividade e destrutividade, ilusões e desilusões, esperança e desespero.

Morte e criatividade: processos de simbolização na pandemia

Durante a pandemia da Covid-19, foram diversas as formas de reação e elaboração de conflitos, reveladoras do poder traumático da experiência para cada sujeito, moduladas também pelas experiências primárias mais ou menos traumáticas de desamparo e sentimento de ameaça de autoaniquilação, assim como pelo seu potencial de resiliência. A ativação do potencial criativo da psique em experiências emocionais de vulnerabilidade extrema é acompanhada da ativação simultânea, maior ou menor, de fantasmas, memórias traumáticas e de defesas psicológicas frente à dor. Em situações nas quais predomina o medo, o autocuidado do Self pode se tornar exacerbado e impedir sua função criativa.

A excessiva cautela, intensificadora de sintomas fóbicos; a projeção do sentimento de ameaça no outro, ensejando fantasias persecutórias; e a negação da ameaça de possibilidade da morte a partir de condutas onipotentes evidenciaram-se na clínica durante a pandemia. Defesas psicológicas evitavam a vivência de uma situação de "quase luto", o luto iminente da morte provável, ou ainda, da morte consumada de parentes e amigos, o luto consumado. Para alguns, foi possível lidar com a angústia e transformá-la criativamente. Para outros, foi impossível conviver com a alternância entre o desejo de controle da ameaça e o desejo de se render, entre diferenciação e indiferenciação, para encarnar suas visões tão necessárias à ativação da criatividade da psique, em meio a um cotidiano incerto.

O processo criativo é potencial inato a serviço do processo de individuação. Rosemary Gordon observa que, "como todos os outros instintos, o instinto criativo também está sujeito a vicissitudes, distorções e obstruções como resultado de um ou outro conflito psicológico" (GORDON, 1978, p. 151, tradução minha). Há muito sabemos que o confronto com o não familiar exige da psique o enfrentamento da ansiedade despertada pelo desconhecido. O excessivo apego ao conhecido, o medo da mudança, ou, de outro lado, a onipotência narcísica frente à ameaça, empobrecem a receptividade ao novo e ao criativo. As contribuições de Kohut (1988a, 1988b, 1984) e de Miguelez (2022) fundamentam aqui a ideia de que em situações como uma pandemia, de extremo desamparo social, feridas da estrutura narcísica da personalidade e partes negativas do self são ativadas.

O isolamento social, o afastamento dos estímulos de uma sociedade voltada para o consumo, para o sucesso individual e a hipervisibilidade favoreceram, para alguns, um espaço contemplativo, tão necessário à criatividade e à atividade imaginativa. Mas, para outros, o consumo on-line intensificou-se, por vezes compulsivamente, assim como o uso de substâncias psicoativas, cada vez mais avessos à amorosidade e desadaptados do contato com o outro, ensejando o aumento de defesas neuróticas.

Um sentimento de desamparo e um conflito de autoestima e de identidade foram instalados em grande parte dos brasileiros pelas mensagens ambivalentes, contraditórias e perversas veiculadas pela onda negacionista. Nosso sentido de identidade é formado por nossa imagem corporal, nossos objetos de identificação e nossas memórias individual e ancestral, mas fundamentalmente pelas nossas experiências primárias de espelhamento: o ver-se no outro. A criança vê a si mesma no olhar que a contempla, em como é olhada. Precisamos do outro para confirmar nossa existência e para construir pontes criativas entre nossas experiências do mundo e nossas estruturas psíquicas, entre o ego e o Self. O investimento amoroso amplo em nossas interações e a não fixação em apenas uma situação ou figura idealizada como segura, garante uma maior flexibilidade às estruturas psíquicas. A capacidade criativa do ser humano está relacionada à sua capacidade de empatia, e nisso também ao poder de transitar entre a satisfação egóica e a incompletude.

Gordon (1993) faz uma ponte entre Jung e Winnicott, destacando a função criativa do arquétipo na psique, na construção de "uma terceira área na psique", a área da ilusão, como definiu Winnicott. Por meio da retirada das projeções arquetípicas em objetos reais e pessoas, na maturidade, o potencial arquetípico "se dirige à área da ilusão - a terceira área da psique, área que se baseia na fonte da cultura - isto é, do jogo, da imaginação, da religião e das artes" (GORDON, 1993, p. 338). A autora entende "o criativo e o arquetípico como tendo ligações estreitas e recíprocas, porque ambos os processos estão intimamente conectados à área da ilusão" (GORDON, 1993, p. 339).

Winnicott afirma que "a tarefa de aceitação da realidade nunca é completada" (RIVIERE *apud* WINNICOTT, 1971, p. 28). Desde a mais tenra infância, o ser humano vive a alternância entre ilusão e desilusão, em uma área intermediária da experiência, o território de continuidade entre realidade interna e externa. A ilusão é necessária à construção da realidade: "e através da vida, é conservada na experimentação intensa que diz respeito às artes, à religião, ao viver imaginativo e ao trabalho científico criador" (RIVIERE *apud* WINNICOTT, 1971, p. 30). Atesta que "em nenhum campo cultural é possível ser original, exceto numa base de tradição" (RIVIERE *apud* WINNICOTT, 1971, p. 138), destacando assim a polaridade entre união e separação que ocorre durante a vida. Jung, por sua vez, na obra *Os arquétipos do inconsciente coletivo*, afirma que:

> Se o objeto interno não estiver confrontado com o objeto externo, disso resulta um materialismo sem freio acoplado a uma arrogância delirante ou a uma extinção da personalidade autônoma, o que em todo caso é o ideal do Estado totalitário e massificante. (JUNG, 2003, p. 210-211).

Entendo que os autores salientam a importância do campo da fantasia e da atividade imaginativa como um todo, para o equilíbrio e enriquecimento psíquicos. Primeiro deve ocorrer a fusão com o objeto ou com o ambiente para assimilá-lo, para depois haver a separação. Esse processo ocorre desde o começo da humanidade quando o homem precisou se fundir com a natureza para, posteriormente, compreender a si mesmo como parte dela. A importância do pensamento mítico, da ilusão, na construção da realidade psíquica é inegável. Como salienta Rosemary Gordon, é na atividade criativa também do inconsciente coletivo que se dá a construção da cultura e de seus símbolos por meio da atividade imaginativa, entendida pela autora como uma terceira área, a área da ilusão. Não há uma separação aqui entre herança e criatividade. Portanto, lidar criativamente com crises e com situações de grande potencial traumático, envolve a capacidade de conviver criativamente com a ameaça de falência do self (do si mesmo), com construções e desconstruções do si mesmo e da memória, para que emerja a capacidade criativa da alma. Em regimes autoritários ou em relacionamentos autoritários, em que a discordância não é permitida, a criatividade da psique corre o risco de ser esmagada.

Nos seus estudos sobre o trauma, Kalsched (2013) propõe uma releitura do Self Junguiano quanto a seu papel organizador e regulador da psique, enfatizando que há também um potencial destrutivo no Self. Salienta que defesas arcaicas, arquetípicas portanto, seriam parte do "lado escuro do Self ambivalente". O autor pergunta-se sobre como o Self atua na presença de um trauma grave. Em um processo de transmissão psíquica de traumas coletivos, ou na experiência de um caos ou catástrofe social, poderíamos pensar em uma maior ou menor cisão no processo de integração de conteúdos que causariam medo e dor psíquica. Nesse contexto, potenciais de "autocuidado do Self", em algumas situações de intenso conflito, passam a atuar como "uma entidade traumatogênica arquetípica" (KALSCHED, 2013, p. 18), ou seja, acentuadora do poder traumático da experiência atual. Complexos culturais, traumas familiares e dissociações da consciência coletiva emergem na consciência individual buscando sua elaboração. Pudemos constatar na clínica o retorno às memórias individual e coletiva de situações traumáticas de perda e de luto e, em contrapartida, um sistema interno de autocuidado pôde ser constatado, como tentativa de manutenção do equilíbrio emocional por meio do resgate de partes abandonadas do self individual, tais como: habilidades artísticas, hobbies, criações poéticas, entre outras. Nas *lives* realizadas no encontro *Clínica na Pandemia*, cujo conteúdo nutre este livro, um espírito de solidariedade e de compaixão transpareceu em inúmeras falas, concomitante a um sentimento de indignação dos participantes frente à falta de empatia, revelada na negação da dor e da vulnerabilidade coletivas, por parte da população. A ressonância afetiva obtida nas *lives* possibilitou debates criativos e, em grande medida, fraternais.

Universos Paralelos ou o retorno de Eros?

No início de 2023, em meio à ameaça de uma terceira onda de pandemia, dada a mutação do vírus, o filme *Tudo em todo lugar ao mesmo tempo*, de Daniel Scheinert e Daniel Kwan, foi lançado e premiado em diversas categorias do Oscar.

O filme põe em questão o valor de um cotidiano de um casal proprietário de uma lavanderia que pode ir à falência a qualquer momento e que passa seus dias na correria imposta pela necessidade de sobrevivência. A personagem Evelyn descobre a existência do multiverso em meio a uma crise financeira e de casamento. Evelyn pôde, através do multiverso, acessar suas vidas alternativas, como em uma zona intermediária, onde lhe é possível ser outras versões de si mesma. Cada um dos universos apresentados pelo filme funciona como uma realidade paralela que tem a sua coerência interna e se comunicam entre si através mais da emoção do que do pensamento lógico racional.

O caos do multiverso é o mesmo caos da vida intrapsíquica de cada personagem, cada um com suas peculiaridades. Mas nenhum detalhe de cada personagem é banido ou desprezado, coexistem como parte de uma estrutura que tem sua harmonia. Cito o filme como metáfora para entendermos de um lado o movimento de alienação do homem diante da dor psíquica na contemporaneidade, e, de outro, a legitimidade a ser dada à criatividade e ao devaneio como caminho de construção de pontes entre nossos significados em situações de caos social e dor psíquica extrema.

A rotina incansável da personagem principal, que transita entre seus vários mundos, lembra-me a fala de uma cliente, em análise, a respeito de seu estresse habitual: "Você vê todo mundo se matando... por que não vai se matar também (sic)?". "Se matar" aparece aqui como hipérbole para o ritmo acelerado e sem medida da busca de sucesso contemporânea. "Esses múltiplos deslocamentos podem iludir com uma certa sensação de poder", disse a cliente. A cliente denunciava o excesso de trabalho, excesso de mobilidade, excessos de uma sociedade voltada para o sucesso, o desempenho e o consumo e, ao mesmo tempo, a fantasia de não pertencer a nenhum lugar, de ter múltiplas identidades. O apelo contemporâneo de se fazer parte de tudo, de hipervisibilidade, cria uma dispersão do sujeito entre seus vários papéis e facetas que são vividos como que em universos paralelos, de forma dissociada. É curioso que esse filme tenha sido feito durante a pandemia da Covid-19, período em que o apelo à internet, a um universo paralelo, intensificou-se, e em que o valor da vida foi relativizado por uma onda de desinformação on-line.

Um niilismo inicial, o sentimento de que nada tinha valor, é sucedido no filme por um novo mito do significado contemporâneo que propõe a ideia da existência simultânea e paralela de várias versões de si, em que as contradições seriam possíveis e, na qual, nossos critérios de julgamento seriam mais inclusivos e menos polarizados entre um bem e um mal absolutos. Esse seria o espaço criativo também da arte cinematográfica e da arte, de um modo geral. O fator de ligação apontado pelo filme é o Eros que une as personagens. Alguns acharam essa solução piegas, segundo a crítica. Encontrei, porém, em uma afirmação de Byung-Chul Han (2017, p. 80), uma sintonia com a argumentação aqui desenvolvida: "O amor enquanto evento, enquanto 'palco de dois', é [...] des-habitualizante e des-narcisizante. Provoca uma 'ruptura', um 'buraco' na abertura do habitual e do igual". Mas notem que aqui estamos falando do palco de dois, para além das relações primárias incestuosas que seriam o palco de um. No filme, o casal de protagonistas se encontra na aceitação dos limites de sua realidade de vida, mas sem sacrificar a ilusão, a possibilidade da fantasia, rompendo a barreira narcísica no encontro com o outro. Em situação de extremo desamparo e insegurança, o casal jovem permanente dentro deles servia como um alento, uma promessa de continuidade. Mas para isso o casal maduro deveria ser aceito na avaliação emocional do casal atual: uma mistura de versões deles próprios nas várias fases da vida (no caso do filme, mais precisamente: versões de várias vidas). Nesse processo complexo e interseccional, deveriam ser aceitos e confrontados criativamente também aspectos sombrios das personagens e da realidade social.

Palavras Finais

O projeto *Clínica na Pandemia* nasceu da busca do pensamento diverso em um mundo pandêmico de isolados. Saindo da solidão das autossatisfações narcísicas, como no filme, visitamos uma multiplicidade de ideias, emoções e sentimentos nas cenas das várias *lives*. O laço afetivo apresentou-se como reparador nas trocas realizadas através da internet. Como afirma Han, o Eros apenas cupidez (*epithymia*) não é suficiente para operar transformações. É necessário lidar com "aborrecimentos e frustrações através da coragem (*Thymos*) e fazer também trabalhar a razão (*Logos*)" (HAN, 2017, p. 76). Sem Eros é difícil manter o exercício pleno da consciência e da razão.

Um poema de Borges aborda o tema da trajetória humana que é perpassada pela questão do vínculo amoroso, desde o primeiro casal mítico fundador *Adam Cast Forth*[10].

> Houve um Jardim ou tal Jardim foi sonho?/ Na vaga luz me tenho perguntado / Quase como um consolo, se o passado/ De que este Adão, o mísero, era dono / Não foi nada mais que uma mágica impostura / Desse Deus que sonhei. Já é impreciso / Na memória o esplandecente Paraíso / Porém eu sei que existe e que perdura / Não para mim, embora. A dura terra / É meu castigo e a incestuosa guerra / De Cains e Abéis e sua cria./ E, não obstante, é muito haver amado/ Haver sido feliz e haver tocado/ O vivente jardim embora um dia. (BORGES, 1982, p. 45, tradução minha).

O poema de Borges remete ao tema do amor e suas vicissitudes como motor da existência humana, como motor dos sonhos e tragédia humanos, mas aponta também para a questão universal do conflito entre o bem e o mal. O poema ocorreu-me no começo do isolamento social, como uma espécie de mantra de reconexão com a vida em meio ao processo de desidealização dos supostos paraísos de "Cains e Abéis". Havíamos sido expulsos do Paraíso? A dissociação entre o bem e o mal acompanha a trajetória humana no conflito entre a visão e a cegueira da alma humana. A "incestuosa guerra" de Borges é necessária ao processo de individuação para que se elaborem os conflitos emergentes na relação com o outro. Mas a idealização do paraíso incestuoso impede apenas temporariamente o sofrimento, até uma nova crise.

A síndrome de insatisfação contemporânea se agravou durante a pandemia, mas já estava aí anteriormente com menor consciência, talvez. A pergunta que faço é: se esses tempos de pandemia favoreceram um maior autoconhecimento, desvelando o devido status a ser dado às contradições humanas, como caminho de construção de significados; ou aumentou o ressentimento social, reforçando o entendimento do ser humano como vítima eterna do imponderável e de um sistema injusto a quem só resta esperar por uma catástrofe ou um dilúvio reciclador? Cabe

---

[10] "Was there a Garden or was the Garden a dream? / Amid the fleeting light, I have slowed myself and queried / almost for consolation, if the bygone period /over which this Adam, wretched now, once reigned supreme / Might not have been just a magical illusion / of that God I dreamed. Already it's imprecise / in my memory, the clear Paradise / but I know it exists, in flower and profusion / Although not for me. My punishment for life / is the stubborn earth with the incestuous strife / of Cains and Abels and their brood; I await no pardon / Yet, it's much to have loved, to have known true joy / to have had — if only for just one day — / the experience of touching the living Garden".

ainda ao ser humano redescobrir e resgatar a função do sentimento, da amorosidade e o sentido de alteridade, inclusive como motores do seu engajamento político e social, em um mundo turbulento, repleto de conflitos e contradições desumanas e desumanizadoras. Política sem Eros é mero exercício de domínio. A pandemia sinaliza a urgência de se fazer frente a outras ameaças de destruição coletiva: como a fome e a desigualdade sistêmicas, a destruição do ecossistema, a irracionalidade frente às diferenças, o elitismo, o sectarismo, a intolerância, que entendo como manifestações do mal arquetípico dentro do homem e do mal também como uma "síndrome social".

Referências

BEIGUELMAN, Gustavo. *A Sociedade Conectada*: O que a pandemia nos ensinou sobre o futuro. São Paulo: Editora Todavia, 2021.

BERADT, Charlotte. *Sonhos do Terceiro Reich*. Tradução de Sílvia Bittencourt. São Paulo: Editor Fósforo, 2022.

BORGES, Luis Jorge. *Nova Antologia Pessoal*. Tradução de Rolando Roque da Silva. São Paulo: Difel, 1982.

CATTANI, Antonio David. *A Síndrome do Mal*. Porto Alegre: Editora Cirkula, 2020.

DUARTE, André de Macedo; CÉSAR, Maria Rita de Assis. Negação da Política e Negacionismo como Política: pandemia e democracia em seção temática: As lições da pandemia. *Educ. e Real*, v. 45, n. 4, 2020. DOI: https://doi.org/10.1590/2175-6236109146.

FILHO, Alberto Pereira Lima. Inusitada Visita à miríade de fenômenos incidentes no interjogo transferencial em tempos de Pandemia. *Clínica na Pandemia IV*. YouTube, publicado pelo canal Celia Brandão. [s. l.], 1 vídeo (90 min), 2021. Disponível em: https://www.youtube.com/watch?v=TMNxcIURZzA&t=3396s&ab_channel=-CeliaBrandao. Acesso em: 20 mar. 2023.

FREUD, Sigmund [1914]. *Introducción al Narcisismo*. FREUD, S. OC., v. II. p. 2017-2033. Madrid: Editora Nueva, 1981a.

FREUD, Sigmund [1914/1915]. *Observaciones sobre el "amor de transferência"*. O.C, v. II. p. 1689-1696. Madrid: Editorial Biblioteca Nueva, 1981b.

FREUD, Sigmund. *Psicologia de las Massas Y Analysis Del Yo* (1920-1921) O.C, v. III. p. 2562-2610. Madrid: Biblioteca Nueva, 1981c.

FREUD, Sigmund [1925]. *La negación*. O.C, p. 2885, Tomo III. 4. ed. Madrid: Editora Nueva, 1981d.

FREUD, Sigmund. (1856-1939) Obras completas. v. 15. *Psicologia de massas e análise do eu*. (1920- 1923) / Sigmund Freud. Tradução de Paulo César de Souza. São Paulo: Companhia das Letras, 2011.

GORDON, Rosemary. *Bridges:* Metaphor for Psychic Process. Foreword by Mario Jacobi. London: Karnac Books, 1993.

GORDON, Rosemary. Dying and Creating: A Search for meaning. *In*: FORDHAM, Michael *et al. The Library of Analytical Psychology*, v. 4. Devonshire, London, W i N i PE: The Society Of Analytical Psychology Ltd., 1978.

HAN, Byung Chul. *Agonia De Eros*. Petrópolis: Editora Vozes, 2017.

JUNG, Carl. *O Presente e Futuro*. Obras completas de Jung. Volume XI, p. 45. Parágrafo 573. Tradução de Márcia de Sá Cavalcante. Petrópolis: Editora Vozes, 1974.

JUNG, Carl Gustav. *Ab-reação, Análise dos sonhos e Transferência*. OC. XVI/2, Tradução de Maria Luiza Apep. Petrópolis: Editora Vozes, 1987.

JUNG, Carl Gustav. The Practice of Psychotherapy: Essays on the Psychology of transference and other subjects. *In*: JUNG, Carl Gustav. *Collected Works*. 2. ed. New York: Bollingen Foundation, 1982. v. 16, Part TWO – Specific Problems Of Psychoterapy. p. 1-22, 53-86.

JUNG, Carl Gustav. *Os Arquétipos e o Inconsciente Coletivo*. OC, v. IX/I. Tradução de Dora Mariana R. Ferreira da Silva e Maria Luiza Appy. Petrópolis: Editora Vozes, 2003.

JUNG, Carl Gustav. *Símbolos da Transformação*. OC, v. V. Tradução de Eva Stern. Petrópolis: Editora Vozes, 1986.

KALSCHED, Donald. *O mundo interior do trauma*. São Paulo: Paulus, 2013.

KHAN, Masud R. *Alienación en las perversiones*. Buenos Aires: Ediciones Nueva Visión, SAJCN, 1987.

KHEL, Maria Rita. *Ressentimento*. São Paulo: Casa do Psicólogo, 2004.

KOHUT, Heinz. *Self e narcisismo*. São Paulo: Zahar, 1984.

KOHUT, Heinz. *A Análise do self*. Rio de Janeiro: Imago, 1988a.

KOHUT, Heinz. *A restauração do self*. Rio de Janeiro: Imago, 1988b.

LA BOÉTIE, Étienne D. *Discurso sobre a servidão voluntária*. L. C. C. Publicações Eletrônicas, Versão para eBookLibris, eBooksBrasil, 2006. Disponível em: www.culturabrasil.org. Acesso em: 23 mar. 2023.

MIGUELEZ, M. Oscar. *Narcisismos*. São Paulo: Editora Escuta, 2022.

SARAMAGO, José. *Ensaio sobre a Cegueira*. São Paulo: Companhia das letras, 1995.

WINNICOTT, D. W. *O Brincar e a realidade*. Tradução de José Otávio de Aguiar Abreu e Vanede Nobre. Rio de Janeiro: Imago Editora Ltda., 1971.

ZOJA, Luigi. *La Muerte del Projimo*. Tradução de Maria Julia de Ruschi. Ciudad autônoma de Buenos Aires: Fondo de Cultura Econômica, 2015.

SENTIMENTO DO MUNDO: MELANCOLIA E ANGÚSTIA NA PANDEMIA DA COVID-19

Victor Palomo

Mas as coisas findas / muito mais que lindas / essas ficarão.
(Carlos Drummond de Andrade, 2015, p. 224)

As reflexões que agora compartilho intensificaram-se no período de exceção motivado pela disseminação do vírus SARS-CoV-2, quando me percebi inquieto e mobilizado por questões que não pareciam passíveis de serem respondidas pelas vozes daquele momento e não permitiam o endereçamento a experiências pretéritas. Não me apraz superpor estados de exceção motivados por descontroles sanitários na história da saúde pública ao estado distópico que enfrentávamos, esforço que me parece frágil e desprovido de rigor metodológico. Considero que o tempo presente ative outro "sentimento do mundo". Confinado num apartamento na metrópole de São Paulo, interrogava-me quais matrizes arquetípicas poderiam colaborar para a compreensão do lugar do analista na pandemia. Mais ainda, quais imagens se constelavam e poderiam ser mais significativas para aquecer o pacto transferencial num contexto em que os encontros presenciais foram compulsoriamente evitados.

Enfatizo que o teletrabalho hiperbolizou as fantasias inquietantes sobre os limites e alcances da prática analítica. Mais que tudo, hiperbolizou o isolamento necessário a esse ofício, desta vez impondo — e se valendo — da necessidade de distanciamento social entre o analista e o paciente. Ainda que o teletrabalho seja válido, possível e terapêutico, o corpo emudece diante de uma tela que não necessariamente o expõe. A tecnologia favorece os encontros entre pessoas apartadas por longa distância, mas definitivamente não substitui o calor dos encontros presenciais. Claro que a ocultação e a camuflagem também ocorrem no encontro "joelho a joelho", e soaria ingênuo negá-las, até porque são etapas arquetípicas de um processo em que a sombra se manifesta. O que aqui ponho em relevo é a obrigatoriedade, em muitos casos violenta, da experiência relacional humana somente por meio das telas de computadores. E tenho que admitir que ainda melhor que elas tenham existido! Partindo dessa perspectiva, proponho a hipótese de que o fenômeno transferencial em tempos de confinamento — um tempo explodido por negatividades — tenha atendido a um "sentimento do mundo" em que melancolia, angústia e estresse pós-traumático constituíram formações clínicas indissociáveis.

Jung (1999a) teve a feliz intuição de enunciar o pacto transferencial por meio da analogia com os processos alquímicos. Sem negar que os conflitos psíquicos que foram vividos e direcionados a outras pessoas agora se constelam na figura do analista, Jung enfatizou que a transferência também modifica a psique daquele que trata: "ele é afetado e, tal como o paciente, dificilmente consegue diferenciar-se daquilo que o possui" (JUNG, 1999a, §375). Três tempos superpõem-se nesse contexto em que passado e presente moldam a expectativa de um encaminhamento futuro para as questões que incitam e, muitas vezes exasperam, aquele que procura ajuda. Escutar analiticamente é atentar para quem está falando, ou seja, para qual disposição arquetípica se anuncia no discurso do paciente e o que pede o enunciado que se organiza, invariavelmente, pela *coniunctio* entre palavra e imaginação. O inverso dessa escuta é igualmente fascinante: cabe atentar ao conjunto de disposições arquetípicas que se evidenciam na consciência do analista. A contratransferência materializa-se, muitas vezes, anterior ou simultaneamente à constatação possível, por parte do analista, das inquietações que afligem aquele que inicia um trabalho de análise: ao aceitarmos um paciente, já validamos a configuração cognitiva e afetiva desse pacto.

Sabemos que o trabalho do analista resulta de uma relação profícua entre palavra e imaginação, aliás condição inerente à *poiesis*. A palavra poética é, simultaneamente, construída como o produto de uma sociedade num determinado período de sua história e como uma condição prévia à existência de toda a sociedade (PAZ, 2012). Todo analista lida com a palavra, sobretudo com a palavra poética, porque é o pensamento em imagens que sustenta seu ofício. Uma sessão de análise é a consagração de um instante em que palavra e imagem desvelam o que se desconhecia e agora se anuncia, na intimidade do pacto transferencial, de forma surpreendente, assustadora, acolhedora, instigante: terapêutica.

Todavia, a disseminação do vírus da Covid-19 expôs compulsoriamente o cansaço que já se percebia nas sociedades que enfrentam as idiossincrasias do capitalismo tardio. Na sociedade neoliberal do rendimento, a fadiga é o efeito colateral da exploração de si e da permissão do abuso de si pelo outro: *Melancolias, mercadorias espreitam-me*, sentenciou Carlos Drummond de Andrade (2012, p. 13), no célebre poema *A flor e a náusea*, publicado em 1945. E o teletrabalho testou *ad nauseum* os limites do corpo, a fadiga de tela, o excesso de *"lives"*, o videonarcisismo que, se por um lado permitiu o sustento de muitas práticas laborativas, por outro conduziu ao paroxismo a perda dos limites do trabalho na sociedade do cansaço (HAN, 2015). Naquele momento, ainda não existiam vacinas disponíveis. Por conseguinte, o tempo de fabulações agônicas e espera ativaram-me a lembrança do poema *Sentimento do mundo* (DRUMMOND, 2013, p. 9), publicado no livro homônimo de 1940 por Carlos Drummond de Andrade, cujas imagens impressionam pela sensibilidade e pertinência:

> Tenho apenas duas mãos
> e o sentimento do mundo,
> mas estou cheio de escravos,
> minhas lembranças escorrem
> e o corpo transige
> na confluência do amor.
>
> Quando me levantar, o céu
> estará morto e saqueado,
> eu mesmo estarei morto,
> morto meu desejo, morto
> o pântano sem acordes.
>
> Os camaradas não disseram
> que havia uma guerra
> e era necessário
> trazer fogo e alimento.
> Sinto-me disperso,
> anterior a fronteiras,
> humildemente vos peço
> que me perdoeis.
>
> Quando os corpos passarem,
> eu ficarei sozinho
> desfiando a recordação
> do sineiro, da viúva e do microscopista
> que habitavam a barraca
> e não foram encontrados
> ao amanhecer
>
> esse amanhecer
> mais noite que a noite.

O caráter excludente do advérbio "apenas" no primeiro verso denuncia o contraste entre o potencial para ação de um sujeito que se percebe limitado e até mesmo diminuto e uma função sentimento que teima em querer decifrar e organizar o mundo. As "duas mãos" não podem acolher o mundo, sobretudo porque sua apreensão demandaria a afirmação de uma *coniunctio* ("confluência do amor") que é dificultada pelo aprisionamento à esfera de um trabalho, percebido em chave deformada, que subjuga o sujeito poético confessional: "Tenho [...] o sentimento do mundo/ mas estou cheio de escravos" (DRUMMOND, 2013, p. 9). As imagens da *nigredo* parecem se impor de forma complexa e autônoma a essa voz poética confinada em si mesma, registre-se a quádrupla repetição do adjetivo "morto" na segunda estrofe, advindas de um desejo morto, de uma sonoridade ausente ("pântano sem acordes"), da dispersão que limita a função prospectiva e apaziguadora do perdão. Resta a solidão, análoga àquela experimentada em condição de confinamento, que paira sobre as figurações de isolamento que são enumeradas como possível espelhamento: "[...] a recordação/ do sineiro, da viúva e do microscopista" (DRUMMOND, 2013, p. 9). O que há em comum entre elas é o retraimento. No poema, o tempo é de desesperança e a alvorada da consciência se turva pela desolação, num "amanhecer, mais noite que a noite" (DRUMMOND, 2013, p. 9).

Tal "sentimento do mundo" me pareceu notável durante o primeiro ano da pandemia e pôde ser evidenciado pelo aumento significativo da incidência de transtornos mentais em tal contexto, seja pelo isolamento compulsório, seja pela inação e incerteza da disponibilidade e eficácia de uma possível vacina. Numa pesquisa publicada pela Faculdade de Medicina da Universidade de São Paulo, observou-se o aumento expressivo de transtornos depressivos, ansiosos, de episódios de pânico, de reações pós--traumáticas ao estresse e do consumo abusivo de substâncias psicoativas durante a pandemia (DAMIANO, 2022). Assim como Estragon e Vladimir, da célebre peça teatral *Esperando Godot* (BECKETT, 2013), publicada por Samuel Beckett em 1952, vivíamos em pleno século 21 à espera de... Por alguns dias ou meses, uma espécie de desrealização pelo estranhamento do mundo nos fazia interrogar: o que exatamente esperávamos?

Sobretudo porque, no Brasil de 2020, fomos atropelados por um governo reacionário, misógino, homofóbico, apreciador de torturadores, partidário de ideais eugenistas e alheio às aquisições recentes da ciência e da tecnologia. Ao se alinhar com a tradição mandonista, patrimonialista, autoritária e corrupta que engendrou a formação do Estado brasileiro, aquele governo presidencial desdenhava do número de mortos pela Covid-19, tendo organizado uma (des)atenção ministerial à saúde comprometida com a macroeconomia, desqualificando evidências científicas sobre a pandemia produzidas no país e no mundo. Munida pelo ódio de um discurso paranoide e violento, aquela gestão desastrosa parecia desconhecer o país em sua pluralidade, numa cegueira e surdez cínicas com efeitos programáticos de manutenção das desigualdades. Triste e desalentador.

Portanto, o tema arquetípico da espera e seu antípoda — o desespero — pareciam anunciar sua centralidade. Vivemos na sociedade do desempenho, cujo valor atribuído aos sujeitos numa economia de mercado remete ao reconhecimento dos seus atos e das ações vinculadas à excelência com que seu ofício é efetuado. Somos performativos. Entretanto entendo que o confinamento colocou à prova as enunciações narcísicas dos discursos acomodados e inflados. A experiência de isolamento social colapsou nossa arrogância performativa e nos fez reinventar as possíveis funções terapêuticas da palavra. Na inquietante experiência de espera no período da pandemia, corremos o risco de sucumbir ao tempo da *nigredo,* da dor melancólica, da submissão ao peso satúrnico que devorava as esperanças de um tempo novo. Refiro-me aqui ao açoite melancólico, uma vez que a melancolia é a reação narcísica do psiquismo à perda, ou à perda das fantasias que nutríamos em relação a alguém ou a algum projeto querido e, infelizmente, perdido. E, ameaçados por um vírus desconhecido e pela impossibilidade de prevenção, esse projeto consistia na sobrevivência física e psíquica de nós mesmos e de nossos pares.

O conceito de melancolia submete-se a uma deriva de sentidos ao longo da história do pensamento ocidental, oscilando entre a vertente psicopatológica — uma disfunção — e o potencial estético dessa condição, o que a transforma em matriz da criação artística, motivando, muitas vezes, a íntima associação entre melancolia e genialidade. Os gregos antigos sabiam disso: o aforismo hipocrático "Estado de tristeza e medo de longa duração" foi relativamente contemporâneo à constatação aristotélica de que "Todos que atingiram a excelência na filosofia, na poesia, na arte e na política, mesmo Sócrates e Platão, sofriam de doença melancólica" (STAROBINSKI, 2016, s/p).

Assim, "o açoite e os insultos do tempo", como propõe Shakespeare em *Hamlet* (2015), ganham espaço na imaginação médica e artística ao longo da história do pensamento e podem fomentar o amálgama com a linguagem que resulta na criatividade poética — como foi percebido por Marsilio Ficino, filósofo renascentista que ratifica a associação entre beleza e melancolia, pois a percepção do belo expõe a transitoriedade da vida. Essa combinação motivou, também, o movimento romântico, vertente estética em que se apreciavam os estados evasivos e a interioridade de uma anima nostálgica e saudosa (LIMA, 2017). Essa condição um tanto deslocada se anunciava em muitos discursos elogiosos sobre os possíveis benefícios da condição sanitária imposta pelos imperativos da natureza, a despeito da constatação visual das mortes e do sofrimento daqueles que padeciam nos hospitais, muitas vezes improvisados em espaços não destinados originalmente a essa função, como foi o caso dos estádios de futebol. A sedução pelo isolamento e pelo mergulho numa suposta interioridade se valia, inevitavelmente, de uma dissociação em relação ao que se assistia por quem trabalhava nos serviços de saúde de urgência e emergência ou aos apelos dos trabalhadores que temiam a contaminação pelo vírus, uma vez que eram obrigados a usar transportes coletivos para terem acesso aos empregos que não os dispensaram.

No que concerne à melancolia e a seu correlato diametralmente oposto, o luto, o texto paradigmático na literatura psicológica foi escrito por Sigmund Freud. O ensaio *Luto e melancolia* (FREUD, 1969) postula a compreensão do luto como uma reação da psique diante da perda, seja essa relativa a um ente querido ou a alguma abstração que ocupou o lugar de um ente querido. O luto não é considerado patológico, pois nele o ego se rende à realidade, ainda que ela se apresente dolorosa. A tal estado contrapõe-se o sofrimento melancólico, caracterizado por desânimo, perda de interesse, de iniciativa, acompanhado ainda de intensa culpa e de uma expectativa desproporcional de punição. Diferentemente de um processo de natureza predominantemente consciente do luto, na melancolia o sujeito sabe quem ele perdeu, mas não o que perdeu nesse alguém. O eu julga-se identificado com o objeto abandonado e se pune: a sombra do objeto cai sobre o eu. E no que concerne ao perdido no período da pandemia, não parecia possível circunscrever, repentinamente, seu alcance desastroso nem a biopolítica necessária ao enfrentamento, daí a angústia associada a essa condição. Quanto ao tema da criatividade na dor melancólica, perspectiva que me parecia imperativamente necessária à sobrevivência no período de restrições imposto pelas condições sanitárias referidas, o melancólico freudiano parece ativar uma recusa, ainda que nesse texto Freud (1969) reconheça que a condição de desesperança dolorosa confira ao paciente uma impressionante comunicabilidade.

Jung (2000), em contrapartida, compreende a melancolia em três eixos semânticos: como compensação, ou seja, como resposta compensatória inconsciente frente a atitudes conscientes equivocadas. Relaciona-a, também, com a noção de "renascimento", isto é, o regresso da libido a um estágio incestuoso para se reapresentar transformada; e, finalmente, compara a dor melancólica ao estado alquímico da "nigredo", a saber, uma etapa do processo de individuação ou de uma elaboração de um conflito (ODJANYK, 1983). Nas três perspectivas, a ligação entre melancolia e criatividade psicológica está presente, sem que seja negada sua dimensão dolorida. Mais ainda: nessas três vertentes, Jung (2000) nos faz pensar, de maneira inquietante, que o sofrimento melancólico constitua uma categoria enunciativa, respaldada pelo instinto de reflexão. Dos cinco impulsos instintivos (fome, sexualidade, atividade, reflexão e criatividade) sobre os quais Jung (2000) disserta, sua noção de reflexão — "virar as costas" e "voltar-se para dentro" —, para longe do mundo e de seus estímulos em favor das imagens e experiências psíquicas — relaciona-se mais proximamente com a noção de melancolia e de anima. O arquétipo correspondente ao instinto de reflexão seria a anima. É a anima melancólica que enuncia nossas dores e nossa criatividade, a partir do mergulho na interioridade.

Essa noção já se anunciara no anjo melancólico que Albrecht Dürer nos legou no quadro *Melencolia I*, de 1514 (STAROBINSKI, 2001): pensativo, curvado, voltado para as representações da intimidade, cercado de instrumentos de medição, desenho e criação. O aspecto taciturno da figura alada dobrada sobre si mesma, desolada, contrapõe-se no mesmo trabalho artístico com outra imagem alada ao fundo que voa em direção ao sol, carregando o véu onde se lê: *Melencolia I*. Essa condição reflete sem dúvida um acréscimo de sensibilidade ao melancólico, no sentido amplo do termo reflexão, condição que aqui atribuo como fundamental ao pacto transferencial e que pode ser partilhada, muitas vezes, entre paciente e analista. O *pathos* melancólico constitui uma categoria enunciativa seja como desalento, seja como consciência reflexiva sobre uma possível elaboração esperançosa. Trata-se de uma perspectiva, uma forma específica de sensibilidade sobre o mundo e as coisas do mundo. Sob o véu melancólico esconde-se a criatividade, a beleza e muitas vezes a alegria da vida em plenitude. Muitos analistas e poetas sabem disso. Jung atenta a esse potencial nas formas como elabora tal condição, simultaneamente, patológica e discursiva, ou passionalmente discursiva. A poesia *Ode à melancolia*, do poeta inglês John Keats (1992, p. 18), anuncia essa alegria encoberta pela soturna melancolia:

> Mas se, inesperado, o acesso da melancolia descer
> Do céu, como se fosse as lágrimas de uma nuvem
> Que reanima as flores...

> Com ela vive a beleza- a beleza que deve morrer
> e a alegria cuja mão se leva aos lábios
> para dizer adeus; e, próximo, fica o doloroso prazer
> que se transforma em veneno quando as abelhas dos lábios
> os aspiram.
> Sim, no interior do próprio templo da alegria
> está o altar soberano da melancolia, coberta de véus,
> apenas visível para aquele que consegue provar
> as uvas da alegria com um impetuoso e puro desejo [...].

Durante a pandemia, pudemos também atender pacientes que sucumbiram aos episódios de ansiedade. Foram muitas as notificações de pacientes com episódios de pânico, em que conjuntos imaginais invadem a consciência e a desconfiguram, de maneira tão intensa, quanto os assaltos do deus da natureza Pã. Deus lascivo associado pelo monoteísmo cristão ao diabo, Pã escondia-se nas cavernas escuras para atacar sexualmente as ninfas e, indomável, outras entidades por ele desejadas. Pã e o "pânico" são metáforas dos conjuntos obscuros e não elaborados do psiquismo que tomam a consciência sem pedir licença, despersonalizando-a, de modo a nos fazer perceber o mundo hostil e estranho: desrealizado. O pânico enuncia o mundo e o sujeito como estranhas alteridades. O pânico avisa-nos da fragilidade das dimensões performativas narcísicas.

Os episódios de pânico distinguem-se do medo, condição do sujeito diante de algo preciso que o ameaça. No pânico, o inesperado aparece como uma impressão generalizada de perigo sem imagem definida, de forma que eu e mundo se fusionem de forma indiferenciada, como se houvesse uma solicitação imperativa para o estado de inconsciência em que a percepção de si e do eu são dissolvidas. O medo da contaminação reconfigura-se em uma regressão a estados inconscientes em que a experiência egóica resvala da desrealização e despersonalização. Sabe-se que a tendência à dissociação é inerente ao psiquismo e, muitas vezes necessária, posto que nossa verdadeira religião seja o monoteísmo da consciência, quando são negadas as possibilidades e expressões da psique complexa, dos sistemas fragmentários autônomos. De certa maneira, o que o estado de exceção pela Covid-19 pôs em questão foram as máscaras do homem dito civilizado e as expressões viscerais de sua animalidade.

Civilização e progresso são termos destinados a manter estreitas relações. O termo civilização propõe o campo semântico ligado ao abrandamento dos costumes, à educação dos espíritos, ao desenvolvimento das formas de abordagem social polida, à crença na ciência e à valorização das artes. Ao se designar civilização como um motor da história e sua coroação, ou seja, o resultado desse processo, coloca-se em contraste sua antinomia: a barbárie e a selvageria (STAROBINKSY, 2001). A reflexão crítica, supostamente, ambiciona um mundo civilizado. O pânico desarticula essas noções, como se a antinomia à civilização trabalhasse dentro dela. Tal perspectiva é tangenciada por Walter Benjamin no ensaio *Sobre o conceito de história* (1987), quando esclarece que articular o passado não significa a apropriação de uma reminiscência como ela de fato teria acontecido, o que é impossível, mas atentar como ela relampeja num momento de perigo. Daí a necessidade de pensar a história a partir dos estados de exceção. Para tanto, menciona um quadro de Paul Klee, o "Angelus Novus". Esse anjo, o "anjo da História", diferentemente do *Melencolia I* de Dürer, está atônito, em pânico, com os olhos arregalados, boca e asas abertas. Olha para o passado e vê uma ruína de acontecimentos, uma catástrofe. E o sopro do tempo o impele irresistivelmente para o futuro, incerto e assustador. Esse sopro é o que denominamos progresso.

Se melancólicas, nossas fantasias são inexoravelmente endereçadas ao passado; se tomadas pela ansiedade, rumam à espera inquietante do futuro. O grande desafio da modernidade é o enfrentamento e a fruição do tempo de agora. Essa perspectiva é estranha ao homem do desempenho, posto que sua ação cotidiana seja resultado, justamente, da renúncia a qualquer estado contemplativo: estar no tempo, no coração dele.

Em um tempo de exceção — o confinamento compulsório, o uso imperativo de máscaras e as ameaças motivadas pela pandemia do vírus da Covid-19 —, vivemos uma situação traumática. Ocupavam-nos pensamentos intrusivos, evitações do outro (aquele outro cuja persona é literalizada pelo uso da máscara). Havia o medo da morte e de que morressem nossos entes queridos. Interessa-me, nesse ponto, explicitar os caminhos arquetípicos de reação da psique ao trauma: como a psique reage aos eventos esmagadores da vida, às repetitivas experiências da dor. Duas proposições demandam explicitação: a primeira é que a psique traumatizada é autotraumatizante, dando lugar a defesas primitivas como dissociação, cisão e despersonalização. A consciência fragmenta-se, tornando-se autorretrato da psique em suas operações defensivas arcaicas. A segunda é que a vítima do trauma psicológico comumente restaura situações vivenciais em que é retraumatizada (KALSCHED, 2019). Dessa forma, parte do eu torna-se falsamente adaptada ao mundo exterior. Essa persona defensiva conduz à sensação de falta de sentido para o que se faz, quando não da própria vida, e implica ter o mundo como um parceiro indiferente ou constantemente hostil.

No trauma há um jogo dialético entre o confinamento das esperanças e a teimosia utópica. Seu encaminhamento terapêutico não recorre a uma poética do solipsismo que vela por um eu narcisicamente confinado, mas por um eu complexo, referendado pela tensão entre imagens, sentimentos e lembranças. Essas formações atendem a muitas demandas arquetípicas, entre as quais, a vida cotidiana do homem e sua luta por um mundo em que seus direitos sejam minimamente garantidos. Esse "eu" complexo teima em não estar aprisionado necessariamente à realidade empírica, mas atento às imagens internas que teimam em escapulir como fantasia. Há um excerto do poema *A flauta-vértebra*, publicado em 1915, pelo poeta russo Vladímir Maiakóvski, em que se lê:

> A todas vocês
> que eu amei e que eu amo,
> ícones guardados num coração-caverna,
> como quem num banquete ergue a taça e celebra,
> repleto de versos levanto meu crânio.
> (MAIAKÓVSKI, 2013, p. 73).

O coração-caverna é também o enunciador poético do poema *Sobre isto*, devaneio poético invocado sob o signo de Marte, termo latino para o núcleo psíquico de fantasia atinente à guerra, ao combate, à força:

> Se Marte vigora,
>   e nele houver um coração,
>   então ele também
>   agora
>   por isto
>   exprime a sua dor.
> (MAIAKÓVSKI, 2018, p. 15).

O coração — o corpo confinado — divide sua dor com o papel, desviado do sono e da fome e, "martelutador", ordena colérico que "isto" lhe conduza o caminho da escrita-poética, da palavra resistência laboriosamente ordenada como partitura musical para ser gritada:

> - De agora em diante, olha pra mim! -
> E o olha,
>   E vai estandarte
> bandeirando a terra com o fogo sedescarlate.
> [...]
> Este tema entenebrou o dia; nas trevas
> Crava- ordenou- as frontes com os versos da dor.
> (MAIAKÓVSKI, 2018, p. 16-17).

O tema que aqui elaboro poeticamente é o trauma pelo confinamento, experiência de dor ou incômodo insuportável ao psiquismo. Tal condição motiva a mobilização de padrões inconscientes de fantasias, que resultam em estranhamento, esperança, desesperança... Quando lidamos com uma situação traumática, como no caso da pandemia da Covid-19, encaramos as intensidades com que o psiquismo reage aos eventos esmagadores da vida. A psique tende a ser retraumatizada pela memória do evento agressor ou por seus correlatos encobridores e substitutivos. O ego pode ser capturado por um poder numinoso maior, pelo qual se sente assombrado, ameaçado de aniquilamento; ou realiza o trabalho de incorporação dessas fantasias numa cadeia metafórica em que se inicia a elaboração da dor.

*

Da experiência de desacerto com o mundo não decorre sempre a mesma consequência. Sentir o mundo como desconforme tanto pode provocar a perda do interesse do melancólico, do angustiado e daquele que enfrenta os desdobramentos do estresse pós-traumático pelo mundo ou até o oposto: importa ao melancólico e ao angustiado sentir o que, no mundo, converte-o em adverso.

Acossado por essas condições delineadas e confinado, o eu analista percebia-se, durante a pandemia, dominado por um pensamento renitente: tenho apenas um computador e um sentimento do mundo. E desejo participação. Incomoda-me a solidão do analista confinado e todas as ausências que se presentificam somente pelas potências da palavra e da imaginação. O que busco neste ponto é compreender essa nova forma de ritual — válido — em que o corpo se ausenta. Cito o filósofo coreano Byung-Chul Han:

> Rituais são processos de incorporação e encenação corporal. As ordens e os valores vigentes em uma comunidade são vivenciados e se consolidam no corpo. São consignados no corpo, são incorporados, ou seja, são assimilados corporalmente. Desse modo, os rituais geram um saber corporificado e uma memória corpórea, uma identidade corporificada, uma compenetração corporal. A comunidade ritual é uma corporação. A comunidade como tal tem uma dimensão corporal que lhe é inerente. A digitalização enfraquece o vínculo comunitário na medida em que tem um efeito descorporizador. A comunicação digital é uma comunicação descorporizada. (HAN, 2021, p. 24-25).

Ocorreu-me, então, como estratégia clínica, partilhar o sensível confiando à palavra um lugar de resistência. Era a hora de fazer com que o desejo de participação não fosse privado do ofício do analista. Mais que nunca, o tempo era da busca das palavras e imagens que comunicassem esse sentimento participativo. Ainda que possa parecer, inadvertidamente, uma condição alienada, o ofício analítico que aposta na função poética da palavra configura uma experiência estética com intenção política. Entendo como experiência estética o despertar da consciência para o desconhecido, desautomatizado e não ordinário, perspectiva que é obliterada pelo tempo da neurose. Sobre essa premissa, cito um excerto de Jacques Rancière, no ensaio *A partilha do sensível*, que converge com esse argumento: "A partilha democrática do sensível faz do trabalhador um ser duplo. Ela tira o artesão do 'seu' lugar, o espaço doméstico do trabalho, e lhe dá o 'tempo' de estar no espaço das discussões públicas e na identidade do cidadão deliberante" (RANCIÈRE, 2009, p. 65).

Refiro-me, nesse ponto, à urgência em apostar no poder poético insurgente da palavra quando apartada do lugar do trabalho alienado. Tive o privilégio de, num país pobre e com educação ainda precária, poder me submeter a um regime de quarentena preventivo à contaminação do coronavírus. O operário do gigantesco prédio que se erguia à minha frente foi privado desse direito, assim como a cozinheira do restaurante vizinho ao meu domicílio, por exemplo. Na angústia motivada por um desejo de participação em um contexto explodido por negatividades, compreendo que a consciência estética seja uma forma de partilha do sensível. Menciono os atos estéticos como configurações da experiência íntima que ensejam novas formas de sentir e podem induzir atos políticos participativos. Lembremos: a imaginação torna presente o que está ausente.

Nesse sentido, penso que o analista pode ser compreendido como um fazedor de mimesis, ou seja, cabe ao analista uma escuta a partir da perspectiva do "como se", isto é, o analista conduz a palavra à revelação das imagens que por ela são convidadas: a tão propalada atividade mitopoética do psiquismo. O analista é criativo porque permite a erótica das imagens e a emergência de mitologias. Em todas as nossas ações, organizamos representações inconscientes que se anunciam à consciência como fantasia. É próprio da atividade mimética do analista conferir um *Eros* e um *Logos* ao mundo da fantasia. Nem todo analista escreve poemas, mas todo analista é poeta porque pensa e promove o pensamento em imagens. A arte da análise é o pensamento em imagens. Não que essa dimensão não tenha sempre sido importante. Contudo, num contexto de teletrabalho durante a pandemia, tornou-se imperativa.

Ainda que restrito a um domínio pequeno-burguês ao qual não me furto à crítica e tomado pela consciência do alcance dessa troca, somente essa perspectiva de liberdade pode reunir sensibilidade e intelecto, prazer e razão que atenuem a dimensão satúrnica de divisar o mundo por meio de uma tela. A defesa aqui é a do pensamento do coração, que desvela ao mundo nossa humanidade, nossas aflições, nossas doenças e paixões. A psique entendida em sua visibilidade estética, pois como quer Jung, imagem é psique (JUNG, 1999). E a imagem que aqui defendo é a imagem poética, que dá visibilidade às dimensões arquetípicas. Psique é imagem evocada na clínica pela força da palavra. Pela *poiesis.* Pela alquimia da palavra, que é a arte de combinar signos linguísticos que sugerem um *tercium non datur*: a emergência de imagens desconcertantes em torno da qual o processo analítico ganha materialidade.

Na ambição de pensar o cuidado com o analista, invoco a poesia como lugar de beleza. Um lugar para a poesia-resistência, uma função para a arte e para a lírica com intenções revolucionárias, porque estabelece uma comunicabilidade entre o íntimo e o público. Tudo é poético e evoca um pensamento em imagens. Defendo aqui a poesia como uma forma de protesto. Um protesto contra o mundo coisificado que aplaude as formações narcísicas defensivas. Esse protesto constitutivo da poesia lírica está na base das argumentações de alguns autores comprometidos com as agruras do século 20, como, particularmente, Adorno no ensaio *Palestra sobre lírica e sociedade.* Afirma o filósofo alemão:

> A idiossincrasia do espírito lírico contra a prepotência das coisas é uma forma de reação à coisificação do mundo, à dominação das mercadorias sobre os homens, que se propagou desde o início da Era Moderna, e que, desde a Revolução Industrial, desdobrou-se em força dominante da vida. (ADORNO, 2006, p. 69).

Em protesto contra as desigualdades, o poema enuncia o sonho de um mundo em que as privações seriam revogadas. Há uma fratura histórica que dissocia o eu lírico da natureza, da anima visceral, e esta instância escapadiça — o eu — pode se empenhar na devoção à anima por meio da atividade imaginativa implícita ao discurso poético. As altas composições poéticas devem "sua dignidade justamente à força com que nelas o eu desperta a aparência da natureza, escapando à alienação", prossegue Adorno (2006, p. 71).

Adorno propunha que só entende aquilo que o poema diz quem escuta, na sua solidão, a voz da humanidade. O poema reverbera o desassossego do sujeito. Uma corrente subterrânea coletiva é o fundamento de toda lírica individual. Essa proposição de Adorno, de que a lírica é subjetiva, mas toca uma corrente subterrânea coletiva, converge com a proposição junguiana no texto *Relação da psicologia analítica com a obra de arte poética* (JUNG, 1987). Jung lembra que há obras que se impõem ao autor, que experimenta um estranhamento diante do que é mobilizado pela função transcendente. A consciência é inundada por imagens, que nada mais são que o Si-mesmo do artista. Como se um desconhecido pensamento em imagens, infenso à percepção consciente automática — "uma corrente subterrânea coletiva" — conferisse singularidade à obra criada.

No que concerne à poesia, são expressões da imaginação na escrita e no discurso que levam a palavra ao mais alto grau de sentidos possível, permitindo ao homem enclausurado o direito de fabular. Aqui não há mais um sujeito empírico, mas um sujeito poético, aedo do inconsciente coletivo. O conceito de eu poético é correlato ao de "eu complexo" junguiano ou ao "eu imaginal" hillmaniano (HILLMAN, 1995): uma noção menos monolítica/narcisicamente confinada, mas que reflete muitos arquétipos ou representa diferentes mitologemas. Esse "eu imaginal" nos dá um sentido de alma singularizado e, simultaneamente, um sentido coletivo e participante, ou seja, a possibilidade de partilhar o sensível que propõe Rancière. A literatura é humanizadora porque parte do vivido empiricamente para tocar pontos inconscientes, ou até improváveis da psique, garantindo ao homem o direito de fabular.

Transcendendo as categorias do feio ou do belo, a palavra poética é antes uma perspectiva de apreensão do mundo. Ela é a expressão da anima como poesia-resistência, poesia-guerreira. No contexto da pandemia, sua escuta mostrou-se imperativa. Não é possível negar tal força resiliente na clínica cotidiana, mas entendo sua consideração levada ao paroxismo como *phármakon* ao estado de exceção como o que enfrentávamos. Afinal de contas, a clínica em um país desigual, que padece de violência endêmica, demanda sempre a reunião de memória e imaginação que fundamenta enunciações líricas como protesto. Essa convocação é clínica, política e estética, como já mencionei, porque a memória é uma ilha de edição viva e a recordação do perdido é uma forma de luto, se ancorada na aposta na vida e na salvação pelo belo. Apuleio (1978) registrou essa máxima quando Psiquê desce aos infernos para resgatar a Beleza. Drummond também a percebeu:

> Memória
> Amar o perdido
> deixa confundido
> este coração.

Nada pode o olvido
contra o sem sentido
apelo do Não.

As coisas tangíveis
tornam-se insensíveis
à palma da mão.

Mas as coisas findas
muito mais que lindas
essas ficarão (DRUMMOND, 2015, p. 224).

Nossas vidas respondem à memória e à história imaginadas e reimaginadas. Não se deve fazer da história remorso ou ressentimento, seleção sintomática que trai Mnemósina, a configuração arquetípica da memória. Mnemósina é a mãe das musas, sabedoria da qual se depreende que a melancolia (a memória remoída), a angústia (a súbita desconexão com a memória) e o açoite renitente da memória traumática são dores inerentes a muitos processos criativos. Ainda que amar o perdido possa deixar o coração "confundido", nada do que vivemos durante a pandemia merece ser entregue ao "olvido". As questões suscitadas por tal revés da natureza ainda se anunciarão por anos nos nossos sonhos, na imaginação e na elaboração de nossos conflitos. E que assim seja!

Referências

ADORNO, Theodor. W. *Notas de literatura I*. São Paulo: Ed. Duas cidades, 2006.

APULEIO, Lucio. *El asno de oro*. Madrid: Gredos, 1978.

BECKETT, Samuel. *Esperando Godot*. São Paulo: Companhia das Letras, 2013.

BENJAMIN, Walter. *Magia e técnica, arte e política*. São Paulo: Editora Brasiliense, 1987.

DAMIANO, Rodolfo Furlan *et al*. Post-COVID-19 psychiatric and cognitive morbidity: Preliminary findings from a Brazilian cohort study. *National Institute of Health:* Volume 75. USA: mar./abr. 2022. Post-COVID-19 psychiatric and cognitive morbidity: Preliminary findings from a Brazilian cohort study - PubMed (nih.gov).

DRUMMOND, Carlos. *A rosa do povo*. São Paulo: Companhia das Letras, 2012.

DRUMMOND, Carlos. *Sentimento do mundo*. São Paulo: Companhia das Letras, 2013.

DRUMMOND, Carlos. *Nova reunião*: 23 livros de poesia. São Paulo: Companhia das Letras, 2015.

FREUD, Sigmund. *Obras Completas vol. XIV*. Rio de Janeiro: Imago, 1969.

HAN, Byung-Chul. *A sociedade do cansaço*. Petrópolis: Editora Vozes, 2015.

HAN, Byung-Chul. *O desaparecimento dos rituais*. Uma topologia do presente. Petrópolis: Editora Vozes, 2021.

HILLMAN, James. *Psicologia arquetípica*. São Paulo: Cultrix, 1995.

JUNG, Carl Gustav. *O espírito na arte e na ciência*. Petrópolis: Ed. Vozes, 1987.

JUNG, Carl Gustav. *Ab-reação, análise dos sonhos e transferência*. Petrópolis: Editora Vozes, 1999a.

JUNG, Carl Gustav. *Obras completas XIII*, §75. Petrópolis: Ed. Vozes, 1999b.

JUNG, Carl Gustav. *Obras completas VIII*. Petrópolis: Ed. Vozes, 2000.

KALSCHED, Donald. *O mundo interior do trauma*: Defesas arquetípicas do espírito pessoal. São Paulo: Paulus, 2019.

KEATS, John. Ode à Melancolia. *In*: GUIMARÃES, Fernando. (org.). *Poesia romântica inglesa*. Keats. Lisboa: Relógio d'água, 1992.

LIMA, Luiz Costa. *Melancolia literatura*. São Paulo: Editora Unesp, 2017.

MAIAKÓVSKI, Vladimir. *Poemas*. São Paulo: Ed. Perspectiva, 2013.

MAIAKÓVSKI, Vladimir. *Sobre isto*. Tradução de Letícia Mei. São Paulo: Ed. 34, 2018.

ODJANYK, V. Walter Jung's contribuition to understanding the meaning of depression. *Quandrant*: Journal of the C. G. Jung Foundation for Analytical Psychology, v. 16, n. 1, 1983, p. 45-46.

PAZ, Octavio. *O arco e a lira*. São Paulo: CosacNaify, 2012.

RANCIÈRE, Jacques. *A partilha do sensível*. Estética e política. São Paulo: Editora 34, 2009.

SHAKESPEARE, William. *Hamlet*. São Paulo: Penguin-Companhia das Letras, 2015.

STAROBINSKI, Jean. *As máscaras da civilização*. São Paulo: Companhia das Letras, 2001.

STAROBINSKI, Jean. *A tinta da melancolia*. Uma história cultural da tristeza. São Paulo: Companhia das Letras, 2016.

PANDEMIA, TIRANIA E IDEALIZAÇÃO

Roberto Rosas Fernandes[II]

É importante pensarmos no narcisismo como a pedra filosofal da estruturação da psique, pois tudo passa pela porta do narcisismo. Ela abre aquele nosso cômodo interno onde estão a maneira como nos vemos, ou nossas autorrepresentações, e as representações do mundo segundo nossa perspectiva. Estou bem aqui, neste aspecto da vida? Estou melhor que meu vizinho neste quesito? Nunca serei tão bom quanto ele?

O narcisismo pode ser visto de diversas maneiras segundo a teoria em que nos basearmos, mas, para nossos fins, vamos considerá-lo nosso tecido fundante. Nos inícios, o bebê não tem claro que há uma realidade externa. Ele é onipotente, isto é, sente-se majestade, o senhor de suas satisfações e o centro do mundo. Logo, porém, a realidade começa a aparecer e ele não vê muita graça em ter de esperar cinco minutos pelo leite, por exemplo, sentir um ventinho frio no pé ou o incômodo de uma assadura. Não basta mais à criança alucinar soluções ou ter a ilusão de criar o mundo (WINNICOTT, 1975)[12].

Se tudo deu certo até aqui, o bebê já percebeu que, em seu desamparo, depende do outro para satisfazê-lo, e isso o leva a frustrar-se de vez em quando. Ele também logo descobre que precisa cumprir certas condições para ser aceito e amado, o que o coloca na direção de tentar cumprir os ideais da cultura. Esse é, por um lado, o melhor dos cenários, mas também o que leva muitas pessoas à análise: libertar-se do que é mais do outro do que delas próprias, talvez um chamado à individuação[13].

De todo modo, em maior ou menor grau, guardamos algo do bebê em nós. Algo que espera que o mundo esteja em conformidade com o que somos e pensamos, algo que não quer ver a realidade externa se ela nos

---

[11] Alexandra Delfino de Sousa é coautora.

[12] Winnicott faz referência à ilusão de criar o mundo, típica do estado onipotente inicial. Essa ilusão será quebrada pela mãe-ambiente suficientemente boa, mas a ilusão precisa ter podido existir. "A tarefa final da mãe consiste em desiludir gradativamente o bebê, mas sem esperança de sucesso, a menos que, a princípio, tenha podido propiciar oportunidades suficientes para a ilusão" (WINNICOTT, 1975, p. 25).

[13] Individuar-se, de acordo com Jung, é tornar-se si mesmo. "Individuação significa tornar-se um ser único, na medida em que por 'individualidade' entendermos nossa singularidade mais íntima, última e incomparável, significando também que nos tornamos o nosso próprio si-mesmo. Podemos, pois, traduzir 'individuação' como 'tornar-se si-mesmo' (*Verselbstung*) ou 'o realizar-se do si-mesmo' (*Selbstverwirklichung*)" (JUNG, 2001, p. 49).

contraria. É desse narcisismo que tratamos neste capítulo. Pensemos em um exemplo extraído da acirrada disputa à Presidência da República de 2022: se meu analisando começa a falar bem de seu candidato, o qual não coincide com o meu, no mesmo instante posso sentir certa fúria surgindo em mim. O caráter dessa fúria é narcísico[14], porque vem como reação a uma afronta a meu eu. Penso: "Olha o que ele está falando! Como sai algo assim dele, depois de tanto tempo de análise?" Então, como o mundo não é meu espelho e a pessoa não está lá para concordar comigo, procuro me controlar para não mostrar minha contrariedade, ainda que talvez eu deixe escapar algum olhar indesejado. E, claro, examinarei essa minha reação mais tarde, considerando tanto aspectos meus como os do caso clínico em questão.

Estamos falando do "narcisismo das pequenas diferenças", conforme assinalou Freud ([1917] 1977): somos semelhantes em muitos aspectos e diferentes em poucos, mas essas diferenças estão na base de nossa hostilidade em relação ao outro. Para Freud, essa é uma forte barreira contra o companheirismo e amor ao próximo. Como é difícil amar um opositor político!

Observo, ainda na seara política que marca nossa história recente, que muitos analisandos que escolheram o candidato a presidente opositor ao meu não são pessoas más. Afinal, o candidato dele, para eles, não é representado em sua psique da mesma maneira como eu o represento. Em geral, as pessoas votam pensando estar elegendo o bem. Então, seria uma posição menos narcísica de minha parte se eu pensasse: "Não gosto de seu candidato, mas gosto de você. Consigo entender que, para você, ele não é a mesma pessoa que é para mim".

Para além do campo político, lidar com situações assim é muito difícil para nós, pois as diferenças entre representações e opiniões tendem a provocar reações narcísicas, mais ou menos exuberantes. Quanto menos consciência delas, mais intensas serão, e mais prejudiciais às nossas relações. Por esse motivo, se almejamos alcançar o dinamismo de consciência de alteridade, que leva em conta o outro em sua singularidade, precisamos observar nossas flutuações narcísicas, o impacto do outro dentro de nós (os aspectos inconscientes de nós mesmos) e seu efeito sobre nossa ação no mundo.

---

[14] De acordo com Kohut (1984), a fúria narcísica é uma resposta — que escapa ao controle egoico — a uma ferida narcísica real ou antecipada. Ele esclarece que a fúria se distingue de outras espécies de agressão por traços característicos: "a necessidade de vingar-se, de reparar uma afronta, de desfazer uma ofensa a qualquer custo, e a compulsão inexorável, profundamente enraizada, de perseguir todos esses objetivos, e que não dá sossego àqueles que sofreram uma ferida narcísica" (KOHUT, 1984, p. 100).

Amadurecimento e transformação do narcisismo arcaico

Na perspectiva da Psicologia Analítica Integrativa, procuramos levar em conta alguns aportes da psicanálise, em especial os de Heinz Kohut e Donald Winnicott, para lançar luz sobre os complexos narcísicos negativos[15]. Kohut, em especial, foi um estudioso do narcisismo e lutou para que o termo não tivesse sentido pejorativo. Para ele, o narcisismo não é bom nem mau, mas algo que deve passar por transformações ao longo da vida, partindo de um estado arcaico e infantil a um mais maduro. Em linguagem da psicologia analítica, podemos pensar que o narcisismo deve deixar o estado defensivo e assumir uma forma criativa.

O narcisismo, então, continua e pode desenvolver-se, como uma expressão humana do instinto de autoconservação até a morte. Em paralelo a esse "amor de si", o sujeito saudável fará investimentos afetivos em outras pessoas, caracterizando o amor pelo outro. Conforme recebe amor em troca, sua autoestima e seu ego se enriquecem (FREUD, [1914] 1977).

No princípio, o bebê não diferencia bem o que é "dentro" do que é "fora". As pessoas próximas, e podemos pensar aqui em mãe e pai, são para ele self-objetos, ou seja, pessoas que são objetos externos e objetos do self — estão fora e dentro, portanto, executando funções ainda impossíveis para aquele bebê, ligadas a sua autoestima e às defesas psíquicas. Segundo Kohut, precisaremos de self-objetos por toda a vida, ainda que eles se tornem, espera-se, cada vez mais adequados à realidade adulta.

A ideia de Winnicott de processo de amadurecimento traz também essa noção de que não podemos ser sozinhos. Para ele, nossa tendência é sairmos de um estado de mais dependência do outro para um estado de "independência relativa" dele. Ora, é relativa porque não é absoluta, isto é, o outro (o ambiente) sempre estará lá. Sem ele, não há saúde psíquica ou amadurecimento emocional (WINNICOTT, 1983).

O analista junguiano Mario Jacoby (1991), baseado em Kohut, ressalta três funções parentais, ou self-objetais: a) a ressonância empática, que leva a criança ao sentimento de que os pais compreendem suas experiências conscientes e inconscientes; b) o espelhamento da criança pela mãe ou o pai (ou representantes), que se revela como base para os sentimentos de iden-

---

[15] O complexo é, de acordo com Jung (2002, §18), um "agrupamento de elementos psíquicos em torno de conteúdos emocionais". Na constelação de um complexo negativo, "rompe-se a unidade da consciência e se dificultam mais ou menos as intenções da vontade, quando não se tornam de todo impossíveis" (JUNG, 2006, §200). Daí resulta a afirmação de que os complexos têm elevado grau de autonomia.

tidade e autoestima; e c) a frustração ótima como experiência decisiva do processo de cura, pois a frustração leva a criança a se haver com a realidade de que tanto ela como os pais são imperfeitos e que eles não estarão sempre lá para atendê-la em suas demandas. Por isso, ela precisará dar conta de realizar funções que antes eram realizadas por self-objetos. Essas mesmas três funções serão realizadas pelo analista, pois ele será o self-objeto que participará da retomada do desenvolvimento do eu do analisando.

Vamos nos ater, neste momento, à experiência de frustração ótima. Ela é ótima porque não é desmedida — nem muito pesada, nem leve demais para o psiquismo daquela criança. Do ponto de vista da criança, ela está lidando com uma falha parental: "Meus pais falharam em me proteger e agora eu tenho de lidar com a vida como ela é, a realidade". Estará essa criança pronta para isso? O afeto gerado pela falha será intenso a ponto de provocar um trauma? Ou o efeito da falha será tão sutil que a criança não precisará renunciar a sua onipotência?

O analista também falha. Da perspectiva do analisando, ele não consegue ser totalmente empático. No entanto, a frustração pode ser ótima se a interpretação que suceder à falha levar a pessoa em análise a usar recursos próprios, quer dizer, a esperar menos dos recursos do analista e a ser um pouco menos dependente dele naquele setor psíquico.

De acordo com Kohut, assim se desenvolve o narcisismo por toda a vida, com os self-objetos frustrando a pessoa na medida em que ela possa elaborar a frustração. Assim, o narcisismo vai de um estado "primitivo ao mais maduro, mais adaptativo e culturalmente mais valioso" (KOHUT, 1984, p. 82).

Conforme o analisando vai sentindo que o analista não é onipotente, e começa a recolher as projeções do self-objeto idealizado, pode acontecer de o analista sentir-se narcisicamente machucado. Se não levar a consciência à dor narcísica de descer do Olimpo no encontro analítico, se não trabalhar isso em sua análise pessoal e na supervisão do caso clínico, é possível que atue seu incômodo, quem sabe com fúria, provavelmente expulsando sutilmente ou explicitamente o analisando do processo analítico, que, em última instância, é um processo de amadurecimento ou de individuação.

A desidealização paulatina do analista é importante porque sinaliza que o analisando está desenvolvendo estrutura em si e depende menos de um self-objeto que já não precisa estar num lugar tão alto, podendo agora ser redimensionado, isto é, humanizado. Porém não é preciso apressar a desidealização, dizendo à pessoa em análise frases do tipo: "Imagina, não sou tudo isso!". A desidealização tem seu tempo e lugar. Se tudo correr bem, ela ocorrerá aos poucos.

Idealização e tirania

Uma das características do estado que Kohut qualifica como "primitivo", e com isso ele quer dizer "que ocorre primeiro", é a idealização acentuada. A idealização do outro está a serviço de me proteger de um medo também acentuado, uma angústia de aniquilamento. Somente um super-herói para me acalmar diante de um supermedo. Meus pais eram meus super-heróis. Agora que sou adulto, mas guardo alguma imaturidade, confio que os representantes de meus pais me protejam.

Na esfera coletiva, há instâncias que reforçam a idealização e, portanto, desestimulam o amadurecimento. É assim nas religiões, por exemplo, em que pastores e santos estão num lugar elevado, de onde não se pretende que desçam; no mundo dos negócios, em que os líderes são endeusados, ou na política, esfera em que este ou aquele candidato, legislador ou governante colocam-se como pai ou mãe salvadores, representantes do bem e da verdade. Um olhar mais próximo talvez identifique uma pessoa onipotente e imatura falando ao lado infantil dos cidadãos talvez instigando sua onipotência e favorecendo o uso da defesa de negação da própria realidade psíquica.

Nesse caso, o outro não está fora de mim ainda. Ele é parte de mim e eu dele, e vivemos numa dinâmica muito singular e alijada de qualquer contato com novidades que venham a arranhar a imagem ideal que tenho de meu líder — que é a minha própria, já que estamos tão misturados, fusionados. Aquele que ficou no lugar de meu self-objeto primário idealizado permanece igualmente idealizado. O outro, aquele que vota no outro partido, é mau. Eu sou bom. Há uma cisão evidente no psiquismo de quem pensa assim e projeta o mau no outro. Lao Tsé alertava que o único grande equívoco era dizer que no bem só existe bem e, no mal, só mal.

Para Platão (2007), porém, um governante deveria se ocupar de servir à *polis*. Do contrário, é um tirano. Durante os anos de pandemia no Brasil, como em tantas culturas e épocas, vimos parte da *polis* ajoelhar--se para o tirano. Uma outra parte buscava alguém em quem depositar esperanças de salvação do opressor. Alguns, porém, não idealizavam nem um, nem outro.

A restauração do self

A transformação do narcisismo, de defensivo em criativo, passa pela restauração do self narcísico. Mas o que é esse self? Não se trata do *Self* na perspectiva junguiana, que reúne consciente e inconsciente, ou seja, é a personalidade total (JUNG, 1986)[16]. Trata-se, aqui, de algo "menor", de um lugar de onde o eu se olha e se reconhece, um centro de autorrepresentações. Para Kohut (1988), o self é ainda um senso de ter iniciativas e percepções próprias, independentes do outro. Quando me percebo como um centro de percepções, o outro já é o outro, está fora de mim. Segundo o autor, o self é também "nossa experiência de que nosso corpo e nossa mente formam uma unidade no espaço e um *continuum* no tempo" (KOHUT, 1988, p. 165). Kohut dirá que a análise só pode trabalhar aí, no self.

O self é uma sensação de pertencer a mim mesmo. Uma sensação de self coeso é acordar e sentir "eu estou aqui". Recordamos uma pessoa esquizofrênica que, quando acordava, não acendia a luz, nem abria as janelas. Ficava sentada na cama, no quarto escuro, porque não tinha acordado psiquicamente. O self dela era precário. Então, diante de alguém que recorra a nós como analistas, devemos nos indagar: qual a visão que ele tem de si mesmo? Quanto é capaz de se situar no tempo e no espaço? Quão "acordado" está?

O self narcísico forma-se como efeito das ilusões narcísicas do bebê de ser perfeito e de ter pais, a quem está fusionado, também perfeitos. Essas ilusões o protegem do desamparo de se perceber dependente, vulnerável. Antes que o self surja, essas noções de perfeição criam duas estruturas narcísicas: o eu grandioso e a imago parental idealizada (SIEGEL, 2005). Pelo eu grandioso, o bebê convence-se: "eu sou perfeito". A imago parental idealizada afirma: "meus pais são perfeitos e eu sou parte deles".

Os pais são self-objetos, como dissemos. Atuando no surgimento do self, realizam duas funções principais: espelham as ambições infantis do bebê, isto é, sua necessidade de exibir-se, de ser admirado, e permitem a idealização deles pelo filho, sentindo prazer com isso. A criança, então, precisa ser espelhada por alguém que ela idealize. Eu preciso me sentir poderoso e isso acontece perante o olhar de alguém que considero poderoso.

Pela ação dos self-objetos, então, o eu grandioso evolui para ambições e a imago parental idealizada evolui para ideais condutores da libido. Esses serão os dois polos do self nuclear, que chamamos de bipolar. Entre esses

---

[16] Para diferenciar um termo de outro, grafamos "self", em letras minúsculas, quando nos referimos ao self kohutiano. "Self", com a inicial maiúscula e em itálico, refere-se ao conceito junguiano.

polos, há muita tensão psíquica. Essa tensão levará ao desenvolvimento do self e das capacidades e talentos do sujeito. No self nuclear, então, existirá uma tensão constante entre as ambições do eu grandioso e o polo que tentará adaptar essa grandiosidade aos ideais da cultura, redimensionando-o para caber em sociedade.

A tensão entre esses dois polos se revela em nossa vida a todo instante, e fica evidente quando minhas intenções onipotentes chocam-se com o que é valioso para a cultura (ideais do ego), algo avaliado por meu superego (o censor interno). Dessa maneira, vivemos em constante conflito. Por exemplo, posso chegar a uma lanchonete na intenção de tomar água em vez de refrigerante, porque meu ideal de saúde e estética assim o pede, e sei que, se não me desviar desse ideal, serei aceito e amado. Mesmo assim, meu desejo exige um refrigerante bem gelado. Um dos dois vencerá essa briga. Ao elaborar esse conflito entre desejos opostos, eu me desenvolvo. Vale notar que a tensão entre opostos era um tema caro a Jung.

Um ou outro polo do self pode ser mais forte para o sujeito, ou mesmo ambos podem ser fracos. Essa tensão entre eles, então, estará desequilibrada ou débil, configurando os desafios narcísicos, transponíveis ou não, que o sujeito enfrentará, os quais são determinantes da conquista da coesão do self e, podemos supor, do dinamismo de consciência de alteridade.

A coesão do self dependerá, também, do movimento de frustração e desidealização, a qual, como dissemos, deve ser gradativa. À medida que a criança é otimamente frustrada, ela vai desenvolvendo o princípio de realidade e funções que antes eram exercidas pelos self-objetos tornam-se recursos dela própria. Assim, ela conquista alguma diferenciação dos pais e torna-se menos dependente deles. Se tudo corre bem nesse processo lento, o self será coeso.

Quando, porém, falhas traumáticas ocorrem, o self pode ter seu desenvolvimento estagnado e não alcançar a coesão. O adulto, então, poderá vir a ter dificuldades na vida que refletem a manutenção de ambições onipotentes arcaicas e falta ou excesso de idealização. Fundamentalmente, seu senso de si, sua autoestima, estará mais distante da realidade do que para aquele que conquistou um self coeso. O sujeito poderá passar por muitas flutuações narcísicas, inseguro de seu valor. É nesse sentido que falamos sobre a necessidade de transformação do narcisismo arcaico. Em linguagem junguiana, falamos da transformação de um estado defensivo em criativo. Seguindo o pensamento de Winnicott, afirmamos que vencer a estagnação do desenvolvimento do self fará com que o processo de amadurecimento emocional se descongele e prossiga.

Para que o self seja coeso, é preciso que pelo menos um self-objeto da criança realize as funções de espelhar e de ser idealizado. Na falta dos pais, alguém precisa estar presente, quem sabe uma avó, para realizar funções self-objetais. Se os self-objetos forem pouco empáticos, narcisistas patológicos ou perversos, o dano ao self, ao comportamento e às relações da pessoa pode ser grande. Em outras palavras, self-objetos que deixam a desejar poderão influenciar o surgimento de complexos parentais negativos que poderão trazer muito prejuízo ao sujeito.

De acordo com Kohut (1988), as necessidades relacionadas ao eu grandioso e à imago parental idealizada devem ser alimentadas por toda a vida, para que o self se mantenha estável e cheio de energia. Por isso, em alguma medida, precisaremos sempre ser espelhados ou confirmados pelo outro em nossa potência e sempre precisaremos admirar alguém que nos sirva de modelo. Para Kohut, a cura analítica está na capacidade da pessoa em análise de buscar self-objetos adequados, conforme se apresentem no ambiente real, e de ser sustentado por eles.

Assim, o mecanismo narcísico (que aqui podemos chamar de "arquetípico") de idealização de self-objetos primários e sua polaridade "necessidade de espelhamento", segue pela vida na relação com outros self-objetos. Tal mecanismo é reproduzido em análise, de maneira que o analista recebe as projeções self-objetais de idealização e expectativas de espelhamento. Permitindo-se, conscientemente, ser idealizado, o analista torna-se, na relação transferencial, self-objeto organizador e reparador do narcisismo do analisando em suas falhas básicas, quer se mostrem como onipotência ou acentuada fragilidade.

Os complexos parentais negativos são narcísicos

Podemos pensar, então, sobre a natureza dos complexos parentais negativos. Eles são fruto da vivência narcísica com self-objetos que foram insuficientes em suas funções de espelhamento e de serem objetos de idealização. Pais imaturos, pouco empáticos, sádicos, narcisistas, adictos, não espontâneos e estruturados no falso-self ou na persona defensiva, favorecem o surgimento de feridas narcísicas que estão no núcleo dos complexos narcísicos negativos.

Na relação deficitária e, portanto, traumática com self-objetos, o sujeito não internaliza adequadamente estruturas psíquicas responsáveis por funções importantes de defesa e organização egoica, tais como paraexcitação e controle de autoestima. Nesse caso, a pessoa segue pela vida se defendendo predominantemente de maneira arcaica: em cisão, negação, idealização e mania, características de estados de onipotência, como descreveu Melanie Klein (1996).

A paraexcitação é um recurso que nos defende de estímulos muito intensos, e pode ser, para o bebê, um barulho muito alto ou, como já testemunhamos, uma aflição provocada pela mensagem de alguém, como foi o caso da paciente cujos estados onipotentes eram bastante evidentes. Como uma criança, ela precisou que o analista lesse a carta de uma amiga, pois, se o texto contivesse algo que remetesse a rejeição ou separação — e podemos pensar em diferenciação entre o eu e o outro —, ela entraria em forte angústia de desmoronamento narcísico. Naquele momento, o analista fez, então, a função self-objetal de paraexcitação, uma aquisição do desenvolvimento egoico que ela não pôde alcançar de maneira firme. Além de ler por ela, foi preciso interpretar as palavras da amiga, tentar alguma elaboração e dizer à analisanda que não havia sinais de rompimento da relação na mensagem.

Um complexo parental negativo pode exercer muito poder sobre a consciência do sujeito. Recordo-me de um adolescente que chegou muito fragilizado à análise. Ele queixava-se de enorme vulnerabilidade e sensações de despersonalização. Seu primeiro sonho em análise foi o seguinte: "Vejo que meu pênis, que está ereto, tem uma ferida. Escuto a voz de meu primo, filho do irmão de meu pai, que diz: 'Todos foram machucados, mas você foi o mais ferido'".

O sonho evidenciava que os ataques de fúria narcísica do pai sádico, com quem seu primo também convivia, haviam atingido meu paciente no próprio falo, símbolo de vida, potência e criatividade — narcisismo criativo. Na psicodinâmica daquela família, o aspecto patriarcal predominava, com forte colorido do Arquétipo do Pai Terrível. Mesmo assim, o pênis estava ereto, o que também sinalizava que a ferida não havia sido fatal. Talvez possamos pensar que a castração que o complexo paterno negativo evidenciava tinha sido muito dolorosa, mas não impeditiva de uma vida criativa, na direção da qual trabalhamos em análise, procurando retomar o amadurecimento emocional do jovem. A riqueza desse sonho inicial salienta a importância da abordagem da psicologia analítica aos sonhos, com sua noção de *Self* e abertura às imagens do inconsciente.

O processo transformador na estufa analítica

O processo analítico poderá ser uma estufa narcísica em que aspectos arcaicos do narcisismo serão transformados à medida que as transferências self-objetais, em especial a especular e a idealizadora, instaurem-se na relação. Assim, por meio da dinâmica de idealização do analista por parte do analisando e do espelhamento do analisando por parte do analista, algum amadurecimento será alcançado. No entanto, esse desenvolvimento não ocorrerá no tempo que nossa ansiedade gostaria. Há que se respeitar o tempo do Tao na análise, o tempo psíquico, o tempo da gestação do self.

Na estufa analítica, onde as condições de solo, luz, clima e nutrientes são facilitadoras do crescimento, o infantil no adulto poderá expressar-se e desenvolver-se a partir do ponto em que o self se estagnou. O analista-self-objeto precisa ter em mente que há uma criança machucada dentro do adulto. Se a estufa analítica for suficientemente boa, a pessoa poderá dar continuidade a seu processo de amadurecimento. Será apenas boa o suficiente, de modo que falhas, assim consideradas do ponto de vista do analisando, eventualmente ocorrerão. Elas serão ocasião para o princípio de realidade e o ego se fortalecerem, visando à restauração do self.

A psicologia analítica procura olhar adiante: para a jornada do herói em um caminho de ampliação da consciência e individuação. É uma psicologia que pede elaboração simbólica, sendo a função transcendente e o símbolo os condutores de transformação psíquica. Nós, porém, encontramos no consultório pessoas com fraca capacidade de simbolização, que são muito literais e se mantêm demasiado dependentes de self-objetos. Elas estão longe de adentrar em um processo de individuação ou, antes, de diferenciação de seus objetos materno ou paterno. O processo de individuação não é para todos. Foi buscando mais ferramentas para um processo analítico com essas pessoas, que percebemos a utilidade de integrar à psicologia analítica ideias que contemplavam mais detalhadamente o começo da vida, isto é, o desenvolvimento do narcisismo e o amadurecimento emocional. É nesse sentido que sentimos ser importante a articulação entre os pensamentos de Jung, Winnicott e Kohut.

Consideramos que a meta da psicologia analítica é o desenvolvimento da Consciência de Alteridade (FERNANDES, 2012). No *setting* analítico, estarão em cena defesas, inibições do ego, talentos, capacidades, narcisismo defensivo e criativo e outras potências e dificuldades do sujeito em análise. Em especial, comparecerão os complexos negativos do sujeito, ocupando o lugar de estruturas criativas e maduras que não foram bem desenvolvidas até ali.

Entendemos, na perspectiva da Psicologia Analítica Integrativa, que o Arquétipo da Alteridade surge como o arquétipo da vida (FERNANDES, 2017), já que ela não se sustenta sem o outro que nos olhe e apoie. Sem a relação da consciência insipiente da criança com a Consciência de Alteridade da mãe[17] não existe vida, não existe a formação do eu. Partes do outro precisarão ser integradas por nós e delas precisaremos, mais tarde, diferenciar-nos. Dificuldades nessas aquisições resultarão em distúrbios da alteridade. Nesse sentido, a observação deles é importante foco para o analista. Eles serão notados tanto no vínculo transferencial como no modo como o sujeito se relaciona com seus objetos fora da análise, que poderá denotar insuficiência narcísica.

A análise deverá propiciar o desenvolvimento da capacidade de elaboração simbólica. Sem ela, não há desenvolvimento da consciência, nem transformação do narcisismo, nem tampouco processos de diferenciação e individuação. Entretanto, com algumas pessoas, o analista precisará investir no desenvolvimento narcísico fundador do self como requisito para que a elaboração simbólica possa ganhar tração e avançar.

Referências

BYINGTON, Carlos Amadeu Botelho. *Pedagogia simbólica*: a construção amorosa do conhecimento de ser. Rio de Janeiro: Rosa dos Tempos, 1996.

FERNANDES, Roberto Rosas. *Narcisismo e espiritualidade*: o desenvolvimento da consciência pela elaboração simbólica. São Paulo: Escuta, 2012.

FERNANDES, Roberto Rosas. *Abismos narcísicos*: a psicodinâmica do amadurecimento e da individuação. Curitiba: Appris, 2017.

FREUD, Sigmund. [1914]. "Sobre o narcisismo: uma introdução". *In*: FREUD, S. *A história do movimento psicanalítico, artigos sobre metapsicologia e outros trabalhos*. Rio de Janeiro: Imago, 1977a. (Edição Standard Brasileira das Obras Psicológicas Completas de Sigmund Freud, v. XIV).

---

[17] Para que a Consciência de Alteridade se instaure no sujeito, é preciso que ele tenha percorrido um caminho de desenvolvimento que inclui os dinamismos matriarcal e patriarcal de consciência (BYINGTON, 1996). Assim, a mãe poderá ser um self-objeto criativo, empático às necessidades vitais da criança.

FREUD, Sigmund. [1917]. "O tabu da virgindade (Contribuições à psicologia do amor III)". *In*: FREUD, S. *Cinco lições de psicanálise, Leonardo da Vinci e outros trabalhos.* Rio de Janeiro: Imago, 1977b. (Edição Standard Brasileira das Obras Psicológicas Completas de Sigmund Freud, v. XI).

JACOBY, Mario. *Individuation and Narcissism*: the Psychology of the Self in Jung and Kohut. Nova York: Routledge, 1991.

JUNG, Carl Gustav. Aion: estudos sobre o simbolismo do Si-mesmo. *In*: JUNG, C. G. *Obras completas*, vol. IX/2. Petrópolis: Vozes, 1986.

JUNG, Carl Gustav. O Eu e o inconsciente. *In*: JUNG, C. G. *Obras completas*, vol. VII/2. Petrópolis: Vozes, 2001.

JUNG, Carl Gustav. A energia psíquica. *In*: JUNG, C. G. *Obras Completas*, vol. VIII/1. Petrópolis: Vozes, 2002.

JUNG, Carl Gustav. A natureza da psique. *In*: JUNG, C. G. *Obras Completas*, vol. VIII/2. Petrópolis: Vozes, 2006.

KLEIN, Melanie. *Amor, culpa e reparação e outros trabalhos* (1921-1945). Rio de Janeiro: Imago, 1996.

KOHUT, Heinz. *Self e narcisismo.* Rio de Janeiro: Zahar, 1984.

KOHUT, Heinz. *A restauração do Self.* Rio de Janeiro: Imago, 1988.

PLATÃO. *A república.* São Paulo: Martin Claret, 2007.

SIEGEL, Allen M. *Heinz Kohut e a Psicologia do Self.* Rio de Janeiro: Abepps, 2005.

WINNICOTT, Donald Woods. *O brincar e a realidade.* Rio de Janeiro: Imago, 1975.

WINNICOTT, Donald Woods. *O ambiente e os processos de maturação*: estudos sobre a teoria do desenvolvimento emocional. Porto Alegre: Artes Médicas, 1983.

O NARCISISMO E O ESPÍRITO DO TEMPO: A FUNÇÃO ESTRUTURANTE DA REFLEXÃO FIXADA

Rosanne Sabbag

1. Introdução

> No auge do período de pandemia, quando o SARS-CoV-2 se espalhava pelo globo, enquanto governos e cidadãos tentavam ainda dimensionar a situação, alguns políticos preferiram se retirar para uma "ilha da fantasia", alegando que a Covid-19 não passava de fake news. (HARARI, 2020, p. 27).

O momento não poderia ser mais inquietador. Para além de uma crise sanitária sem precedentes na contemporaneidade, a humanidade atravessa uma crise de valores. Um período de grande polarização e de desconstrução das narrativas identitárias por meio das quais, historicamente, compreendíamos a nós mesmos e ao mundo. Crivados pela preocupação com o descaso por parte das próprias autoridades governamentais responsáveis por gerir a crise sanitária, impôs-se explorar um fenômeno potencialmente mais destrutivo do que o vírus da Covid-19. Que fenômeno psicológico seria este, intimamente ligado à desqualificação do outro, ao significativo aumento dos discursos de ódio, de intolerância às diferenças e do desprezo à natureza e à vida? O que estaria por trás dessa espécie de ressurgimento das "ofensas ao bom-senso" (ARENDT, 1989, p. 25)?

Parece haver um aspecto negativo no funcionamento psíquico com poder de arrastar hordas inteiras para um estado de entorpecimento. Um estado psicopatológico que, como um vírus, estaria se espalhando a ponto de naturalizar essa vivência de narcose, de alienação abissal de nós mesmos. Um estado que induz a uma ânsia de perfeição tão grande que nos torna vulneráveis e, com medo do erro, estimula-nos a fugir para mundos paralelos, feitos de erros e mentiras, que nos protegem tanto quanto castelos de areia.

É provável tratar-se do não empático Narciso que retorna ao centro do espelho da história. O mesmo ser mitológico que, incapaz de amar, desprezava a todos os que dele se aproximavam amorosamente. Aquele que ficou prisioneiro do próprio reflexo.

Sabe-se que, etimologicamente, Narciso ou **Narkisus**, é uma palavra com a mesma raiz da palavra grega *nárke* — mesma fonte da palavra **narkosis** ou narcose, que significa sono produzido por meio de narcótico. Plantar narcisos sobre túmulos era um sinal de ver a morte como um sono, um adormecimento (BRANDÃO, 1993, p. 174). "Belos-adormecidos", os narcisos simbolizavam este ciclo morte (sono)-renascimento. Contos de fadas onde princesas caem em sonos paralisadores falariam desse aspecto de alienação e de um estado de dependência, de entrar para o mundo do sonho. "Morrer- dormir; dormir, talvez sonhar" (SHAKESPEARE, 2015) nas belas fantasias de um mundo perfeito. Perfeito e divino e, portanto, não humano, às vezes desumano.

Em 1914, ano em que eclode a 1ª Guerra Mundial, Freud (1974) debruçou-se a pensar o problema do Narcisismo. Assim como nos tempos da 2ª Guerra, Arendt (1989, p. 638) via a solidão empurrar o homem de sua época ao que ela chama de "experiência fronteiriça" e ao totalitarismo. Vemos neste momento de grande comoção coletiva, pelo medo da doença e da morte, acordarem as mesmas raízes individualistas e imediatistas que ainda falam alto dentro de nós, em detrimento do respeito ao outro, do convívio com as diferenças e da capacidade de privilegiar o bem comum.

Nesta Era Digital, impulsionada pelas vicissitudes da pandemia, encontramos nos espaços virtuais não apenas a solução para viabilizar encontros. Convocados pelo império da virtualidade, sequestrados através do espelho como a própria Alice, de Carroll (2021), acabamos por chamar de País das Maravilhas o mundo dos absurdos que encontramos na realidade espelhada. Um mundo distópico, disfuncional, com baixa empatia, onde impera a inversão de valores, como o ter sobre o ser, onde a morte e o mal são banalizados. Neste *Zeitgeist* narcisista, uma espécie de Rainha de Copas pode ser vista figurando como uma imagem desalentadora de nossa *Anima Mundi*, que ameaça nos capturar e fixar no mundo virtual. Prometendo poder e "proteção", mas não amor. Grande e pequena, defensivamente invejosa, sujeita a ataques de fúria, cujo símbolo é um coração, coisa que, paradoxalmente, mais lhe falta.

Sob este viés, consideramos que a humanidade enfrentou não só uma pandemia, com suas consequências, mas que segue enfrentando o império do Narcisismo Defensivo ou Patológico. Nesse "mundo de ponta-cabeça", dos quadros do Narcisismo sombrio ou fixado, é inevitável perceber um ambiente tóxico onde o diferente, o funcional, o dialógico, não encontram condições para prosperar.

2. A Função Estruturante da Reflexão Fixada

*Num corte lento e profundo **entre você e eu.***
(CAZUZA, 1987)

O Narcisismo é tema central na obra de muitos teóricos da atualidade. O analista junguiano Rosas Fernandes (2012) colocou o Narcisismo como "a pedra filosofal", em sua proposição metodológica da Psicodinâmica Integrativa Junguiana, onde fornece referências teóricas para tratar do narcisismo fixado e do narcisismo criativo.

O desafio inerente ao tema está em avançar a partir de uma perspectiva que não repita o redutivismo dos pioneiros que, segundo Carlos Byington (2008, p. 21), causou a fragmentação da psicologia dinâmica. "O Ego tende à onipotência (Freud) ou inflação (Jung) e ao redutivismo, nos quais ele (o Ego) fala da verdade do Outro e de si mesmo como se fossem entidades autônomas" (BYINGTON, 2008, p. 20).

Segundo a Psicologia Simbólica Junguiana, é imprescindível uma revisão das bases epistemológicas na Psicologia, na direção de dirimir a separação metodológica das polaridades dentro-fora e Ego-Outro, características do redutivismo da nossa ciência (BYINGTON, 2008, p. 44). Ao colocar o conceito relacional de um "Ego inseparável do Outro", Byington (2017, p. 35) "neutralizaria a dissociação sujeito-objeto e a tendência do Ego à onipotência e à alienação narcísica dentro do Ser" (BYINGTON, 2013, p. 31). Consideramos que um problema neste elo entre o Eu e o Outro, ou como diz a canção de Cazuza, um "corte lento e profundo" nessa ligação, pode ser a base de sérias dificuldades relacionais, e no processo de elaboração simbólica. Num *"amor inventado que quando acaba a gente pensa que ele nunca existiu"* (CAZUZA, 1987, s/p).

Outra significativa contribuição apontada pela Psicologia Simbólica é o conceito das vias criativa e defensiva (normopática ou fixada), na estruturação simbólica da personalidade (BYINGTON, 2017, p. 32). De um lado, teríamos a polaridade Consciência-Arquétipo Central, estruturadora da consciência nas diversas posições arquetípicas, coordenadas pelo Arquétipo Central. Do lado patológico, a polaridade Sombra-Arquétipo Central (BYINGTON, 2013, p. 17). Nessa forma defensiva, Byington reúne os conceitos psicanalíticos de fixação, compulsão à repetição, resistência, ao conceito de Sombra da psicologia junguiana, colocando-os como exclusivamente patológicos (BYINGTON, 2013, p. 26). Se há fixação, o Ego da

Sombra passa a predominar, num funcionamento conservador-defensivo. Para Byington, "quando elaboramos a sombra em função da ética, o conceito de Ego da Sombra é muito importante para assumirmos que o Mal por nós praticado, ainda que inconsciente, pertence sempre também à nossa identidade" (WAHBA, 2019, p. 55). Nesse caso do narcisismo patológico, o Ego da Sombra ficaria aprisionado por sua própria imagem, no que denominaremos **função estruturante da reflexão defensiva ou fixada**.

O conceito da polaridade arquetípica Ego-Outro também possibilita observar as outras polaridades funcionais como a ***ecoísta-narcisista*** (MONTELLANO, 1996). O narcisismo-ecoísmo consiste numa expressão dessa função estruturante baseada na capacidade mútua de reflexão, no sentido de espelhar. A alternância desses papéis é o que caracteriza uma relação, possibilitando as projeções, idealizações mútuas, frustradas ou correspondidas, para serem devidamente humanizadas e integradas. Buscar o reflexo de nós mesmos no outro para nos conhecermos, em relação (comparação) com esse Outro, seria uma função estruturante criativa, saudável e mais do que necessária, fundamental. Mas a permanência, a fixação em uma dessas posições evidencia um problema. A fixação no polo narcisista, com o tempo, nos cegaria para a percepção de quem é, de fato, o Outro à nossa frente. Assim, no narcisismo patológico o Ego perderia, tragicamente, a capacidade de operar com o Outro, condenando este a um eterno ecoar. A ninfa Eco, apaixonada por Narciso, privada de seu amor, acabou lançada às profundezas das cavernas. Ali, petrificada, permanece condenada à invisibilidade, a repetir, ecoar. A dupla mítica Narciso e Eco fala de um relacionamento malsucedido, sem troca afetiva, onde cada um é fadado a ficar fixado na sua posição. Prisioneiros do refletir-repetir, sua ligação tende à cristalização dos papéis. Por isso, ao falarmos de narcisismo-ecoísmo, privilegiamos o conceito mais "*flexível*" de **função estruturante da re*flexão***, como função estruturante identitária, intrinsecamente ligada à constituição do nosso Ego na relação com o Outro — e que pode tomar a via criativa ou defensiva.

A **função estruturante da reflexão criativa** está presente desde o primeiro momento, ao nos vermos refletidos no olhar da nossa mãe. Como a Lua reflete a luz do Sol, o olhar de nossas mães reflete a primeira imagem de nós mesmos. Nossos primeiros engramas mnemônicos de identidade se misturam com a imagem materna. Nesse espelho do olhar do outro nos conhecemos, e precisamos dele para nos reconhecer, para confirmar nossa existência. Essa função estruturante da reflexão ficará ativa por todo o desenvolvimento futuro, presente em todas as relações, num narcisismo-ecoísmo criativo. Assim, atravessaria os diferentes dinamismos. Para a criança não basta andar, falar, criar: é preciso que alguém valide sua experiência. As falhas nesse espelhamento mútuo afetam de forma muito significativa a estrutura da personalidade, em todas as idades. Essas falhas são denominadas por muitos autores de "feridas narcísicas".

> Quanto maior a ferida narcísica, maiores os mecanismos de defesa contra a dor narcísica e de dissociação. Quanto mais o indivíduo padece de fome narcísica de espelhamento, maiores serão as distorções de sua autoimagem e das representações do outro. (FERNANDES, 2012, p. 277).

Em Junito Brandão (1993, p. 183) encontramos uma ampliação do significado da palavra reflexão, observando a raiz do verbo **refletir**, que vem do *"reflectere"*. No mito grego, Narciso curva-se sobre si mesmo a tal ponto que fica preso no seu *"re-flexo"*. *"Flectere"* é ficar de joelhos, curvar-se (BRANDÃO, 1993, p. 183). Quando a curvatura é ampliada, ou fletida outra vez, corre-se o risco de cair (no) reflexo, de ser engolido neste movimento circular, numa imagem do fechar-se sobre si mesmo. Neste mecanismo de introversão absoluta podemos ficar presos em nosso mundo próprio. A fixação nessa posição criaria um "mundo-ovo" que pode se tornar, paulatinamente, impenetrável. Ao contrário do movimento que, posteriormente, a flor narciso é obrigada a fazer pela eternidade, de *"reflexionis"*, ou seja, de se curvar para trás, condenada a se abrir e a "com-siderar" = *"junto a sideris"*, os *astros* — e relativizar sua existência. Não ficar preso nesse ensimesmamento, no fascínio por sua própria *"scintilla stellaris"* (JUNG, 1985, p. 77), significa fazer a *consideração*, reconhecer nas outras estrelas seu direito a brilhar em sua plena identidade e diversidade. Para que haja equilíbrio na dança cósmica das esferas deve haver um lugar, singular, para cada astro. A flor que desabrocha é, pois, a solução final do mito de Narciso, que o retira do solipsismo e possibilita a vivência de Alteridade, lastreada pela possibilidade de ver o outro, o *"alter"*, o diferente de si na relação.

Encontramos na obra de Salvador Dali, *A metamorfose de Narciso* (1937), no Museu Tate Gallery, em Londres, uma representação riquíssima desse mito, onde Narciso posicionado como *O Pensador*, de Rodin, transforma-se, grosso modo, em pedra, em osso, em ovo, em flor. Reflexão seria, então, refletir como espelho, reflexo, e reflexionar, como pensar.

O patológico seria, por sua vez, a permanência no estado de fechamento sobre si mesmo. Quando a **função estruturante da reflexão** se torna **defensiva**, o Ego da Sombra passa a funcionar como um "astro-rei", absoluto, o único valoroso e dourado, em torno do qual todos os mundos devem orbitar. A personalidade narcisista fixada ultrapassa de maneira trágica a necessária autoestima. O Ego que cai prisioneiro do próprio reflexo troca de lugar com a imagem refletida, isto é, torna-se sombria. Como o personagem de Oscar Wilde (2009) que aprisiona sua alma na imagem pintada em um quadro, num pacto para se tornar o eternamente jovem e belo Dorian Gray do retrato.

A **função estruturante da reflexão fixada**, como todas as funções defensivas, configura o problema da sombra e do mal (BYINGTON, 2017, p. 176). Nos casos do narcisismo patológico, o Ego da Sombra se apresenta na forma de uma persona valora e divina, luminosa e brilhante, enquanto fica cada vez mais empobrecido de objetos internos, pois não realiza trocas efetivas que o levem de fato a crescer emocionalmente. Num copo que se mostra cheio, não caberia mais água. Sedento, sempre que o Ego se sente menor ou menos valioso, a inveja defensiva aumenta. Assim, o Ego da Sombra seria responsável por ataques destrutivos, sádicos, numa expressão da função estruturante da inveja fixada (BYINGTON, 2002).

3. Uma Pandemia de Narcisismo Patológico?

> Now, our worst epidemic is not a biological virus or physical addiction, it is mental illness. Specifically plaguing our society in the U.S. right now is a narcissism epidemic. (FINNEY, 2021, p. 390).

Foi o belíssimo Narciso, que passou toda a vida sem ver a si mesmo em qualquer superfície espelhada e que, até o trágico reflexo no lago, não fazia a menor ideia de sua descomunal beleza, quem deu origem ao termo "narcisista" e inspirou Freud a cunhar o conceito que se tornou um dos pilares teóricos da Psicanálise. Na década de 1970, o sociólogo Christopher Larsch sinalizou um fenômeno psicopatológico digno de ser tanto ou mais estudado do que as neuroses: o culto ao indivíduo e à busca pelo sucesso pessoal e pelo dinheiro, comportamento que só se expandiu nas décadas subsequentes e ganhou um impulso extraordinário com o advento das redes sociais. Apesar do Transtorno de Personalidade Narcisista ser um diagnóstico mais raro, as características narcisistas estão em alta, a ponto de muitos autores contemporâneos considerarem uma verdadeira epidemia, como Finney (2021), Ryder (2020), Twenge e Campbell (2009).

Consta no DSM-5 (APA, 2014) como **Transtorno de Personalidade Narcisista (TPN)** o distúrbio no qual uma pessoa teria o senso inflado ou grandioso de autoimportância. Nesse quadro, estão descritos sintomas como a necessidade excessiva de admiração ou validação, a falta de empatia pelos sentimentos dos outros, bem como uma incapacidade para lidar com críticas e um senso de direito exagerado. De acordo com a visão médica, a dificuldade de regular a autoestima nestes indivíduos faz com que busquem louvação e afiliações com pessoas ou instituições especiais. Tendem a desqualificar e a usar o Outro, numa tentativa de afirmar superioridade. A prevalência varia muito de país para país, mas estima-se que ultrapassa 1% da população mundial e seria mais comum entre pessoas do sexo masculino (80%), do que entre o sexo feminino (20%). O halo de afetação à população mundial, entretanto, é bem maior, devido a essas personalidades buscarem posições de liderança e de influência. Entre as comorbidades comuns associadas pela Psiquiatria a esse quadro estão o transtorno depressivo, o transtorno depressivo persistente, a anorexia nervosa, o transtorno por uso abusivo de substâncias, presente nos mais diversos quadros de adicção, especialmente a cocaína, e transtornos de personalidade histriônico, borderline e paranoico.

Dentre as principais características das **personalidades narcisistas fixadas**, encontramos alguns **marcadores** em estudos da Psicologia Cognitivo-Comportamental.

A. *"Entitlement"*: Segundo Durvasula (2019, p. 255), estudiosa do Narcisismo patológico, um grande problema está na atual cultura das celebridades e na naturalização do DYNWIA (sigla: *D'ont You Know Who I Am?*). Esse indiscriminado "se achar" especial indiscriminado encontra, como agravante, largo espaço na superexposição a qual estamos submetidos pelas redes sociais e pelas mídias digitais, alimentadas pelos interesses das Big Techs. Um fator de risco aumentado para nossa sociedade, que incorpora e naturaliza os valores dessa grave patologia em progressão epidêmica.

Segundo levantamento da Comscore, o Brasil é o terceiro país que mais consome redes sociais em todo o mundo (FORBES TECH, 2023), multiplicando esse fator de influência. Segundo Durvasula (2015, p. 278), é comum nas redes sociais que comportamentos robustamente tóxicos ou destrutivos, caracterizados pela descortesia, pelo caráter abusivo, manipulatório, por ataques de fúria, vingança, bullying, controle, cobranças, *gaslighting*, sejam impostos por meio do medo e da intimidação. Sob o manto da impunidade, somos coniventes com a mesquinhez, o desprezo, a desaprovação, a invalidação do outro, permitindo uma argumentatividade excessiva.

B. **Grandiosidade, onipotência, perfeccionismo**: as personas narcisistas fixadas se apresentam como valorosas, fortes, pois sabem vender a imagem de pessoa importante, bem-sucedida, de salvadores da Pátria. Saber valorizar atributos sem demonstrar defeitos é uma atitude que tende a capturar nosso desejo de perfeição, idealizações, e a necessidade de vermos refletidas nossas qualidades e potências. Por isso, essas personalidades são tão fascinantes quanto perigosas. Os aspectos grandiosos podem também aparecer em seu avesso, como na vitimização, usando os mesmos artifícios de sedução, por meio da comoção, para a manutenção de um séquito de servidores.

C. **Falta de empatia.** A incapacidade de se colocar no lugar do outro é, propriamente, o que distingue grandes personalidades dessas grandiosidades vazias. Se não há a possibilidade de ver o Outro, como perceber suas necessidades? Como espelhar suas qualidades? O Ego da Sombra, fixado na própria imagem, passa a ser a única referência para tudo, tornando tudo do Outro "desimportante". "Você tem dor? A minha é muito mais doída! Você sofre? Meu sofrimento é maior. Tem uma história para contar? A minha é muito mais interessante... e prevalecerá".

D. *Love bombing* **ou sedução**: uma vez capturado, você é levado a se sentir especial e a acreditar que não há ninguém no mundo que goste tanto de você ou que o compreenda tanto. Por isso, é muito fácil sentir-se atraído por uma personalidade narcisista patológica tão difícil conseguir romper com a relação, antes que sua autoestima sofra danosamente os abalos dos subsequentes ataques. Também difícil é aceitar a desilusão quando essas personalidades, abruptamente, deixam de corresponder.

E. **Exigência de tributos e de submissão**: é preciso ceder, ecoar, servir à personalidade narcisista defensiva, que tratará de mostrar o quanto são insuficientes os movimentos para agradá-la. Isto gera confusão e angústia. Frente ao absurdo de nunca parecer suficiente, surge uma necessidade imperiosa no Outro, na direção de ser visto, ouvido e reconhecido, e uma intensificação no ecoísmo perante as implacáveis exigências narcisistas. Enquanto não contrariado, o narcisista fixado aceita os tributos ecoístas na sua "cidadela" da personalidade. Sitiada por um muro cada vez mais alto de controle, poder e riquezas, construído para esconder um eu empobrecido, inseguro, fixado na inveja, que não suporta ser confrontado. O Ego da Sombra atua por meio de crescentes exigências, como um rei soberbo que impõe altos tributos, sem se importar se toda a terra passa fome ou se está devastada.

F. **O Outro como objeto, sujeito ao descarte**: essa insuficiência afetiva do narcisista patológico praticamente o impede de reconhecer no Outro uma entidade per se. O Outro não é visto como alguém a ser amado e, portanto, respeitado em suas necessidades e desejos próprios. Se o Outro não é reconhecido como uma personalidade integral, com sua autonomia, suas necessidades e desejos próprios, ele só terá lugar enquanto funcionar como uma parte do Self individual narcisista, como extensão, como uma mão, um "braço direito", um apêndice. Suportado enquanto útil, enquanto servir à personalidade narcisista defensiva. Há, portanto, uma espécie de roubo do direito a existir. O narcisista patológico não tem a capacidade de espelhar, não devolve os valores, não troca. Como que rouba os valores do Outro, numa apropriação do que julga bom e na projeção do que considera mau. Se os olhos estão fixos na autoimagem, não há como reconhecer e validar o Outro. Por isso, as relações com personalidades narcisistas são tão frustrantes. É doloroso não ser visto, não ser reconhecido e ter sua identidade desqualificada e atacada sempre que a autoestima narcisista for ameaçada. Há um "faz-de-conta" de que há amor e, principalmente, proteção. Porque as promessas fazem parte das ideações de perfeição. Mas, ao contrário, quanto mais se dá para a personalidade narcisista, mais ela reafirma o "desvalor" do que recebe, num gatilho para a codependência.

G. **A acumulação de bens materiais** constitui, compensatoriamente, uma persona que visa blindar o empobrecido Ego da Sombra, que tenta comprar afeto, substituindo as relações afetivas por valores objetivos, como favores ou dinheiro. Isto torna suas relações cada vez mais desprovidas de afeto, e o ego da sombra cada vez mais faminto e diminuído, abrindo um círculo vicioso, de comprometimento crescente. A persona narcisista fixada não cresce, pois não está enraizada. Ou seja, não está em conexão com suas reais necessidades, a que Byington (2013, p. 35) denominaria identidade ontológica "relacionada ao Self e ao Atman". Como uma árvore artificial de Natal, de nada adiantam seus belos enfeites, pois nunca crescerá.

H. **Desqualificação contumaz do outro e caráter abusivo.** Para uma persona comprometida com a perfeição, sob o *métron* dos deuses, são inconcebíveis os defeitos. Ao não assumir suas falhas, não há como elaborá-las. Então, automaticamente, as falhas são projetadas no Outro, que passa a ser visto como problemático ou sem valor. Ao não reconhecer os valores desse Outro e do mundo, em maior ou menor grau, efetua ataques, numa atuação destrutiva da inveja patológica. O valor do Outro, sempre parcial e incompleto, está condicionado ao fato dele caber na bolha dos ideais perfeccionistas, impossíveis de serem alcançados. Nesse crescente descompromisso ético com a realidade dos fatos, nem mesmo a estética é preservada, pois, para manter a persona da perfeição, o mundo objetivo pode ser entortado ou deformado para caber nas suas narrativas idealizadas. Assim, na mesma medida do aumento das defesas narcisistas, o desrespeito à realidade do mundo e dos outros, cresce. A personalidade narcisista defensiva pode se tornar cada vez mais mentirosa e abusiva. Abusos verbais, abusos morais, abusos que podem variar em graus de perversidade. Nesse caso, a fixação na função estruturante da inveja pode agravar o quadro, possibilitando a eclosão de defesas borderline, psicopáticas ou paranoicas. Em seus momentos de grande fragilidade, o narcisista defensivo pode também ocupar o lugar do abusado, pois seu senso relacional é precário e raramente estabelece vínculos que não estejam baseados no uso mútuo.

I. **Fúria narcisista:** uma das maiores dificuldades em conviver com personalidades narcisistas fixadas é que costumam manifestar grande ira quando contrariadas, ou quando suas supostas realizações não são valorizadas. Quando avaliam que a finalidade do Outro se esgotou, ou quando percebem que o Outro anseia por diferenciação, as personalidades narcisistas podem reagir com assustadores ataques de fúria narcisista. Quem com elas convive pode sentir seu poder paralisador, sofrendo, em certa medida, de falta de iniciativa e dificuldade para a tomada de decisões, pois sua espontaneidade é frequentemente castrada. Essa fúria pode variar em graus de gravidade, podendo ir de uma simples ofensa, a atitudes mais destrutivas, podendo chegar à atuação de defesas psicopáticas, borderline ou paranoicas (persecutórias).

J. *Gaslighting*: outra forma perversa de torcer a realidade é o *gaslighting*, onde a personalidade narcisista defensiva induz o Outro a presumir que está perdendo a sanidade e o faz assumir o papel de louco ou de inadequado. Torce os fatos, transfere as culpas, numa intensificação da estratégia de desqualificação. Geralmente o alvo escolhido é aquele que propõe soluções criativas, diferenciadoras.

K. **Controle e disfuncionalidade**: *gaslighting*, abusos, desqualificações, colocar um contra o outro, presentear um para provocar o outro, criar dois pesos e duas medidas, são algumas das estratégias utilizadas pelo narcisista defensivo para se manter no controle das situações, ao final sendo buscado para solucionar as pendências criadas por ele mesmo. Sob o maquiavélico lema "dividir para governar", vangloria-se de ser o único detentor das soluções e geralmente acaba por definir medidas não empáticas às verdadeiras necessidades. Infelizmente, as soluções que propõe são disfuncionais, voltadas para a manutenção do status quo imperante no caos.

L. **"Bolhas narcisistas"**: o ecoísmo fixado estabelece e tende a manter laços de dependência ou codependência, tornando uma obrigação naturalizada ceder às pressões, para se ajustar às exigências da personalidade narcisista defensiva. As justificativas para a manutenção desse estado de coisas criam uma espécie de cumplicidade corporativista e podem surgir grupos, clubes, gangues de seguidores dessas personalidades, que funcionam como células fechadas, em luta pela manutenção do seu funcionamento anômalo. Nessas células, ninguém tem autorização para se manifestar por inteiro, de outra forma que não seja o exato reflexo dos desejos da personalidade (ou ideal) narcisista que lidera a célula. Para quem olha de fora, parece haver troca e união. Porém, nessas relações, predominam a dependência e a submissão. Muitos ficam presos na armadilha de mostrar seu valor, na busca de retomar seu "lugar especial" do período de *"love bombing"*. Como esse valor nunca será reconhecido plenamente, o Outro pode passar uma vida servindo à personalidade narcisista, fixado na polaridade ecoísta, aguardando uma validação que nunca virá. Prisioneiro na bolha de "lindos" ideais distorcidos, dependente e usando estratégias para se autoanular. Qualquer movimento no sentido de diferenciação implica em expulsão da célula, ou em desqualificações arrasadoras. Para não se expor à terrível dor do banimento e da exclusão, ou para não ser vítima de *gaslighting* ou dos apavorantes ataques de fúria narcisista, muitos se submetem a essa espécie de vida no limbo, num estado "zumbi", fadados a uma não existência plena, dependentes, controlados, no estresse permanente de demonstrar fidelidade. Essas bolhas de codependência prometem proteção, mas sua natureza especular, ambivalente, disfuncional, expõe à confusão, entorta a verdade, corta e adultera os fatos, com a única finalidade de fazer com que caibam nesse mundo. Esses pequenos mundos, essas bolhas de negacionismo e belas intenções, flutuam carregadas de incautos, como 'balões mágicos' que, infelizmente, para se manterem no ar, muitas vezes jogam fora o lastro da ética. Assim, não conseguem mais pousar e ficam vagando, alienados e entorpecidos, distantes do chão dos fatos.

M. **Proteção disfuncional**: para o Outro, as máscaras das personas narcisistas defensivas oferecem uma potente ilusão de amparo e pertencimento. Assim como naturalizamos que um refrigerante mata a sede, naturalizamos a crença em falsas promessas de proteção. Com sua enorme quantidade de açúcares e de sódio, o refrigerante potencializa a sede, da mesma forma que a proteção disfuncional potencializa o alarmismo e a desinformação e, com eles, os sentimentos de desamparo, medo, ressentimento e ódio. Assustados e ressentidos, tendemos a buscar proteção num líder ideal, com promessas de um mundo ideal, e nos tornamos fortemente atraídos pelas falsas promessas das personas narcisistas defensivas.

4. Conclusão

> O maior risco que enfrentamos não é o vírus, mas os demônios interiores da humanidade: o ódio, a ganância e a ignorância. (HARARI, 2020, p. 33).

Em nosso Self Nacional, durante a pandemia, "políticos irresponsáveis sabotaram deliberadamente a confiança na ciência, nas autoridades e na mídia" (HARARI, 2020, p. 243). O falseamento de informações e sua difusão em larga escala confundiram a população, aumentando suas inseguranças e possibilitando o aumento de formações defensivas coletivas, como estratégia de blindagem contra a angústia intensa.

A "proteção disfuncional" transpareceu na falta de unanimidade quanto à adesão às vacinas. Assim que foi oferecida essa efetiva medida de enfrentamento à Covid-19, surgiram pretensos especialistas desqualificando a importância da vacinação, levando hordas de pessoas a não confiar na ciência, reforçando um tipo de pensamento mágico onipotente que instava a população a desacreditar nas medidas funcionais de proteção, expondo todos a um aumento do risco mortal pelos sintomas agravados, causados pelo coronavírus. Teorias conspiratórias tornaram o crer nas vacinas uma questão de fé, num movimento oposto à premissa básica da ciência, que se constrói lastreada pela capacidade de duvidar e de questionar. Porém a visível ponta desse iceberg apareceu na resistência ao uso de máscaras durante o mesmo período. Nunca o uso ou o não uso de uma máscara falou tanto sobre nós. Uma forma empírica de mensurar a capacidade empática e o respeito à vida. Num período em que a polarização capitaneada pela extrema direita cresceu, infelizmente vimos uma simples medida sanitária ganhar força de bandeira. O não uso da máscara, como medida protetiva para diminuir o risco de contágio, constituiu uma persona disfuncional para lidar com um grande risco coletivo.

Ficamos, assim, mais vulneráveis aos discursos alarmistas e, portanto, mais susceptíveis às lideranças narcisistas e totalitárias. Por isso, o estudo específico sobre o Narcisismo Defensivo ou Patológico é uma matéria que se impõe, frente não só ao atendimento na clínica psicológica, mas perante a sociedade destes tempos de vaidades e de sequestro dos fatos pelo *fake*. Questionar essa tendência epidêmica à naturalização do *"entitlement"* [um autointitulamento autocondescendente] (TWENGE; CAMPBELL, 2009) e da desqualificação da vida, é um desafio que concorre em importância com a necessidade de pesquisas sobre os vírus que ameaçam a população mundial. Ryder é categórica (2020, p. 2) ao afirmar que o mundo está sofrendo uma epidemia. Muito contagiosa. Muito perigosa. Muito preocupante: Narcisismo.

Durante a pandemia, pelas condições de proximidade forçada entre casais e famílias, e pela própria ampliação das relações virtuais pela internet, assistimos à precipitação das nefastas consequências da toxicidade desses padrões de relacionamento narcisistas fixados. Isso constituiu um problema ainda de maiores proporções para familiares de narcisistas patológicos, exigindo uma compreensão mais abrangente por parte dos profissionais da saúde mental que, junto à sociedade, constataram um significativo aumento da violência doméstica — sua manifestação mais perversa.

Na prática clínica, é duro constatar a quantidade de pessoas afetadas por uma única personalidade narcisista defensiva. Pois, como geralmente ocupam lugares de poder e buscam notoriedade e destaque, acabam por exercer real influência sobre a vida de muitos. Um chefe narcisista patológico, um político narcisista patológico, um líder religioso, uma "celebridade", um pai ou uma mãe de família, cada um em sua esfera deixará marcas profundas ao seu redor. Infelizmente, é comum observar como pessoas empáticas e amorosas são presas fáceis dessas personalidades e quanto mal fazem a si próprias ao se deixarem silenciar, aceitando condições inaceitáveis, em ambientes abusivos, de cobranças constantes e de elevado estresse. O efeito nocivo dessa convivência na saúde pode ser grande, por isso é preciso falar mais sobre "ambientes ou relacionamentos tóxicos". As relações podem ser tóxicas e paralisantes, destrutivas como um entorpecente. Muitas vezes, outras dependências aparecem nesse contexto, como uma forma de mitigar o sofrimento de quem se submete a personalidades narcisistas fixadas. A dependência à medicação, drogas, álcool, comida, sexo, jogo, podem se encaixar nessa psicodinâmica, frente à necessidade de o sujeito se anular, ou esconder seus próprios atributos do caráter invejoso defensivo de personalidades narcisistas patológicas.

O grande sociólogo Edgar Morin não fala diretamente do torpor de *Narkisus*, mas faz um importante alerta no livro *Despertemos!*, no qual revisita a história das ondas reacionárias que afetaram a França e faz um apelo para evitarmos viver como se estivéssemos anestesiados, em um sonambulismo coletivo (MORIN, 2023, p. 228).

Ao constatar esse "espírito do tempo" narcisista em nosso Self Cultural, tivemos na pandemia a amarga percepção do quanto falharam nossos líderes, e pudemos avaliar o tamanho do "risco representado por demagogos e ditadores, num momento em que nossa maior necessidade seria a da cooperação internacional" (HARARI, 2020, p. 28). Por outro lado, surgiram enfrentamentos criativos da crise, onde a ação substituiu a reação defensiva, num padrão relacional de alteridade (BYINGTON, 2017). Onde o *alter*, o Outro, emergiu para nos redimir, como sugere a máxima cristã, "amarás o próximo como a ti mesmo". As ações de solidariedade, livres de fixações defensivas, norteadas pelas funções estruturantes da compaixão, da generosidade, da ética e da sabedoria, também foram possíveis, ao redor do eixo do respeito à ciência e à informação. Fora das bolhas narcisistas, foi possível estimular trocas afetivas e efetivas.

Para Harari (2020, p. 54), nossa proteção real viria da troca de informação científica confiável e da solidariedade global, porque os médicos se apoiam na análise científica da informação. E afirma que "a melhor defesa que os humanos têm contra os patógenos não é o isolamento, mas a informação" (HARARI, 2020, p. 69). Do ponto de vista psicológico, concordamos que a proteção funcional vem da capacidade de troca e do respeito ao Outro, na aceitação das diferenças.

A pandemia não foi responsável por provocar, a meu ver, o acirramento desse fenômeno que transpareceu na assustadora passividade de uma nação frente a uma liderança que recomendou tratamentos sem base científica, desautorizou e demitiu ministros, prorrogou o quanto pode o uso de vacinas e a ajuda adequada aos estados e municípios, deixando um saldo de milhares de mortes que poderiam ter sido evitadas. A pandemia serviu-nos como um espelho de nossa psique coletiva que, em tempos de crise, acirra sua principal máscara de defesa, a *nárke*, o torpor, a narcose coletiva, fechando-se sobre si mesma. A bela face que nega sua sombra se fixa nela, passando a atuar seus atributos sombrios, a mais feia expressão.

A fixação na função estruturante da reflexão, no Narcisismo Defensivo ou Patológico, pode nos levar à paralisia, à dependência e aos estados de alienação crescente. Ficaremos nós também prisioneiros do espelho, não empáticos e incapazes de trocar e de amar como Narciso? Narcotizados, sonambúlicos, iludidos dentro de bolhas de proteção disfuncional, não amadurecidos, inseguros, perseguindo — compensatoriamente — ideais civilizatórios de perfeição? Vaidosos e torpes, estereotipados obedientes e dependentes, seguindo líderes tiranos, narcisistas patológicos, que canalizam o fascínio das massas para si?

Referências

APA, American Psychiatric Association. *Manual Diagnóstico e Estatístico de Transtornos Mentais – DSM-5*. Porto Alegre: Editora Artmed, 2014. Disponível em: Manual Diagnóstico e Estatístico de Transtornos Mentais - DSM-5 (institutopebioetica.com.br).

ARENDT, Hannah. *Origens do Totalitarismo, antissemitismo, imperialismo, totalitarismo.* São Paulo: Editora Companhia das Letras, 1989.

BRANDÃO, Junito. *Mitologia Grega.* Rio de Janeiro: Ed. Vozes, 1993. v. II.

BYINGTON, Carlos Amadeu Botelho. *Inveja Criativa*: o resgate de uma força transformadora da civilização. São Paulo: Editora Religare, 2002.

BYINGTON, Carlos Amadeu Botelho. *Psicologia Simbólica Junguiana*: a viagem de humanização do cosmos em busca da iluminação. São Paulo: Editora Linear B, 2008.

BYINGTON, Carlos Amadeu Botelho. *A viagem do ser em busca da eternidade e do infinito*: as sete etapas arquetípicas da vida pela Psicologia Simbólica Junguiana. São Paulo: Editora Linear B, 2013.

BYINGTON, Carlos Amadeu Botelho. *Psicopatologia simbólica junguiana*: Um estudo do mal e da ameaça de destruição da nossa espécie. São Paulo: Editora Linear B, 2017.

CARROLL, Lewis. *Alice através do espelho.* São Paulo: Editora Darkside, 2021.

DALI, Salvador. *A Metamorfose de Narciso.* Pintura: Óleo sobre tela. [Barcelona]: 1937. Disponível em: Museu Tate Modern, Londres.

DURVASULA, Ramani S. *Should I stay or should I go?* Surviving a relationship with a Narcissist. New York: Post Hill Press, 2015. E-book.

DURVASULA, Ramani S. *Don't you know who I am?* How to stay sane in an era of narcissism, entitlement and incivility. New York: Post Hill Press, 2019. E-book.

FERNANDES, Roberto Rosas. *Narcisismo e espiritualidade*: o desenvolvimento da consciência pela elaboração simbólica. São Paulo: Editora Escuta, 2012.

FINNEY, Rahmana. *The beautiful Enemy*: America's Narcissism Epidemic. [EUA]: Publicação independente, 2021. E-book.

FREUD, Sigmund. *Sobre o Narcisismo*: uma introdução, vol. 14. Rio de Janeiro: Editora Imago, 1974.

HARARI, Yuval Noah. *Notas sobre a Pandemia e breves lições para o mundo pós-coronavírus.* São Paulo: Companhia das Letras, 2020. E-book.

JUNG, Carl Gustav. *Mysterium coniunctionis*: os componentes da Coniunctio; Paradoxa; As personificações dos opostos, vol. 14/1. O.C. Rio de Janeiro: Editora Vozes, 1985.

JUNG, Carl Gustav. *O desenvolvimento da personalidade*, O.C., v. 17. Rio de Janeiro: Editora Vozes, 1986.

MONTELLANO, Raquel. Narcisismo: considerações atuais. *Revista Junguiana*, SBPA, São Paulo, v. 14, p. 86-91, 1996.

MORIN, Edgar. É hora de mudarmos de via: as lições do coronavírus. [São Paulo]: Editora Bertrand, 2020. E-book.

MORIN, Edgar. *Despertemos!* Um chamado para o despertar das consciências. [São Paulo]: Editora Bertrand, 2023. E-book.

O NOSSO AMOR a gente inventa. Intérprete: Cazuza. Álbum: O nosso amor a gente inventa. Rio de Janeiro: Phillips, 1987. (3:31 min).

PACETE, Luiz Gustavo. Brasil é o terceiro maior consumidor de redes sociais em todo o mundo. *Forbes*, 9 mar. 2023. Disponível em: https://forbes.com.br/forbes-tech/2023/03/brasil-e-o-terceiro-pais-que-mais-consome-redes-sociais--em-todo-o-mundo/. Acesso em: 19 maio 2023.

RYDER, Angie. *Narcissism*: The real epidemic. [EUA]: Editora NU Publishing, 2020. E-book.

SEVERO, Daniel Cardozo. *Do narcisismo à dependência*: uma introdução metapsicológica a um funcionamento contemporâneo. São Paulo: Editora Ideias & Letras, 2015.

SHAKESPEARE, William. *Hamlet*. Tradução de Lawrence Flores Pereira. São Paulo: Editora Penguin Companhia, 2015.

TWENGE, Jean M.; CAMPBELL, W. Keith. *The Narcissism Epidemic*: living in the age of Entitlement. [EUA]: Atria Books, 2009.

WAHBA, Liliana Liviano. Entrevista com o Dr. Carlos Amadeu Botelho Byington. *Revista Junguiana*, v. 37-2, Sociedade Brasileira de Psicologia Analítica, SBrPA, 2019.

WILDE, Oscar. *O retrato de Dorian Gray*. Tradução de Doris Goettems. São Paulo: Editora Landmark, 2009.

CRIATIVIDADE E CULTURA EM TEMPOS DE PANDEMIA

Mirian Malzyner

Durante a pandemia, circulou nas redes sociais esta mensagem, de autor anônimo:

> Descobri que posso viver sem restaurantes, lojas, avião ou carro. E confirmei que não viveria sem música, filmes e livros. A linha tênue entre enlouquecer ou se manter são está na arte. Por isso, cultura é um direito humano de primeira necessidade.

Winnicott (1971) define "cultura" como a tradição herdada, fundo comum da humanidade, para o qual indivíduos e grupos podem contribuir, e do qual todos nós podemos fruir, se tivermos um lugar para guardar o que encontramos. Entendo "guardar" como cuidar, preservar o essencial no sentido mais verdadeiro da palavra encontro. A cultura é o que nos traduz como humanos.

Uma das mais belas e férteis contribuições de Winnicott encontra-se na importância que ele atribui à terceira área da experiência humana, área de todos os fenômenos culturais. Nascer como indivíduo implica um processo de separação da mãe, desde a unidade mãe-bebê até a constituição do si mesmo. O objeto transicional e os fenômenos transicionais auxiliam nessa passagem do dois para o um. A vida acontece nessa área, onde o mundo é constantemente criado, encontrado e recriado.

"Na praia do mar de mundos sem fim, crianças brincam". Com essa frase de um poema de Tagore, Winnicott inicia o texto no qual ele vai situar o lugar da experiência cultural. A citação poética leva-nos a sonhar o lugar onde o mar banha a areia; as ondas chegam e vão criando um espaço que é água e é areia, lugar de movimento contínuo — o ir e vir das ondas do mar. As crianças brincam no espaço potencial, lugar da criatividade.

Como ele diz, a brincadeira não é uma questão de realidade psíquica interna, nem tampouco de realidade externa. É o lugar do paradoxo.

A própria Psicanálise se insere no campo da Cultura, como uma forma muito sofisticada de brincar, duas pessoas em interação criativa com potencial infinito para descobertas e busca de um viver mais pleno e singular. A Psicanálise busca pelo estilo próprio e único com que cada ser humano se organiza para lidar com o acontecimento humano.

Estar vivo, num mundo vivo, é uma conquista que depende de um início de vida sustentado pelo ambiente confiável e que assegura a área de Ilusão. A área de Ilusão é perdida e reconquistada ao longo da vida, na relação do indivíduo com o mundo e o suceder de boas e más experiências, experiências que enriquecem, fortalecem, como também fragilizam ou traumatizam. O ambiente e os elementos da Cultura podem ou não contribuir na criação de um "holding", que dá sustentação para as turbulências do acontecer humano.

Para Winnicott, ser criativo é o mesmo que ser vivo. Ser e criar são indissociáveis. Tem uma frase do poeta Manoel de Barros, que com a precisão inerente à linguagem poética, diz assim: "Tudo que não invento é falso" (2003, p. X). Para que o mundo tenha realidade é preciso que eu possa inventá-lo, criá-lo. Ser real em um mundo real implica nessa possibilidade de criar o mundo a sua própria maneira. A base para que seja assim está nas primeiras relações do bebê com sua mãe. É ela que vai apresentar o mundo ao bebê, apresentar-se e apresentar o bebê para ele mesmo. Um processo delicado que envolve uma coreografia em que o tempo do bebê precisa ser respeitado. O mundo é apresentado em doses homeopáticas na exata medida da necessidade do bebê, respeitando seu tempo e respondendo ao gesto que procura, que busca, o que Winnicott chamou de gesto espontâneo. Esse encontro do objeto de necessidade ocorre como numa mágica, alimentando a necessária experiência de onipotência na área de Ilusão. A área de Ilusão é fundante portanto do Ser, da capacidade de criar o mundo, que de fato, já está ali para ser encontrado/criado. É o paradoxo.

Então, paradoxalmente, o mundo objetivo é alcançado dependendo de uma subjetividade bem constituída. Aqui eu quero explicitar como esses conceitos se inserem no meu olhar clínico. Percebo meu olhar interessado em acompanhar o que o meu paciente busca, mais do que apontar do que ele foge. Ao invés de acentuar os mecanismos de defesa, procuro as origens da relação com o real e procuro também propiciar uma experiência em que, respeitando a singularidade, seja possível retomar o gesto espontâneo. A maneira própria e única como cada indivíduo se organiza para lidar com as questões que surgem na vida é foco da minha atenção.

Marion Milner (1991, p. 107), psicanalista que foi amiga de Winnicott e que compartilhava muito das suas ideias, principalmente no que diz respeito à importância da área de Ilusão, tem uma expressão que no meu entender é bastante feliz, que é "a parte maleável da realidade". A experiência proporcionada por uma análise deve incluir essa parte maleável da realidade, onde contornos rígidos entre o eu e o outro são abolidos e o analista acolhe e vai sendo moldado/criado pelas necessidades do paciente. Ela traz um exemplo de um atendimento de um menino que brincava com fogo nas sessões. Numa sessão ele joga soldadinhos de chumbo no fogo que derretem. Milner não interpreta isso como destrutividade, mas sim como necessidade de dissolver contornos muito rígidos.

A área de Ilusão é o lugar da criatividade que se renova ao longo da vida e se traduz no espaço potencial, na transicionalidade. É o lugar do descanso, do potencial imaginativo, onde é possível suspender o julgamento que separa o interno do externo, a realidade da fantasia. É o lugar da brincadeira e que evolui na vida adulta para todas as atividades do campo da cultura, das artes em geral.

Importante lembrar que a criatividade que estamos falando não necessariamente envolve qualquer talento artístico. Ela está presente no viver do ser humano comum, desde que ele experimente o "fazer a sua própria maneira".

Para as crianças, o brincar é uma atividade séria e comprometida. A brincadeira é o lugar da experimentação, do uso criativo da imaginação. Como apontei anteriormente, a área de Ilusão é renovada ao longo da vida. Ela é perdida e recuperada, portanto, instável. Na observação de crianças brincando, podemos ver como é comum uma brincadeira "acabar mal". Algo interfere no jogo livre imaginativo e pode trazer sofrimento. A magia do brincar se interrompe e a realidade invade. Na situação analítica, por vezes uma palavra pode gerar essa quebra na fluidez da conversa causando impactos disruptivos. Uma palavra que para aquela pessoa em especial tem repercussões que remetem a grandes desastres.

Usando mais uma vez a palavra poética, essa precariedade está clara nos versos da música *Circo Místico*, letra de Chico Buarque (1983): "Não, não sei se é um truque banal, se um invisível cordão sustenta a vida real". A fala poética enfoca o aspecto da precariedade que está envolvido no processo de construção da subjetividade que nunca se encerra. É o vir a ser humano e suas vicissitudes.

Os tempos de pandemia acentuaram de forma contundente a fragilidade da nossa condição de nos mantermos vivos e criativos. O medo, as limitações no contato comunitário, as restrições impostas por medidas sanitárias alteraram a relação com o mundo e estimularam a busca por novas formas de comunicação. Como psicanalistas, nos reinventamos e construímos nossos consultórios virtuais. O fundamental era mesmo manter-se vivo, ativando todos os recursos possíveis para elaborar e colocar em palavras as ameaças e as perdas que passaram a fazer parte do cotidiano.

O processo analítico só tem sentido por esse vértice, que acredita e potencializa a força do encontro humano. Nossa principal ferramenta, historicamente, é a palavra. Mas o ato psicanalítico vai muito além da palavra, uma vez que a experiência envolve o psique-soma. Nossa existência é psicossomática. A experiência de encontro tem reverberações que se expandem muito além do tempo e do espaço da sessão. O analista criativo sabe e usa esse conhecimento, trazendo para a transferência no aqui e agora da sessão, tudo que puder recolher desse universo da relação ampliada do paciente no mundo. Não é possível pensar o paciente sem incluir o ambiente em que vive.

Ainda estamos sob o impacto das inovações do *setting* tradicional trazido pela pandemia e os atendimentos on-line. O que antes acontecia de forma pontual em algumas situações específicas, tornou-se institucionalizado. Migramos nossos consultórios para o mundo virtual. Surpreendentemente descobrimos que a análise foi possível, com experiências de contato profundo e comunicação inconsciente. O trabalho continuou. Cada analista descobriu sua própria forma de lidar com as novas dificuldades e perturbações. Os problemas com o trânsito em SP, por exemplo, foram substituídos pelos problemas de instabilidade na conexão. Atrasos e faltas diminuíram muito na minha experiência. No início, assim como muitos colegas, eu sentia-me exausta após um dia de trabalho. Depois me habituei. Pensei que o cansaço se devia a ter que construir um consultório, levantar as paredes, carregar os tijolos que me permitissem encontrar o espaço da sala de análise dentro de mim. Paredes que precisavam ser confiáveis. O *setting* que nos dá confiabilidade para poder "enlouquecer", viver "na" transferência, criar no espaço transicional. É diferente do encontro que se materializa no consultório, com o tempo de ida, o ritual da chegada, da espera, o tempo da volta. O cumprimento de mão, abraço, o beijinho em alguns casos. Mas é menos vivo? Alcançamos espaços improváveis; situações novas e imprevisíveis se apresentam. Tudo isso demanda criatividade, deixar-se transformar, buscar novos recursos. Diz Bollas: "o espaço analítico situa-se em algum lugar entre o físico e o psíquico" (1992, p. 71).

Nos atendimentos on-line, temos o corpo da voz. Bollas (1998), em uma entrevista, ressaltou a importância da voz e das tonalidades afetivas. Um analista vivo reage vivamente com a voz. Ele cita um exemplo de um menino que trazia desenhos de objetos sem vida até que um dia desenhou uma aranha. O terapeuta fez um comentário sobre a aranha, mas não celebrou a aranha. Para Bollas (1992), era importante um "Ah! Uma aranha!!!", uma fala que celebrasse a presença de um ser animado. Importante notação por uma psicanálise viva! É a diferença entre uma comunicação racional, discursiva, tipo "eu sei que você entende o que estou falando" ou uma fala mais viva: "eu percebo que você sente a minha experiência no seu coração". São elementos não-verbais que são captados por um analista que ressoa a experiência emocional. A palavra inglesa *attunement* refere-se a este tipo de sintonia fina que remete à disponibilidade materna de se colocar em uníssono com seu bebê.

"Um bom aliado é aquele que dá continuidade ao tom que o outro emite, a ponto de os polos se confundirem numa musicalidade uma e única" (PESSANHA, 2018, p. 48).

Uma palavra sobre Estética e luto

Psicanálise e as diversas formas de expressão da cultura sempre estiveram em diálogo fértil. Procurei investigar (MALZYNER, 2021) qual é a resposta estética que as artes oferecem às feridas causadas pela violência humana nas guerras e nos atos terroristas. Focalizei minha atenção nos Memoriais, que são espaços de representação e homenagem aos mortos, constituindo importantes espaços potenciais para que as pessoas juntas possam elaborar as perdas. Esses espaços de memória permitem o gesto espontâneo em direção ao luto criativo. Manter a memória viva é uma forma de manter-se vivo, recriando a ilusão, recuperando o sentido de estar vivo, sem cair em melancolia e depressão. Os memoriais ofertam um lugar de diálogo entre o desejo de esquecer e a necessidade de lembrar.

O que observei ao pesquisar os memoriais é que eles foram incorporando a noção de vazio, como representação da perda. Apenas para citar um exemplo, o Memorial às vítimas do WTC, situado no lugar onde antes estavam as Torres Gêmeas, constitui-se em dois buracos. São duas piscinas de água em cujos parapeitos estão inscritos os nomes dos 2983 mortos. Cascatas de água caem permanentemente numa profundidade de nove metros por um abismo cujo fundo não é visível ao nível do chão. São como "vazios inconsoláveis", como um contínuo pranto.

Em tempos de pandemia, doença e morte entraram no nosso cotidiano de forma contundente, demandando recursos para manter o viver criativo. A arte contribui para superar esse momento. Em São Paulo, temos alguns murais que homenageiam os profissionais de saúde e os mortos. (Por exemplo, mural do artista Kobra, na Igreja do Calvário, em Pinheiros). Também memoriais em parques e praças. Num deles as vítimas são representadas por cataventos (Praça Roosevelt). No Parque do Carmo, foram plantadas árvores nativas da mata Atlântica e o Ipê branco foi escolhido para representar o momento, pelo seu caráter resiliente, contemplativo e medicinal.

Ao criar um espaço transicional, que articula presença e ausência, materialidade e espiritualidade, morte e vida, o vazio da perda pode ser imaginado, criado e tolerado.

O psicanalista oferece-se como presença no aqui e agora, recupera as memórias significativas da história passada dando um significado e um sentido de realização de potencialidades. O espaço da análise é espaço de memória e transformação.

Referências

BARROS, Manoel de. *Memórias Inventadas*. São Paulo: Editora Planeta, 2003.

BOLLAS, Christopher. *A celebração do analisando pelo psicanalista*: em Forças do destino. Psicanálise e idioma humano. Rio de Janeiro: Imago, 1992.

BOLLAS, Christopher. Entrevista. *Revista Percurso*, n. 20, 1998. Disponível em: https://porquebollasblog.wordpress.com/2016/08/07/entrevista-de-c-bollas--na-revista-percurso/. Acesso em: 28 jan. 2023.

BUARQUE, Chico; LOBO, Edu. Título: O Circo Místico. *In*: Zizi Possi. Albúm: O grande circo místico. São Paulo: Som Livre, 1983. Suporte: 03:39m.

MALZYNER, Mirian. Sobre memoriais: a necessidade de lembrar e o desejo de esquecer. *Berggosse 19*, v. XI, n. 2, p. 45-56, 2021.

MILNER, Marion. O papel da ilusão na formação simbólica (1952). *In*: MILNER, M. *A loucura suprimida do homem são*. Rio de Janeiro: Imago, 1991.

PESSANHA, Juliano Garcia. *Recusa do não lugar*. São Paulo: Editora Ubu, 2018.

WINNICOTT, Donald Woods. *O lugar da Cultura*: em O brincar e a Realidade. Rio de Janeiro: Editora Imago, 1971.

NARCISISMO, EXCLUSÃO E INTOLERÂNCIA: SINTOMAS DO ADOECIMENTO DE UMA NAÇÃO

Claudia Morelli Gadotti
Vera Colson Valente

O texto que aqui apresentamos faz parte de um longo processo de reflexões sobre a alma brasileira. Durante nossa trajetória profissional, sempre nos interessamos em compreender os dinamismos, a complexidade e as peculiaridades da psique do Brasil. O presente trabalho, como fruto desse caminho, é o desdobramento de nossa apresentação no XXI Congresso Internacional da IAAP, realizado em Viena no ano de 2019. Na época, Jair Bolsonaro havia sido recém-empossado e nossa preocupação naquele momento foi de apresentar à comunidade internacional uma análise crítica, a partir de uma perspectiva psicológica, da situação política em que o Brasil adentrava. Essa reflexão foi posteriormente ampliada para que pudéssemos pensar a postura e as consequências desse governo no manejo da pandemia da Covid-19 que nos abateu logo em seguida. É, portanto, este texto, aqui reeditado, que foi apresentado no evento Clínica na Pandemia. A clínica a que nos referimos é o próprio cenário político e histórico do Brasil e o paciente que viveu todo esse doloroso processo é a alma brasileira.

O Brasil foi inventado e construído a partir da colonização de Portugal por mais de 300 anos pelo genocídio de milhões de indígenas, nossos povos originários, e pela escravização de cerca de 4 milhões de pessoas trazidas da África para trabalharem nas fazendas, minas e cidades, em uma situação humilhante e trágica (ALENCASTRO, 2004). Decorreu de muita dor, violência e opressão, uma sociedade diversa e mestiça. Mestiça, a partir da mistura de sangue, mas que soube juntar as diversas matrizes culturais numa cultura original, rica e múltipla, apesar da hierarquia sempre presente que impôs a ideia de superioridade da cultura branca de origem europeia. Temos povos indígenas vivendo sob suas antigas tradições, religiões vivas de matriz africana, e um cristianismo pouco dogmático vindo de Portugal, que a partir de seus valores sociais e econômicos, criaram um capitalismo dependente.

Vivemos em um país que tem uma das maiores taxas de desigualdade do mundo (PIKETTY, 2020) e que tem uma elite que se vê branca. O povo brasileiro vive um imenso paradoxo. Por um lado, a mistura de sangue e de cultura que une seu povo. Por outro lado, uma sociedade profundamente hierarquizada e injusta que o separa, relegando aos indígenas e pessoas pretas os espaços sociais mais pobres onde exercem pouco direitos, em um contexto de violência cotidiana. No decorrer da história, o Brasil participou de poucas guerras com outros povos, mas vivemos uma permanente guerra contra partes de nós mesmos. A manutenção da ordem que une e desagrega, cobra seu preço.

A partir de 2018, com a eleição de um governo de extrema direita, vivemos um drama particular que afetou diretamente a forma como lidamos com a pandemia da Covid-19. Já tivemos outros governos autoritários e antidemocráticos, mas pela primeira vez um governo assim foi nomeado, mesmo que não pela maioria dos eleitores. Regimes semelhantes têm ocupado espaço em vários países do mundo, onde também ideias nacionalistas vêm sendo apoiadas. Mas no Brasil, essa vertente autoritária de direita se aliou, para ganhar o apoio da elite brasileira, a um liberalismo econômico radical, que não responde às demandas urgentes das populações excluídas. O ódio, a intolerância, o racismo, a misoginia, a mentira, espalharam-se e criaram insegurança e medo, pondo em risco não apenas nossa cultura rica e miscigenada, mas também a saúde de nosso povo. Infelizmente, os brasileiros experimentaram um aumento significativo no número de mortes enquanto o presidente Jair Bolsonaro insistia em negar a realidade da pandemia. Tentaremos entender a eleição de Jair Bolsonaro como sintoma de um quadro patológico mais amplo da alma brasileira.

Mas antes de entrarmos nessa reflexão, consideramos importante inicialmente compreender o momento social em que grande parte do mundo se encontra, cuja característica principal é a globalização e a palavra de ordem é multiplicidade. Como muito já se discutiu (GIDDENS, 1991), vivemos uma epidemia de possibilidades novas e, hoje, o desafio que se apresenta é conviver com toda essa diversidade. Estamos enfrentando dificuldades de como lidar com a multiplicidade que a cultura contemporânea nos apresenta tentando fazer com que todas essas experiências façam parte do nosso cotidiano. Somos convocados a incluir nas nossas vidas essas infinitas e genuínas possibilidades, pois o mundo contemporâneo, como sabemos, faz um convite explícito ao convívio com as diferenças. Políticas de inclusão proliferam na educação, no mundo corporativo, nas artes, na sexualidade, na política. Nas mais amplas esferas vemos e vivemos a luta de milhares de pessoas pela inclusão e tolerância. No entanto, e infelizmente, ainda não podemos falar em uma "sociedade que inclui", mas sim em uma parte dela que luta pela inclusão e outra que vem veementemente posicionando-se contra essa diversidade. O que na verdade presenciamos no nosso cotidiano é um cenário de conflitos onde forças opostas se confrontam, pois assim como a sociedade expõe a todo momento um arsenal de novas possibilidades, apresenta ao mesmo tempo uma dinâmica cada vez mais excludente e narcisista. O "outro", diferente de "mim", nunca esteve tão múltiplo, ao mesmo tempo que a resistência a incluí-lo como parte da nossa existência cresce de forma vertiginosa, carregada de uma pesada carga de agressividade. Vivemos um paradoxo onde ao mesmo tempo que a tolerância a novas ideias aumenta, a imigração de pessoas entre países nunca foi tão difícil. Nunca tivemos tantos muros (PIKETTY, 2020).

E todos esses embates acontecem dentro de uma dinâmica narcisista, que se tornou a principal patologia do momento. Afinal, em uma sociedade de rápido consumo e descarte compulsivo, o exercício do marketing pessoal torna-se extremamente necessário. O pavor da invisibilidade no mundo controlado pelas mídias sociais faz com que para muitos, o maior investimento deva ser na sua própria imagem, tornando-os réplicas modernas de Narciso da mítica grega, que nada vê além de si mesmo.

> A idealização, o processo por intermédio do qual um indivíduo ou imagem coletiva são vistos como perfeitos onipotentes e sábios, é uma via necessária ao longo da qual a energia do Si- mesmo se manifesta… Mas a pessoa paralisada num nível narcisista, num estado de fusão com o Si-mesmo, e fortemente protegida contra a raiva interna e as relações externas, deve seu sofrimento ao fato de jamais ter sido capaz de entender uma idealização a outra pessoa significativa, nem ter conseguido que essa idealização fosse adequadamente recebida. (SCHWARTZ-SALANT, 1992, p. 106).

Em uma sociedade miscigenada como é o Brasil, o temor de cairmos no caldeirão de cores e origens que formam nossa identidade nacional e confundirmos essa multiplicidade com invisibilidade é muito grande. Vivemos há séculos uma globalização que, como já dissemos, é a nossa riqueza. Porém também vivemos a idealização da cultura europeia, por muitos vista como superior, o que faz com que transformemos uma considerável parcela da sociedade brasileira (que crê encarnar o espírito desta cultura) em Narcisos, cultivando uma autoapreciação e criando Ecos ao seu redor.

O desafio que se apresenta no Brasil hoje, para os que não concordam com a solução de extrema direita, é o de se estabelecer uma dinâmica inclusiva em uma sociedade narcisista cuja própria essência é a exclusão.

Como aceitar a inclusão do outro em nós, quando se é fruto de uma história secular que nos cega diante desse outro, representado, no Brasil, pelo negro, o indígena e o pobre? Para obtermos essa resposta e compreender nossa alma brasileira, sua beleza e suas patologias, temos, portanto, de nos inclinar com a mesma perspectiva adotada quando recebemos pacientes em nossos consultórios e tentamos entender as queixas, choros e emoções que nos trazem. Para isso, começamos pelo estranho e pelo incompreensível, atrás do que está sendo impedido de ser vivido ou de ser dito. No dia a dia dos nossos consultórios, sabemos que o sofrimento da alma aparece nos sintomas que clamam por mudanças. E sabemos também que não adianta meramente reprimi-los. A dor aparecerá em outro lugar. A cura só virá com a criação e a imaginação de novas ideias. Jamais pelo silêncio e repressão. Com a alma coletiva é a mesma coisa.

> De acordo com a antiga teoria da sugestão, era preciso reagir aos sintomas, reprimindo-os. Esta concepção foi substituída pela concepção psicanalítica de Freud, que sabia que a causa da doença não era afastada pela repressão do sintoma, e que este era muito mais um sinal, um indício direto ou indireto das causas da doença. (JUNG, 1988, §29).

Temos que dar voz aos excluídos da história, aos pequenos, oprimidos, calados, aos que não têm poder. Sair da explicação fácil e superficial, para entrarmos nas trevas. Só assim poderemos tentar entender a chegada ao poder da extrema-direita no Brasil mesmo defendendo e acirrando uma política de exclusão que se mostrou ainda mais destrutiva durante o período de pandemia. O Brasil vive uma profunda crise econômica, política e social. O otimismo de alguns anos atrás acabou e até a construção recente de uma democracia, que começou com a luta contra a ditadura militar de direita, em 1985, está ameaçada. A pobreza aumenta e o fosso entre ricos e pobres no Brasil não para de crescer, pois, como sempre, qualquer crise econômica atinge predominantemente os mais pobres (PIKETTY, 2020), o que acontece especialmente no momento da pandemia. A desigualdade social, sintoma mais evidente de nossas patologias da alma, não para de aumentar, excluindo parte da população da esfera de direitos.

Os acontecimentos dos últimos anos fizeram vir à tona uma direita raivosa, que, sem constrangimento, grita o que antes era velado, mostrando a intolerância e o racismo que sempre marcaram a nossa história. Fica claro o incômodo para muitos brasileiros com a pequena ascensão social de uma imensa parcela da nossa sociedade negra, pobre, favelada, indígena e periférica, ameaçando a manutenção de privilégios seculares de uma parte da população. O narcisismo brasileiro ao ser desestabilizado por essa ascensão, favoreceu o fortalecimento de ideias rígidas, pré-concebidas, repetidas à exaustão, fruto da raiva, do medo, da prepotência, até do ódio. Tudo isso demonstra mais uma vez que a nossa vergonhosa desigualdade social não é fruto meramente do acaso ou da ignorância. Mas fruto de políticas públicas ou privadas que refletiram, durante séculos, o olhar preconceituoso e intolerante dos poderosos do nosso país e de todos aqueles que não se identificam ou empatizam com a grande maioria menos favorecida de nossa população. Essa dinâmica nos levou a sérias consequências, pois sabemos que é a população mais carente que mais sofreu com a crise do coronavírus, pois a maioria das mortes dessa doença está entre pessoas pobres negras e indígenas.

Vale a pena voltarmos ao momento histórico de nossa fundação, início da formação de nossa alma, quando navegantes portugueses aqui chegaram e proclamaram sua conquista. Muito já se falou das ideias religiosas desses navegadores, do seu monoteísmo cristão e do desejo de conversão dos indígenas pelos jesuítas que vieram para cá, destruindo as culturas e identidades dos nossos povos originários (GAMBINI, 2000). A imaginação monoteísta não queria se expandir e se transformar, o coração tinha que se manter anestesiado, mesmo tendo à frente as maravilhas recém-descobertas do novo mundo. Mas era também o início da Idade Moderna, quando o "deus do mercado" passa a ser a deidade da civilização ocidental. E esse deus, como o antigo deus dos cristãos, também exige conversão e fé, tem crenças e dogmas. Aí está a origem das patologias brasileiras, a construção do Brasil se deu por meio da luta por poder e riqueza a qualquer custo, em um território que, para os conquistadores, não tinha nem deus, nem lei.

O novo deus do mercado então se impôs no Brasil, por meio da conquista de território e da escravização de pessoas, índios ou africanos, mesmo que na Europa a escravidão já não fizesse mais sentido e o trabalho assalariado começasse a florescer. Aqui, com tanta terra disponível, os trabalhadores tinham que ser prisioneiros, obrigados a trabalhar intensivamente para seus senhores. Somos, de longe, o país americano que teve o maior número de pessoas escravizadas e em que a escravidão durou mais tempo (COSTA, 2020). O desejo de poder e riqueza no Brasil nunca aceitou limites éticos, religiosos ou legais. Com essa escravidão violenta e cruel, transformando em escravos milhões de pessoas, começava também nossa imoral desigualdade. Consideramos que a unidade fundadora da alma brasileira e que nos marca até hoje foi a Casa Grande, habitada pelos senhores poderosos, e a Senzala, a habitação dos escravos nas fazendas (FREYRE, 2006). Em torno dela, comunidades indígenas que tentavam sobreviver, os milhões de deserdados, os esquecidos pela história, os que nos incomodam.

A alma brasileira começava a mostrar suas patologias mais significativas até hoje. Dissociação histérica e graves defesas psicopáticas que nos afastam da empatia com a dor e o sofrimento do outro que também é parte de nós. Patologias que rejeitam o corpo mestiço brasileiro. Vem daí o profundo sentimento nacional de inferioridade. Por não aceitarmos todas as partes que nos compõem, a sombra coletiva atua e a violência se alastra, tentando destruí-las sem sucesso, resultando também na paranoia tão comum entre nós que busca uma ordem que gere segurança, mesmo que essa ordem se imponha pela violência e pela destruição. Desde quando violência gera segurança?

O apoio de uma parte da população ao governo de extrema direita de Jair Bolsonaro, ou os que clamam por uma ditadura militar, é uma declaração de guerra contra partes importantes de nós mesmos. O medo paranoico da perda de poder e riqueza sempre gerou perversidades. E a defesa narcísica se estruturou projetando nos pobres, negros, índios, nordestinos e favelizados a culpa por nosso atraso. Bolsonaro foi eleito, em condições muito especiais, pelo que há de mais doente em nós. Patologias coletivas, geradas por essa dinâmica disfuncional, impediram que o poder hegemônico no Brasil criasse novas ordens mais generosas, inclusivas e tolerantes. A falta de empatia também se fez presente durante a pandemia pela postura e palavras do presidente. Influenciado por uma negação patológica do perigo real causado pelo vírus, Bolsonaro desfilou uma atitude perversa, tendo comportamentos perigosos como estimular aglomerações e insistir em não usar a máscara de proteção. Infelizmente, parte da população, estimulada por essa atitude, acreditou que não havia de fato a necessidade desses cuidados, colocando-nos em risco e aumentando o número de infectados.

Mas sempre é bom lembrar que das periferias pobres do Brasil não ecoam apenas pobreza, violência e desespero. Mas outros deuses, batuques, músicas e ideias que falam de combate ao racismo, de igualdade de direitos, de uma realidade mais inclusiva e tolerante. Muitas dessas comunidades pobres organizaram sua própria rede de apoio à saúde da população durante a pandemia, cobrindo o vazio deixado pelo governo. Para que possamos elaborar coletivamente as patologias principais de que sofremos, a dissociação histérica, a paranoia, por vezes delirante, o complexo de inferioridade, a defesa narcísica, a projeção do mal no outro, teria que vir fortemente à tona, o que está reprimido em nós, havendo também que se forjar disposição de mudança entre os que detêm riqueza e poder. Teremos que abrir as portas para os periféricos e elaborar uma outra forma de viver, incluindo nossas imensas partes renegadas.

Necessitamos disseminar uma política de inclusão na nossa realidade, que em última instância depende da difícil equação entre **narcisismo e inclusão**, duas tendências humanas. Segundo nosso entendimento, essa dualidade pode ser representada por duas imagens arquetípicas: Sofia, como inclusão, e Narciso, como exclusão. Quanto à primeira, representante da inclusão, baseamo-nos na ideia desenvolvida por Jung (2001), no livro *Resposta a Jó*. Sofia, o eterno feminino e a representação da *Sapientia* alquímica, foi descrita por Jung como "a espiritualização de Helena, portanto, do próprio Eros" (JUNG, 1988, §361). Lembrando que, para Jung, |Eros é entrelaçamento e relacionamento, diferentemente de Logos, que é discriminação e desapego (JUNG, 2013).

A figura mítica de Sofia incorpora vários significados. A primeira característica atribuída é a sua divindade. Ela é considerada a rainha celestial. Na tradição cristã, Sofia é uma importante protagonista da Bíblia Hebraica, o Livro de Jó. Jung (2001) afirma que toda a transformação do divino só é possível por meio da interferência de Sofia, da Sabedoria. Ela é quem intermedeia o difícil conflito entre Jeová e Jó, entre a divindade e o humano. É considerada o Espírito Santo feminino, e, segundo Jung, "é o espírito amigo dos homens" (JUNG, 2001, §613). Para Jung, Jeová é capaz de refletir e rever suas atitudes por meio do aconselhamento de Sofia que traz o olhar sobre a natureza humana, sendo inclusive capaz de se identificar com o martírio de Jó. Ela é a companheira de Deus e espírito, tal como Ele, mas ao mesmo tempo seu trono encontra-se na Terra; é, portanto, também humana. É empática com o sofrimento dos homens e capaz de se transportar para essa dimensão, diferente da sua.

Sendo assim, Sofia, por meio de sua capacidade empática, pode ser compreendida tendo uma função conciliatória e relacional. Sua interferência possibilita um olhar para aquele que tem uma natureza distinta de Jeová. Por intermédio de Sofia, Jeová é capaz de incluir em sua reflexão a vivência de Jó, tornando possível uma aproximação entre dois polos distantes. A mediação de Sofia promove a empatia e a aproximação com o sofrimento de Jó, antes tão distante da dinâmica narcísica e enfurecida de Jeová. É a partir dela que o outro invisível pode finalmente ser visto. Nesse sentido, entendemos que é a força arquetípica de Sofia que nos aproxima do estranho e nos permite tocar o antes intocável.

No Brasil, a experiência de Sofia seria importante para que pudéssemos lidar com essa patologia da exclusão. A experiência em Sofia nos tira desse lugar onipotente e narcísico ao qual nos apegamos desesperadamente com medo de confrontar o diferente e perder nossas certezas. Ela é como uma anfitriã que recebe diferentes convidados em sua moradia. A vivência da imagem arquetípica de Sofia é o que nos possibilita incluir o incompreensível e o "estranho" não apenas fora de nós, mas também dentro de nossa psique. Tarefa muitas vezes árdua e dolorosa.

Mas como sabemos, infelizmente num mundo de egos envaidecidos e fóbicos, a dinâmica conciliatória de Sofia nem sempre está presente. Nos dias atuais, Narciso atualiza-se nos relacionamentos, muitas vezes ofuscando a presença de Sofia, e como já anteriormente mencionado, no Brasil, Narciso reina soberano. Narciso e Sofia são, portanto, de naturezas completamente diferentes. Na mítica grega, Narciso não atende aos chamados de Eco, ou nem mesmo a enxerga. Sofia, ao contrário, é sensível ao sofrimento de Jó e interfere a seu favor. Enquanto Narciso paralisa diante de sua própria imagem, Sofia se movimenta através de todas as possibilidades. Ela vê e abre-se aos opostos. Narciso exclui, mas Sofia inclui. Narciso é indiferente ao outro, Sofia mobiliza a empatia. Em tempos de pandemia e especialmente em um país tão dividido, Sofia faz-se urgente. A dinâmica narcisista tornou-se especialmente perversa durante a crise global do coronavírus, pois testemunhamos que a saúde da população ficou em segundo plano em relação à eterna briga de poderes. E, infelizmente, não são apenas os problemas de saúde pública que afetam os brasileiros, mas também a destruição da Floresta Amazônica, o genocídio de pessoas negras e o constante desrespeito aos direitos das populações indígenas. Para um Brasil perversamente narcisista, o outro nunca grita o suficiente para que possa ser ouvido.

No Brasil, país de tantas riquezas e diferenças, torna-se urgente que ressuscitemos essa poderosa imagem arquetípica para que possamos incluir, aproximar e nos relacionar com importantes partes de nós mesmos que hoje estão projetadas sombriamente nos nossos irmãos negros, os favelizados e os indígenas. É preciso salvar o Brasil dessa onda narcísica, destruidora e cruel, representada por esse movimento de direita radical que se apossou da nossa imensa nação politeísta.

Referências

ALENCASTRO, Luis Felipe. *O trato dos viventes*: formação do Brasil no Atlântico Sul. São Paulo: Companhia das Letras, 2004.

COSTA, Emilia Viotti. *Da monarquia à república*: momentos decisivos. São Paulo: Fundação Unesp, 2020.

FREYRE, Gilberto. *Casa Grande & Senzala*: Formação da família brasileira sob regime da economia patriarcal. São Paulo: Global, 2006.

GAMBINI, Roberto. *Espelho Índio*. Formação da alma brasileira. [São Paulo]: Terceiro Nome, 2000.

GIDDENS, Anthony. *As consequências da modernidade*. Tradução de Raul Filker. São Paulo: Editora Unesp, 1991.

JUNG, Carl Gustav. *A Prática da Psicoterapia*: contribuições ao problema da psicoterapia e à psicologia da transferência, volume 16/1. Tradução de Maria Luiza Appy. Rio de Janeiro: Editora Vozes, 1988.

JUNG, Carl Gustav. *Resposta a Jó*. Tradução de Pe. Dom Mateus Ramalho Rocha. Petrópolis: Ed. Vozes, 2001. (Obras Completas C. G. Jung. v. 11/4).

JUNG, Carl Gustav. *Estudos alquímicos, volume 13*. Tradução de Maria Luiza Appy e Dora Mariana R. Ferreira da Silva. Rio de Janeiro: Editora Vozes, 2013.

PIKETTY, Thomas. *Capital e Ideologia*. Tradução de Dorothée de Bruchard e Maria de Fátima Oliva do Coutto. [São Paulo]: Intrínseca, 2020.

SCHWARTZ-SALANT, Nathan. *Narcisismo e transformação de caráter*: a psicologia das desordens do caráter narcisista. São Paulo: Editora Cultrix, 1992.

PANDEMIA E POVOS INDÍGENAS: REELABORAÇÃO DA IDENTIDADE E DA LUTA POLÍTICA EM MEIO À COVID-19

Ana Carolina Alfinito Vieira

Introdução

O presente texto foi elaborado a partir de discussões feitas no âmbito do projeto *Clínica na Pandemia*, que buscou abrir, em meio a um longo período de confinamento, um espaço de encontro e de trocas sobre subjetividades, sociedade e política dentro do contexto pandêmico. Minha contribuição foi pensada a partir do trabalho que realizo ao lado do movimento indígena, por meio do qual acompanho, como advogada e pesquisadora, a pilhagem de territórios e o ataque aos saberes e culturas indígenas por setores do Estado, do agronegócio, da mineração — em uma palavra, dos grupos que dizem promover aquilo que ainda se entende como "desenvolvimento" —, bem como os processos de luta e de re-existência dos povos originários.

A violência característica da colonização está a serviço da invasão de territórios indígenas e do ataque às suas formas de vida. Ela é uma manifestação de uma guerra travada entre formas radicalmente diferentes de construir e se relacionar com o mundo — uma guerra que tem sido retratada tanto nas ciências quanto nas artes e em outros campos de saber. No momento em que eu preparava a intervenção para o encontro do projeto *Clínica na Pandemia*, em novembro de 2021, acabávamos de receber a notícia da trágica morte de Jaider Esbell, renomado artista, escritor, educador e militante indígena que havia dedicado grande parte de sua vida a retratar, a partir do lugar de quem havia nascido nos interstícios de dois mundos que não se fundem — o mundo dos brancos e o mundo Macuxi —, a cosmologia do seu povo e a guerra que estrutura o encontro entre brancos e povos originários.

Esbell nasceu em uma aldeia do povo Macuxi, na Terra Indígena (TI) Raposa Serra do Sol, em Roraima, e por muito tempo participou de movimentos políticos e sociais indígenas. Por décadas, Raposa Serra do Sol foi palco de intensos conflitos contrapondo comunidades indígenas que lutavam pelo reconhecimento e proteção de suas terras a ocupantes não indígenas que se opunham à demarcação. Os indígenas tiveram uma vitória importante em 2009, quando o Supremo Tribunal Federal (STF) determinou que a TI Raposa Serra do Sol deveria ser demarcada de forma contínua, com uma área de 1.743.089 hectares, e não em pequenas ilhas, como queria o estado de Roraima e os ocupantes não indígenas da área[18]. No caso de Raposa Serra do Sol e em outros, o reconhecimento formal da terra indígena pelo Estado, por mais importante que tenha sido, foi uma etapa dentre muitas na proteção do território e formas de vida indígenas, uma batalha dentro de uma guerra que não acaba.

A vasta obra de Esbell inclui pinturas, textos, desenhos e instalações nas quais são retratadas tradições, entidades, e histórias que compõem o mundo Macuxi e onde ele denuncia alguns dos problemas que afligem seu povo, como a violência, a discriminação e as ameaças à posse da terra. Por meio de sua arte, Esbell construía pontes inéditas entre política e cosmologia indígena. Ele foi um dos curadores centrais da Bienal de São Paulo de 2021, para a qual preparou a obra *A Guerra dos Kanaimés*, composta por 11 telas que exploram as dimensões espirituais e mais-que-humanas que subjazem os conflitos entre as sociedades, seus mundos e devires. Em uma de suas falas sobre essas telas, Esbell descreve as interações, sobreposições e continuações entre humanos, espíritos e outras entidades nas batalhas onde o devir do cosmos é delineado:

> Logo que comecei a produzir as pinturas em tela, trouxe essa imagem que é muito comum na nossa região. O *kanaimé* é um espírito que reúne as forças que vêm de orações tradicionais e do conhecimento sobre plantas de poder e sobre o poder dos animais. Ele é muito temido por praticar uma ideia de justiça na nossa sociedade. É uma pessoa num momento de transe, de metamorfose, que ataca e depois se desfaz de sua forma, voltando a ser um humano. Um ser a serviço das comunidades, diretamente relacionado ao equilíbrio social. Muitas vezes acaba se tornando nosso algoz, quando o ataque vem de um outro povo. Atualmente, ele também é colocado à disposição da luta. Durante a demarcação do território, alguns dos nossos parentes estavam iludidos pelos invasores e foram trabalhar com eles. Os nossos *kanaimés*, que defendiam a nossa terra, lutavam contra os *kanaimés* dessa turma, que queria deixar a vontade do invasor prevalecer. Eu trouxe essas obras para São Paulo para fazer essa relação de mundo. Por exemplo,

---

[18] Para mais informações, ver o julgamento do caso Raposa Serra do Sol no Supremo Tribunal Federal (BRASIL, 2013).

> quem decide que o preço do arroz subiu, que a carne ficou mais cara? Desconfiamos que haja forças ocultas trabalhando por trás dessas decisões, um tipo de *kanaimé*. O capitalismo é um demônio muito grande e opera de um modo em que nem ele escapa de seus próprios efeitos. É um ciclo que não tem fim, uma força autodestrutiva. (ESBELL, 2020, s/p).

A obra e o pensamento de Jaider Esbell apontam para a constelação de dimensões e manifestações da guerra que contrapõe o mundo ocidental, moderno e capitalista dos não indígenas ao mundo dos Macuxis, inclusive o conflito entre e, em última instância, a incomensurabilidade das formas de interpretar essa guerra. A luta pela cultura, pela terra, pelas formas de vida e de construção de mundo e de subjetividades indígenas estão todas intimamente interligadas.

O presente texto explora como a guerra declarada pela sociedade moderna, ou, mais especificamente, pela frente estatal-empresarial-cristã (SEGATO, 2021), contra os povos indígenas foi acirrada durante a pandemia da Covid-19, que se difundiu durante a gestão de um governo federal declaradamente anti-indígena e dentro de um contexto de extremo enfraquecimento da proteção dada pelo Estado aos direitos indígenas. Explora também a emergência e composição entre formas de re-existência social, política e espiritual de alguns setores do movimento indígena que pude acompanhar durante esse período, buscando enfatizar as transformações nas suas formas de ação coletiva e nas identidades políticas.

Povos e territórios indígenas no Brasil

Falar em povos indígenas no Brasil exige um olhar atento para a diferença e para a diversidade de culturas, de formas políticas e de histórias. O Brasil abriga uma das populações indígenas mais diversas do mundo — segundo dados oficiais, existiam, em 2010, 305 povos indígenas no país (IBGE, 2012). Esse dado é importante, pois aponta para a grandiosidade da diversidade étnica no Brasil. Ao mesmo tempo, ele precisa ser lido com cautela, já que muitas vezes é mobilizado de forma a, intencionalmente ou não, congelar o campo interétnico. As identidades étnicas, como outras formas de identidade, estão em constante transformação, na medida em que grupos formados com base em traços culturais, memória e projeto de mundo se desfazem e refazem, juntam-se, separam-se, misturam-se, gerando fluxos de transmutação e etnogênese (ARRUTI, 1997; OLIVEIRA FILHO, 1998;

BARTOLOMÉ, 2004). Se em 2010 o IBGE encontrou 305 povos indígenas no território brasileiro, hoje se poderia encontrar um número diferente, maior, sem que isso implique qualquer tipo de fraude ou a existência de "falsos índios", como setores reacionários gostam de acusar.

Até meados dos anos 70, acreditava-se que o desaparecimento dos povos indígenas seria algo inevitável. O Estado, por meio de suas políticas de colonização, de expropriação territorial, de miscigenação forçada e de assimilação, trabalhava para isso. No entanto, a partir dos anos 80, verificou-se uma tendência de reversão da curva demográfica e, desde então, a população indígena tem crescido de forma constante, indicando uma retomada demográfica por parte da maioria dos povos originários. Pelo Censo de 2010, existiam 896 mil indígenas no Brasil que, dentre suas comunidades, falavam 274 línguas (IBGE, 2012). Em 2022, o censo do IBGE contou 1.652.876 brasileiros que se autodeclararam indígenas (IBGE, 2022), sendo que, para além desse número, existem ainda diversos povos isolados, sem contato com a civilização.

O campo interétnico no Brasil é regido pela diversidade de estratégias políticas, de formas de constituir alianças, de se aproximar e se distanciar dos não indígenas, de guerrear e de pacificar, de pluri-historicidades. Os povos indígenas e as comunidades que os constituem possuem narrativas históricas próprias, formas de construir o mundo e de entender o decorrer do tempo e dos eventos. Não existe aí uma unidade.

Podem existir e existem, no entanto, importantes experiências compartilhadas. Os povos indígenas — que, cumpre lembrar, nasce como uma categoria de governo para mais tarde ser apropriada pelo movimento indígena — são herdeiros de culturas e mundos pré-coloniais que seguiram, de diferentes formas e em diferentes medidas, construindo o curso da sua diferença durante o processo de colonização. Diante da modernidade ocidental e seus aparatos de conquista material e simbólica, esses povos estão numa posição estrutural de alteridade, colocados violentamente no lugar daqueles que precisam ser pacificados (SOUZA LIMA, 1995), assimilados, ou explicitamente exterminados para dar abrir espaço para o progresso.

Por conta da minha trajetória junto ao movimento, quando eu penso e falo em povos indígenas, é impossível não falar de território. O território é o lugar onde se torna possível a sustentação da diferença, dos projetos de comunidade e de mundos indígenas. A ideia de território remete à construção e à vivência da relação entre uma sociedade específica e sua base territorial, bem como às práticas sociais que regulam e estruturam a significação e o uso do espaço (GALLOIS, 2012). Trata-se do lugar onde as relações que constituem um modo de ser coletivo podem existir. A formulação do cantor, escritor e violonista argentino Atahualpa Yupanqui: "o corpo é a terra que anda", retrata o entendimento, bastante desenvolvido por lideranças e intelectuais indígenas, de que corpo e território se constituem reciprocamente; ali onde existe um território existem corpos que o constroem, sustentam e transformam, e a agressão a um território é uma agressão aos corpos e sujeitos que o constituem. É preciso ter um espaço para ser, para que o mundo do outro não avance sobre mim. O território indígena é um espaço de existência e de resistência.

A Constituição Federal de 1988 *em certa medida* conferiu reconhecimento jurídico às territorialidades indígenas, determinando que cabe ao Estado demarcar e fazer proteger os povos indígenas e as *terras que eles tradicionalmente ocupam*[19]. De acordo com o artigo 231 da Constituição Federal, as terras tradicionais são aquelas áreas habitadas pelos indígenas em caráter permanente, as utilizadas para suas atividades produtivas, as imprescindíveis à preservação dos recursos ambientais necessários a seu bem-estar e as necessárias para a sua reprodução física e cultural, segundo seus usos, costumes e tradições (BRASIL, 1988). De acordo com o artigo 60 do Ato das Disposições Constitucionais Transitórias (ADCT)[20], a União teria cinco anos a partir da data da promulgação da Constituição de 1988 — ou seja, até outubro de 1993 — para concluir a demarcação das terras indígenas.

Prestes a completar 35 anos da promulgação da atual Constituição brasileira, o Estado segue negligenciando seus deveres constitucionais para com os povos indígenas, comprometendo a execução e a efetividade da política indigenista instituída pela Constituição Federal e tratados de Direitos Humanos. Essa omissão do Estado se manifesta de forma impactante na política de demarcação e proteção dos territórios indígenas, conforme revela o quantitativo de terras indígenas ainda pendentes de demarcação. De acordo com dados do Instituto Socioambiental (ISA), existem pelo menos 242 terras indígenas que não foram demarcadas. Seus processos de demarcação, *quando* devidamente instituídos, arrastam-se por anos ou até

---

[19] Constituição Federal da República Federativa do Brasil, artigo 231: "São reconhecidos aos índios sua organização social, costumes, línguas, crenças e tradições, e os direitos originários sobre as terras que tradicionalmente ocupam, competindo à União demarcá-las, proteger e fazer respeitar todos os seus bens" (BRASIL, 1988, s/p).

[20] O ADCT é um conjunto de normas constitucionais apensadas no final da Constituição Federal de 1988 com o intuito de disciplinar a transição legal entre a Constituição Federal anterior, de 1969, e a de 1988.

décadas, seja por conta de obstáculos políticos e administrativos, seja em decorrência da judicialização. As terras indígenas não demarcadas representam 33% do território indígena já identificado como tradicionalmente ocupado[21] — sem contar aquele que pode vir a ser identificado no futuro.

A demarcação de terras, quando chega a avançar, mais parece uma guerra do que um processo administrativo. Nessa guerra, as comunidades que buscam o reconhecimento territorial precisam lançar mão de uma série de estratégias para fazer o Estado agir, e cada passo dado dentro do processo de demarcação geralmente é respondido com violência pelos grupos interessados no controle das terras indígenas. Esse cenário não foi diferente em nenhum dos governos desde a redemocratização do Brasil. Vale ainda ressaltar que já não existem demarcações de terras indígenas no Brasil, salvo alguns casos isolados[22], desde 2010. Desde o julgamento do caso Raposa Serra do Sol no Supremo Tribunal Federal (STF) em 2009, a tese do Marco Temporal tem se difundido na administração pública e no judiciário, impedindo o avanço de processos demarcatórios em todo país[23].

Portanto, a inexistência de uma política de demarcação e proteção de territórios indígenas não é nova. Mas embora o Estado brasileiro acumule um histórico de mora e omissão quanto à pauta da demarcação de terras indígenas, o quadro foi se agravando a partir de 2010, e piorou radicalmente em 2018 com a eleição de um governo federal explicitamente contrário aos direitos indígenas. Assim, quando a Covid-19 chega nos territórios indígenas, esses já estavam profundamente afetados pelos ataques e enfraquecimento dos órgãos e políticas de proteção, pelos posicionamentos anti-indígenas de autoridades do Estado, e pelo agravamento das dinâmicas de invasão e pilhagem das terras tradicionais.

---

[21] Segundo o Instituto Socioambiental, destas 242 terras, 125 estão em estágio de identificação, 43 já foram identificadas e 74 já foram declaradas pelo Ministério da Justiça. Homologadas por decreto presidencial, foram 490 terras indígenas. Maiores informações podem ser acessadas em: https://pib.socioambiental.org/pt/Situa%C3%A7%C3%A3o_jur%C3%ADdica_das_TIs_no_Brasil_hoje.

[22] A presidente Dilma, ao apagar das luzes da sua gestão e logo antes de sofrer o impeachment, assinou três decretos de homologação de Terras Indígenas.

[23] O marco temporal é uma tese política transformada em dispositivo de interpretação constitucional *ad hoc* que limita os direitos dos povos indígenas às suas terras tradicionais por meio da aplicação de um corte temporal arbitrário, restritivo e sem lastro jurídico. Segundo a tese, o direito dos povos indígenas às suas terras tradicionais só se aplica às terras efetivamente ocupadas por eles na data da promulgação da Constituição Federal, em outubro de 1988. Na ausência de ocupação efetiva comprovada, seria necessário provar a existência de um conflito instaurado pela a terra naquela mesma data. Essa tese interpretativa redefine radicalmente o conceito de direito originário à terra consagrado na Constituição Federal, dificultando e mesmo inviabilizando o reconhecimento e a proteção de grande parte das terras indígenas no Brasil.

A intensificação da guerra contra povos indígenas e a chegada da Covid-19

Conforme apontado anteriormente, mesmo se olharmos apenas para o período posterior a 1988, que gostamos de entender como de democrático e multicultural, o que encontramos é a omissão e recusa por parte do Estado brasileiro em reconhecer os direitos territoriais indígenas. Os distintos governos a partir dos anos 1990 cederam sucessivamente às pressões de setores políticos, econômicos, e empresariais interessados nas terras tradicionais e nas suas riquezas. Mas a administração pública federal eleita em 2018 se diferenciou pela negligência e o desenvolvimentismo para adotar uma lógica do ataque por meio de uma série de posicionamentos, posturas e políticas sistematicamente contrários aos direitos indígenas. Não cabe aqui listar todos eles, mas antes apresentar ocorrências que, juntas, revelam a sistematicidade da lógica etnocida do governo comandado pelo presidente Jair Bolsonaro. Nesse sentido, talvez um dos projetos principais do governo Bolsonaro tenha sido a transformação da Fundação Nacional dos Povos Indígenas (Funai — antes Fundação Nacional do Índio) numa "Fundação Anti-Indígena" (Inesc e INA, 2022), um órgão voltado para a criação de obstáculos à demarcação e à proteção de terras indígenas, a perseguição de lideranças e a vulnerabilização dos direitos garantidos aos indígenas.

Em julho de 2019, o presidente da república nomeou o delegado federal Marcelo Augusto Xavier da Silva para ocupar a presidência da Funai. Marcelo Xavier era uma figura que antagonizava com o movimento indígena por diversas razões, dentre elas o fato de ter ocupado a posição de consultor de integrantes da Frente Parlamentar Agropecuária (FPA) na Comissão Parlamentar de Inquérito (CPI) da Funai e do Incra, em 2016. Essa CPI teve por objetivo atacar e deslegitimar o papel desempenhado pela Funai e pelo Incra na demarcação de terras indígenas e territórios quilombolas, num momento em que a FPA buscava puxar essas atribuições para um Congresso Nacional dominado pelo agronegócio (ELOY AMADO; ALFINITO VIEIRA, 2021). Ou seja, a CPI na qual Marcelo Xavier atuou como consultor era parte de uma manobra política para impedir a demarcação de terras indígenas no Brasil.

Sob o comando de Xavier, a Funai passou a confrontar e perseguir lideranças indígenas e a atuar contra a demarcação de terras. Com base no Parecer 001/17 da Advocacia Geral da União (AGU), que orientava a Funai e procuradores não defenderem os direitos fundiários dos povos indígenas, foram devolvidos 17 procedimentos administrativos de demarcação de terras que estavam aptos para serem homologados pelo presidente. Em abril de 2020, a Funai publicou a Instrução Normativa n.º 09, que autorizou a emissão de títulos de imóveis privados em terras indígenas não homologadas (BRASIL, 2020b). Em três anos, entre 2019 e 2021, o governo federal certificou 114 fazendas dentro de áreas indígenas por meio do Sistema de Gestão de Terras (Sigef), contrariando pareceres jurídicos prévios. Juntas, essas fazendas ocupam mais de 250 mil hectares. Assim, a invasão criminosa dos territórios tradicionais foi, a partir de 2018, sendo legalizada e incentivada pelo governo federal.

Dados da Comissão Pastoral da Terra (CPT) demonstram que os ataques aos direitos territoriais indígenas estiveram ligados a um recrudescimento progressivo da violência no campo. De acordo com a série de relatórios Conflitos no Campo, entre 2011 e 2020 houve um aumento de 92% dos conflitos envolvendo terras no Brasil; sendo que de 2019 para 2020, esse aumento foi de 25%. O número de conflitos de 2020 foi o maior desde 1985, e do total de famílias afetadas pelos conflitos (171.625), 56% são famílias indígenas (96.931) (CPT, 2021).

Também a partir de 2018, a mineração e o garimpo em terras indígenas passaram a ter proeminência dos planos e projetos do governo. A liberação da mineração e do garimpo dentro das terras indígenas foi uma das prioridades políticas declaradas da administração de Jair Bolsonaro, bem como de setores do Poder Legislativo. Conforme consta em documento oficial, a aprovação do Projeto de Lei (PL) 191/2000, que abre as terras indígenas para mineração, estava no topo da lista de prioridades legislativas da Presidência. Além disso, a administração Bolsonaro deu amplo apoio ao garimpo ilegal dentro de Terras Indígenas por meio de paralisações ou suspensões de operações de fiscalização e combate ao garimpo em terras indígenas (APIB, 2021). Nenhum desses atos ou medidas deve ser compreendido de forma isolada. Eles formaram, em seu conjunto, um governo anti-indígena, que favoreceu a destruição das terras e das vidas indígenas por meio do incentivo à mineração, ao garimpo, à grilagem e à extração de madeira nos seus territórios (APIB, 2021).

Dessa forma, a pandemia da Covid-19, quando irrompe nas terras indígenas, encontra um cenário de extrema vulnerabilização e violência, e passa a integrar, complexificar e agravar uma constelação de ameaças contra esses povos. A pandemia alastrou-se pelo Brasil dentro de um contexto já marcado pelo aumento vertiginoso de invasões de terras indígenas, pelo recrudescimento da violência institucional, física e simbólica e pelo aprofundamento das alianças firmadas entre setores interessados no desmantelamento dos direitos indígenas, principalmente os territoriais, que consolidaram sua hegemonia nos três poderes da república (ALFINITO; ELOY AMADO, 2021).

Nesse contexto, o coronavírus alastrou-se rapidamente pelos territórios indígenas. Até o dia 27 de junho de 2020, ou seja, em três meses de pandemia, o país registrava 378 indígenas falecidos, 9166 infectados e 112 povos atingidos pela Covid-19[24]. A resposta dada pelo governo federal foi um misto de negligência e acirramento do ataque aos direitos indígenas. Apesar das recomendações de organizações nacionais e internacionais acerca da urgência de se desenvolver medidas de proteção da vida e da saúde indígena, o governo federal brasileiro, legalmente incumbido da proteção desses direitos, implementou medidas que agravaram a exposição dos indígenas ao coronavírus.

A vulnerabilidade socioepidemiológica dos povos indígenas resulta de uma série de condições sociais, políticas e ambientais que decorrem da forma pela qual estado e as fronteiras de produção econômica se expandiram para cima e para dentro dos territórios e vidas desses povos. Essas condições, amplamente documentadas pela literatura, incluem: a atmosfera de violência e discriminação generalizada sob a qual vivem muitos povos indígenas, que dificulta o acesso a serviços públicos e básicos; a falta de segurança na posse e usufruto de seus territórios, que são extensivamente invadidos e afetados pelo garimpo, extração de madeira, mineração e obras de infraestrutura construídas ou patrocinadas pelo Estado; a escassez e dificuldade de acesso a atendimento médico e equipamentos de saúde; a insegurança alimentar; e a falta de acesso à água potável em seu dia a dia (CODEÇO *et al.*, 2020).

Durante todo o primeiro semestre de 2020, o governo federal omitiu-se em implementar medidas que reduzissem a vulnerabilidade dos povos indígenas frente à pandemia. Não foram alocados recursos, pessoal ou infraestrutura para testar e atender indígenas potencialmente infectados, não foram instituídas barreiras sanitárias nos territórios indígenas para evitar a entrada e o contágio por agentes externos, e não foram planejadas

---

[24] Dados são do Comitê Nacional pela Vida e Memória da Articulação dos Povos Indígenas do Brasil (Apib). Até o final de 2021, o Comitê registrou mais de 59 mil casos da Covid-19 entre indígenas no Brasil, com mais de 1000 óbitos. Dados disponíveis em: https://emergenciaindigena.apiboficial.org/dados_covid19/. Acesso em: 15 out. 2023.

medidas de desintrusão do território ou de isolamento dos invasores que estavam dentro das terras indígenas. Tampouco foi montado um sistema de coleta e divulgação de dados sobre o contágio e mortes por Covid-19 entre indígenas. O único plano formulado pelo governo federal foi um documento vago e genérico, desenvolvido pela Secretaria Especial de Saúde Indígena (Sesai), órgão vinculado ao Ministério da Saúde e encarregado da saúde indígena no país[25], elaborado sem consulta aos povos indígenas e sem que esses tivessem a oportunidade de participar minimamente da sua elaboração (BRASIL, 2020c).

Vale mencionar algumas das medidas tomadas pelo governo federal nos primeiros meses da chegada da Covid-19 ao Brasil. A primeira notificação da doença no país foi entre os dias 25 e 26 de fevereiro de 2020. No dia 6 de março, a Funai decretou a suspensão das ações assistenciais dentro de terras indígenas, cortando as cestas básicas que eram fornecidas pelo governo e contribuindo para o aumento da violência, da desnutrição e da vulnerabilidade à Covid-19[26]. No dia 16 de março, um informe técnico da Sesai colocou os indígenas em risco ao recomendar isolamento domiciliar para pessoas potencialmente infectadas que não necessitassem de hospitalização. O problema, ignorado pela Funai, é que em muitas aldeias as casas são compartilhadas e coletivas, ou seja, são locais que podem facilitar e acelerar o contágio. Ainda em março, a Funai publicou uma portaria suspendendo a entrada em terras indígenas, mas ignorou o fato de que muitas terras já estavam invadidas por madeireiros e garimpeiros e não tomou medidas para retirar os invasores. O primeiro indígena infectado pelo coronavírus foi diagnosticado no dia 1º de abril, e logo se averiguou que ele havia sido infectado por um médico da Sesai. A quarentena prévia para profissionais da saúde não estava prevista nas normativas da Funai.

Conforme mencionado, em abril de 2020 a Funai editou a Instrução Normativa n.º 9, que possibilitava a certificação de imóveis privados (ou seja, de ocupações ilícitas) dentro de terras indígenas ainda não homologadas, legitimando a invasão desses territórios e acirrando os conflitos fundiários entre indígenas e não indígenas (BRASIL, 2020b). A presença de terceiros dentro das TIs, reconhecida e incentivada pela Funai, aumentou o risco de disseminação de doenças infectocontagiosas nesses territórios

---

[25] Criada em 2010, a Secretaria de Saúde Indígena (Sesai) é responsável por coordenar e executar a Política Nacional de Atenção à Saúde dos Povos Indígenas e todo o processo de gestão do Subsistema de Atenção à Saúde Indígena (SasiSUS) no Sistema Único de Saúde (SUS).

[26] Cf. https://www.campograndenews.com.br/cidades/capital/indios-vao-a-assembleia-lembrar-que-fim-de-cestas-basicas-gera-desnutricao. Acesso em: 16 jul. 2023.

e, no caso da pandemia da Covid-19, sabe-se que foram terceiros que, ao entrar em contato com os indígenas, levaram consigo o vírus. Além disso, ainda em abril de 2020, a Sesai comunicou, em uma série de informes, que restringiria seu atendimento apenas aos indígenas que vivem dentro de Terras Indígenas (TIs) já homologadas, excluindo das políticas públicas tanto os indígenas que habitam terras em processo de demarcação quanto aqueles que vivem fora das aldeias, em contextos urbanos, e limitando o acesso desses povos ao sistema de saúde indígena. O Secretário da Saúde Indígena Robson Silva afirmou à época que apenas indígenas que viviam dentro de terras homologadas seriam atendidos pela Sesai, excluindo do atendimento mais de 320 mil indígenas em contextos urbanos. A medida foi contestada pelo movimento indígena, por ONGs indigenistas e pelo Ministério Público Federal.

O enfraquecimento da proteção territorial contribuiu diretamente para o aumento das invasões e do desmatamento em terras indígenas, e, logo, para um maior risco de contágio. Em 2020, a taxa de desmatamento na Amazônia Legal Brasileira foi a maior em 12 anos. Dados divulgados pelo Inpe (Instituto Nacional de Pesquisas Espaciais) mostram que 1.085.100 hectares foram devastados naquele ano. Entre 2019 e 2020, foram mais de 90.000 hectares desmatados dentro de terras indígenas, um aumento de 42% com relação ao biênio anterior. O desmatamento e o garimpo ilegal dentro dos territórios indígenas aumentaram drasticamente ao longo da pandemia. Junto com a destruição dos territórios, a violência contra povos indígenas também recrudescia, e a disseminação da Covid-19 pelas aldeias disparava.

Lutas e re-existências indígenas para dentro e para fora do corpo-território

A atuação do governo federal durante a pandemia da Covid-19 contribuiu, portanto, para agravar a vulnerabilidade epidemiológica entre os povos e comunidades indígenas. Nesse contexto, os povos indígenas estavam lutando simultaneamente em diferentes frentes. De um lado, enfrentavam uma administração pública federal que os atacava, de outro, buscavam se proteger do coronavírus e, ainda de outro, cunhavam estratégias para resistir a ameaças, invasões e ataques aos seus corpos-territórios perpetrados por agentes do garimpo, da caça, da extração ilegal de madeira e de outras formas de pilhagem. A reação dos movimentos indígenas foi tão rápida quanto o avanço dessas ameaças, e já nos primeiros meses da pandemia começaram a ser elaboradas linhas de mobilização política e de incidência sobre o Estado e pela defesa dos territórios[27].

Em maio de 2020, foi realizada a Assembleia Nacional de Resistência Indígena, que resultou na elaboração de um plano de enfrentamento contra a pandemia específico para o contexto dos povos indígenas. A Assembleia também resultou na criação do Comitê Nacional pela Vida e Memória Indígena, instância que articulou os esforços de monitoramento participativo das organizações indígenas ao redor do Brasil para registrar os casos de contaminação e óbitos entre povos indígenas pela Covid-19. A coleta de informações e apuração do Comitê foi realizada pelas organizações regionais de base da Articulação dos Povos Indígenas do Brasil (Apib) por meio de pontos focais locais e com a apuração das informações disponibilizadas pelos órgãos de saúde municipais, estaduais e federais (APIB, 2020).

Além do esforço na elaboração de planos e coleta autogestionada de dados e informações sobre o avanço da pandemia entre os povos indígenas, entre os meses de abril e julho de 2020 houve uma intensa mobilização pela aprovação de legislação federal dispondo sobre medidas de enfrentamento à Covid-19 nos territórios indígenas por meio de um Plano Emergencial para Enfrentamento do Coronavírus. No entanto, o Presidente Bolsonaro vetou as normas que previam para povos indígenas o acesso universal à água potável, a distribuição gratuita de materiais de higiene, limpeza e desinfecção de superfícies, a oferta emergencial de leitos hospitalares e de unidades de terapia intensiva (UTIs), a aquisição de ventiladores e máquinas de oxigenação sanguínea, a distribuição de materiais informativos sobre a Covid-19, e a instalação de pontos de internet nas aldeias (BRASIL, 2020a).

Diante da recusa do governo de implementar medidas mínimas para proteger a saúde indígena e da impossibilidade de avançar no desenvolvimento de uma política pública pela via legislativa, o movimento indígena passou a abrir outros canais e espaços de incidência política. Os parágrafos a seguir enfatizam como diferentes formas e arenas de incidência foram concatenadas e costuradas pelo movimento indígena a partir de 2020, formando uma teia de mobilizações capaz de fortalecer as demandas do movimento e mudar sua posição dentro da conjuntura política nacional e internacional.

---

[27] Para uma visão abrangente das diferentes experiências indígenas de resposta ao contexto de pandemia de 2020 a 2021, muitas delas narradas por pessoas indígenas que participaram desses processos, consultar a Plataforma de Antropologia e Respostas Indígenas à Covid-19 (PARI-c). Disponível em: http://www.pari-c.org/. Acesso em: 15 jul. 2023.

A partir da eleição presidencial de 2018 e, de forma ainda mais acentuada, da chegada do coronavírus às terras indígenas, a ativação do sistema de justiça e a disputa por meio dos tribunais foi uma delas. É nesse contexto que a advocacia indígena ganha protagonismo na luta pelos direitos indígenas no contexto da pandemia da Covid-19. A advocacia indígena é uma forma de praticar e disputar o direito que, para além de ser liderada por advogados e advogadas indígenas, é caracterizada por repertórios de organização e ação que nascem do seu vínculo com o movimento indígena e com as formas de reivindicação política que ele desenvolveu ao longo da última década. Seu surgimento ocorre em uma trajetória de formação de quadros e estratégias jurídicas dentro do movimento. Ela resulta, portanto, de uma dupla inserção de juristas indígenas: de um lado, são profissionais e militantes enraizados em espaços de organização política indígena como assembleias, associações e grupos de base; e, de outro, em espaços jurídico-institucionais, como as instituições de justiça, universidades de direito, redes e organizações de advogados (ALFINITO; ELOY, 2021).

Uma das atuações mais proeminentes da advocacia indígena no âmbito da pandemia foi uma Ação de Descumprimento de Preceito Fundamental (ADPF) protocolada pela Apib juntamente aos seus partidos políticos em junho de 2020, pedindo que o Poder Judiciário obrigasse a União a adotar medidas para conter o avanço da Covid-19 entre os povos indígenas. Trata-se da ADPF n.º 709, que representa uma tentativa histórica de buscar, a partir do protagonismo indígena na mais alta corte do Poder Judiciário brasileiro, a formulação e implementação de políticas públicas aptas a proteger a vida e a saúde dos povos indígenas diante da chegada da pandemia da Covid-19. Foi a primeira vez na história que "os povos indígenas foram ao Supremo, em nome próprio, defendendo direito próprio e por meio de advogados próprios, propondo uma ação de jurisdição constitucional" (ELOY AMADO, 2020a, s/p).

A ADPF n.º 709 foi uma importante resposta dada pelo movimento indígena à pandemia. A petição inicial da ação retoma, reforça e atualiza o entendimento, já presente no campo da saúde pública e do indigenismo desde os anos de 1980, de que a gestão da saúde indígena precisa ser pensada conjuntamente com políticas de gestão e garantia de direitos territoriais dos povos tradicionais. Um de seus argumentos centrais é o de que a falta de reconhecimento e fiscalização das terras indígenas intensifica o contato indígena com os vetores da pandemia, dificultando seu acesso a serviços de saúde pública, reduzindo sua autonomia alimentar e aumentando sua vulnerabilidade epidemiológica.

Assim, a ADPF n.º 709 suscita uma discussão a um só tempo sanitária e territorial. De forma geral, a ação pede que a União seja obrigada a formular e implementar uma série de políticas públicas aptas a proteger os povos indígenas da pandemia. A ação foi construída e sustentada por uma multiplicidade de braços e vozes. Ao redor do polo ativo da ação, da parte autora, constituiu-se uma rede que colaborou em diferentes momentos e maneiras para o litígio. Essa rede inclui partidos políticos, que assinaram a petição inicial ao lado da Apib; a Clínica de Direitos Fundamentais da Universidade Estadual do Rio de Janeiro (Uerj), que subsidiou a elaboração das estratégias jurídicas que orientaram o processo; organizações indígenas de base como a Associação Wakoborun de Mulheres Munduruku e a Hutukara Associação Yanomami (HAY), que alimentaram o litígio com informações de dentro das Terras Indígenas; a Fundação Oswaldo Cruz (Fiocruz) e a Associação Brasileira de Saúde Coletiva (Abrasco), que subsidiaram tecnicamente a parte autora e a tomada de decisão do Poder Judiciário; órgãos públicos como o Ministério Público Federal (MPF), a Defensoria Pública da União (DPU) e o Conselho Nacional de Justiça (CNJ); o Observatório dos Direitos Humanos dos Povos Indígenas Isolados e de Recente Contato (OPI); e outras tantas organizações que participam como assessoras e *amicus curiae*.

Além de encabeçar a ação, coube à advocacia indígena da Apib ativar, sustentar e articular essa rede no âmbito e para além do processo judicial. Os espaços instituídos por meio da ação para permitir o diálogo intercultural entre povos indígenas e União, como a Sala de Situação, tornaram-se rapidamente arenas de silenciamento e exclusão das vozes indígenas (GODOY; SANTANA; OLIVEIRA, 2021). As decisões judiciais que obrigavam a União a implementar medidas para proteger os povos indígenas da pandemia foram sistematicamente descumpridas. A aposta da União Federal foi no esvaziamento e neutralização da ação. Nomeou, por exemplo, o Gabinete de Segurança Institucional (GSI) para coordenar a Sala de Situação, inviabilizando o diálogo com os representantes indígenas. Nas reuniões, as manifestações e microfones desses últimos eram cortados, enquanto o governo impunha suas percepções e encaminhamentos sobre o grupo[28].

Contra essas manobras, a advocacia indígena levou para dentro da ação cada situação emergente de invasão territorial, contaminação e morte por Covid-19, alimentando o judiciário com uma multiplicidade de eventos de ameaça aos direitos indígenas nos diferentes territórios. Trata-se de uma

---

[28] *Cf.* https://g1.globo.com/politica/noticia/2020/07/20/entidade-de-indigenas-diz-ao-stf-que-reuniao-com--governo-sobre-a-pandemia-foi-humilhante.ghtml. Acesso em: 16 jul. 2023.

forma de disputar o direito na tentativa de abrir as instituições de justiça às situações e conflitos emergentes, fazendo com que essas influenciem os rumos da ação. Ao mesmo tempo, as decisões proferidas pelo Pleno do STF e pelo ministro Luís Roberto Barroso, relator da ação, foram continuamente discutidas com as organizações e povos indígenas afetados. Viraram material de incidência e insumo para processos de reivindicação por justiça.

Nessa conjuntura, o trabalho da advocacia indígena, junto ao apoio jurídico de parceiros institucionais e da sociedade civil, foi manter e aprofundar o vínculo entre a disputa política dentro e fora dos tribunais. E havia muita disputa fora dos tribunais. Conforme mencionado anteriormente, entre 2020 e 2021 cresciam exponencialmente as invasões de terras indígenas. Duas terras especialmente impactadas pelas invasões garimpeiras foram a TI Yanomami, em Roraima, e a TI Munduruku, no sudoeste do Pará. O povo Munduruku, povo indígena de mais de 16000 habitantes que vive na bacia do Rio Tapajós, no sudoeste do estado do Pará, é um dos povos mais impactados pelo garimpo no Brasil. A ausência de fiscalização e, nos anos recentes, os incentivos ao garimpo dentro e ao redor de suas terras, têm levado a uma situação de calamidade ambiental e de saúde pública dentre esse povo.

Em 2019, por conta da pressão exercida por lideranças Munduruku para que os impactos do garimpo sobre a saúde indígena fossem mais bem compreendidos, a Fiocruz realizou, em parceria com a WWF, uma pesquisa avaliando os impactos da contaminação por mercúrio em habitantes de três terras Munduruku no médio rio Tapajós: Sawré Muybu, Poxo Muybu e Sawré Aboy. Os resultados da pesquisa revelam a extrema gravidade da contaminação por mercúrio nessas aldeias e as graves doenças neurológicas que já estão sendo provocadas. De acordo com o relatório final da Fiocruz:

> Os resultados apontam evidências claras dos efeitos deletérios da contaminação por mercúrio nas três aldeias Munduruku – e indicam que a atividade garimpeira vem promovendo alterações de grande escala no uso do solo nos territórios tradicionais da Amazônia, com impactos socioambientais diretos e indiretos para as populações locais, incluindo prejuízos à segurança alimentar, à economia local, à saúde das pessoas e aos serviços ecossistêmicos.
> Em todos os participantes do estudo, incluindo crianças, adultos, idosos, homens e mulheres, sem exceção, foram detectados níveis de mercúrio nas amostras de cabelo. Cerca de 57,9% apresentavam níveis de mercúrio acima de

> 6μg.g-1 – que é o limite máximo de segurança estabelecido por agências de saúde reconhecidas internacionalmente. Os dados demonstram ainda que o nível de contaminação é maior nas regiões mais impactadas pelo garimpo. [...] (WWF; FIOCRUZ, 2020, p. 2-3).

Trata-se de uma população inteira contaminada por um metal pesado, que está contaminando seus rios, seus alimentos e seus corpos. O estudo concluiu que os níveis de contaminação por mercúrio no rio Tapajós aumentaram de forma significativa ao longo dos últimos anos, e concluiu também com uma série de recomendações claras para as autoridades públicas, dentre elas, a interrupção imediata das atividades garimpeiras e a completa desintrusão das terras indígenas afetadas pela mineração ilegal.

Os conflitos decorrentes do garimpo escalaram a tal ponto nas terras Munduruku que, em meio de 2021, a casa de uma das principais lideranças de resistência contra o garimpo, Maria Leusa Munduruku, foi incendiada por garimpeiros, levando sua família a fugir do território em busca de segurança.

Ao longo da pandemia e da escalada de violência, o Movimento Munduruku Ipereğ Ayũ[29], movimento de resistência composto por seis associações Munduruku, seguiu denunciando o governo e os invasores, ao mesmo tempo que buscava proteger as comunidades Munduruku contra o coronavírus. Por meio de suas organizações, o movimento empregou uma composição de táticas — como a autofiscalização e autodemarcação do território —, missões internacionais para denunciar a atuação do governo, ocupações de prédios públicos, e o confronto contínuo e direto com invasores das terras tradicionais Munduruku, tanto no alto quanto no médio rio Tapajós.

Esse movimento territorial, que realiza a resistência no e a partir do território, articulou-se ao longo de toda a pandemia com a Apib, com a advocacia indígena e com outros aliados importantes como a CPT e a Sociedade Paraense de Defesa de Direitos Humanos (SDDH), para denunciar e enfraquecer, por todas as vias possíveis, o governo federal anti-indígena. As lutas territoriais eram transformadas em petições judiciais, essas viravam decisões, que, por sua vez, retroalimentavam a luta nos territórios, abriam outras arenas de disputa, e fomentavam os vínculos que compunham um movimento indígena emergente e multiescalar.

Eu arrisco dizer que o movimento indígena, com essa forma rizomática, interssetorial e multiescalar, essa capacidade de tecer arenas institucionais e disputas territoriais, de mobilizar diversas linguagens e aliados,

---

[29] Para uma etnografia do Movimento Munduruku Ipereğ Ayũ, ver Loures (2017).

foi fundamental para a mudança de governo nas eleições presidenciais do Brasil em 2022. O movimento indígena tornou-se um dos mais vocais e organizados movimentos de denúncia contra o governo Bolsonaro. Em seguida, parte importante desse movimento, algumas de suas lideranças com projeção nacional e internacional como Sônia Guajajara, Joênia Wapichana e Luiz Eloy Terena, passaram a integrar o governo do presidente Lula. E ao mesmo tempo que ocorre esse processo de possível institucionalização do movimento, as lideranças dos territórios, na Mundurukânia e além, seguem avisando: não podemos dormir, precisamos continuar vigilantes. A luta nunca acaba (ALFINITO; KORAP MUNDURUKU, 2023).

Referências

ALFINITO, Ana Carolina; ELOY AMADO, Luiz Henrique. O direito que transborda os tribunais: advocacia indígena, território e pandemia. *Plataforma de Antropologia e Respostas Indígenas à COVID-19*, v. 1, n. 10, nov. 2021. Disponível em: www.pari-c. org. Acesso em: 15 jul. 2023.

ALFINITO, Ana; KORAP MUNDURUKU, Alessandra. We must remain vigilant. *NACLA Report on the Americas*, v. 55, n. 2, p. 176-183, 2023. DOI: 10.1080/10714839.2023.2213095. Acesso em: 15 jul. 2023.

APIB – Articulação dos Povos Indígenas do Brasil. *Dossiê internacional de denúncias dos povos indígenas do Brasil*. Brasília: Apib, 2021. Disponível em: https://apiboficial. org/files/2021/08/DOSSIE_pt_v3web.pdf. Acesso em: 15 jul. 2023.

ARRUTI, José M. Andion. A emergência dos 'remanescentes': notas para o diálogo entre indígenas e quilombolas. *Mana – Estudos de Antropologia Social*, v. 3, n. 2, p. 7-38, 1997.

BARTOLOMÉ, Miguel Alberto. "Los pobladores del desierto: genocidio, etnocidio y etnogénesis en Argentina". *In*: PETRICH, P. (org.). *Positionnements identitaries des groupes indiens d'Amerique latine*. Paris: ALHIM/Université Paris 8, 2004. p. 45-72.

BRASIL. [Constituição (1988)]. *Constituição da República Federativa do Brasil*. Brasília, DF: 1988.

BRASIL. Supremo Tribunal Federal. *Inteiro teor do Acórdão*. Plenário Emb. Decl. na Petição 3.388, Roraima (caso Raposa Serra do Sol), 2013. Disponível em: http://redir.stf.jus.br/paginadorpub/paginador.jsp?docTP=TP&docID=5214423. Acesso em: 17 jul. 2023.

BRASIL. Lei Federal 14.021, de 7 de julho de 2020. Brasília, 2020a.

BRASIL. Fundação Nacional do Índio – Funai. Instrução Normativa n.º 9 de 16 de abril. Brasília, 2020b.

BRASIL. Secretaria Especial de Saúde Indígena – Sesai. Plano de Contingência Nacional para Infecção Humana pelo novo Coronavírus em Povos Indígenas. Brasília, 2020c.

CODEÇO, Cláudia. T.; VILELLA, Daniel; COELHO, Flávio *et al*. *4º Relatório sobre risco de espalhamento da COVID-19 em populações indígenas*: considerações preliminares sobre vulnerabilidade geográfica e sociodemográfica. Brasília, 2020. Disponível em: https://portal.fiocruz.br/sites/portal.fiocruz.br/files/documentos/relatorios_tec-nicos_-_covid-19_procc-emap-ensp-covid-19-report4_20200419-indigenas.pdf. Acesso em: 15 jul. 2023.

CPT – COMISSÃO PASTORAL DA TERRA. Conflitos no Campo. Brasília: CPT, 2021. Disponível em: https://www.cptnacional.org.br/publicacoes-2/destaque/6001-conflitos-no-campo-brasil-2021. Acesso em: 15 jul. 2023.

ELOY AMADO, Luiz Henrique. *ADPF 709 no Supremo*: Povos indígenas e o direito de existir! MidiaNinja, 30 jul. 2020a. Disponível em: https://midianinja.org/lui-zhenriqueeloy/adpf-709-no-supremo-povos-indigenas-e-o-direito-de-existir/. Acesso em: 15 jul. 2023.

ELOY AMADO, Luiz Henrique. *Vukápanavo - O despertar do povo Terena para os seus direitos*: movimento indígena e confronto político. 1. ed. Rio de Janeiro: E-papers, 2020b.

ELOY AMADO, Luiz Henrique; ALFINITO VIEIRA, Ana Carolina. *Criminalização e reconhecimento incompleto*: obstáculos legais à mobilização indígena no Brasil. 1. ed. Rio de Janeiro: Laced e Autografia, 2021. 262 p.

ESBELL, Jaider. [Entrevista cedida a] Leonardo Neiva. *Gama Revista*, 1 dez. 2020. Disponível em: https://gamarevista.uol.com.br/formato/conversas/indigena-ar-tista-jaider-esbel-arte-e-politica. Acesso em: 15 jul. 2023.

GALLOIS, Dominique. Terras ocupadas? Territórios? Territorialidades? *In: Terras indígenas e unidades de conservação da natureza*. Brasília: ISA, 2012.

GODOY, Miguel; SANTANA, Carolina; OLIVEIRA, Lucas Cravo de. STF, povos indígenas e sala de situação: um diálogo ilusório. *Direito e Práxis*, v. 12, n. 3, 2021.

IBGE – INSTITUTO BRASILEIRO DE GEOGRAFIA E ESTATÍSTICA. *Censo Brasileiro de 2010*. Rio de Janeiro: IBGE, 2012.

IBGE – INSTITUTO BRASILEIRO DE GEOGRAFIA E ESTATÍSTICA. *Censo Brasileiro de 2022*. Rio de Janeiro: IBGE, 2023.

INESC – INSTITUTO DE ESTUDOS SOCIOECONOMICOS; INA – INDIGE-NISTAS ASSOCIADOS. *Fundação anti-indígena*: um retrato da Funai sob o governo Bolsonaro. Brasília: Inesc, 2022.

LOURES, Rosamaria S. *Governo Karodaybi*: O movimento Ipereğ Ayũ e a resistência Munduruku. Dissertação (Mestrado em Ciências Ambientais) – Programa de Pós-Graduação Stricto Sensu em Recursos Naturais da Amazônia, Universidade Federal do Oeste do Pará (Ufopa), Santarém, 2017.

OLIVEIRA FILHO, João Pacheco de. "Uma etnologia dos 'índios misturados'? Situação colonial, territorialização e fluxos culturais". *Mana – Estudos de Antropologia Social*, v. 4, n. 1, p. 47-77, 1998.

SEGATO, Rita Laura. *La Nación y sus Otros*: raza, etnicidad e diversidad religiosa en tiempos de políticas de la identidad. Buenos Aires: Prometeo, 2007.

SEGATO, Rita Laura. *Crítica da colonialidade em oito ensaios e uma antropologia por demanda*. São Paulo: Bazar do Tempo, 2021.

SOUZA LIMA, Antonio Carlos. Um grande cerco de paz: poder tutelar, indianidade e formação de Estado no Brasil. Petrópolis: Vozes, 1995.

WWF; FIOCRUZ. *Nota Técnica*, nov. 2020. Disponível em: https://wwfbr.awsassets. panda.org/downloads/wwfbr_2020_nt_impacto_mercurio_saude_povo_indi-gena_munduruku_v2__2___1_.pdf. Acesso em: 15 out. 2023.

PANDEMIA E SAÚDE MENTAL

SAÚDE MENTAL NA PANDEMIA

Maria Zelia de Alvarenga

A insólita situação pandêmica desencadeada pela Covid-19 foi tema de muitas considerações emitidas por profissionais das mais variadas áreas do conhecimento humano. A ameaça anunciada pela gravidade crescente dos casos clínicos invadiu os noticiários do mundo e concorreu para atentarmos sobre o quão desamparados estávamos devido à carência de recursos para enfrentarmos a doença: a ignorância sobre possíveis tratamentos, a inexistência de vacinas, a gravidade de alguns casos, as mortes ocorrendo em vários países e, com o tempo, cada vez mais, o perigo fazendo-se presente na vida de todos nós...

Finalmente, sem o tempo demandado para a elaboração das ameaças com as quais nos deparávamos, ao longo dos incansáveis dias e meses, as restrições foram se impondo. As escolas fecharam, o confinamento das famílias se implantou, o trabalho, para a grande maioria, passaria a ser exercido a distância. Os hospitais, entretanto, demandavam cada vez mais mão de obra especializada, as vagas para as internações compulsórias foram se reduzindo e, finalmente, as mortes espalharam-se.

E o luto aconteceu, tanto para os pobres quanto para os ricos: sem rituais, sem despedidas, sem velórios, sem velas, sem flores, sem enterros, sem presenças, sem condolências dos amigos, sem abraços, sem o pesar do último adeus. Ficaram somente o vazio das cadeiras nos horários das refeições, os leitos sem os parceiros, sem o filho para ninar, sem o amado para abraçar, sem o pai com quem contar, sem a mãe que pegava no colo, sem o amigo com quem conversar!

Ficou o vazio, a solidão dos dias e das noites, o telefone mudo, o rádio sem música, o fim de semana sem futebol, sem as peladas, sem carnaval, sem aniversários, sem festas de casamentos, sem cultos, sem fogueiras e sem quentão, sem amigos, sem namoro, sem sonhos, sem projetos, sem adeus!

Ficou a saudade e a tristeza, o luto sem elaboração, ficaram as máscaras, o vazio das ausências, a carência de notícias, a testa franzida sem as respostas. De outra parte o desalento crescia, a miséria aumentava, a fome reclamava, o trabalho para muitos rareava, para outros consumia as noites e os dias!

A saúde mental na pandemia tornou-se palco de grandes antinomias!

De um lado, o confinamento das famílias concorreu para a eclosão dos mais variados quadros psicopatológicos, estimulando, de outro lado, para muitas pessoas, processos criativos. Famílias várias se viram reféns de confinamento em espaços restritos nos quais vigorava a obrigatoriedade de conviver com os respectivos parceiros e filhos por tempo indeterminado, carecendo do espaço para usufruir da privacidade do convívio consigo mesmo. De outra parte, os quadros de transtorno obsessivo compulsivo mostraram piora acentuada por conta do desafio de receber, em casa, os próprios víveres advindos de lugares onde a suposição subjetiva era de total indiscriminação quanto aos cuidados higiênicos. Para minha surpresa, as demandas por consultas sobre quadros depressivos, de angústia, de insônia, de alteração de consumo alimentar e, consequente, aumento de peso, cresceram de forma significativa! As queixas somaram-se às dores das perdas, do luto objetivo sem ritos de elaboração.

Durante a *live Saúde Mental na Pandemia*, por mim apresentada, na série de eventos *Clínica na Pandemia IX*, criado por Célia Brandão (2022), muitas foram as observações de grande pertinência, apresentadas pelos caríssimos participantes. Entre elas, destaco, a intervenção feita pela caríssima colega de profissão e amiga Iraci Galias, que discorreu sobre o fenômeno por ela observado e cunhado com o título de "luto sutil" na pandemia.

Iraci descreve esse evento, ocorrido na vigência do processo pandêmico, como decorrência da vivência subjetiva vivida pelas solitárias personagens quando do isolamento compulsório a que foram submetidas. Muitos foram os que ficaram, nessa condição de isolamento, sem a possibilidade de contato com os próprios filhos, netos, amigos. Sem parceiros e vivendo emoções contínuas de perdas, de solidão, de tristeza: sem trocas afetivas, isoladas do mundo. Muitas foram as vezes em que essas realidades, tão comuns nas vivências de confinamento pandêmico foram qualificadas como depressão, quando na realidade tratava-se simbolicamente de "luto sutil", ou seja, a sensação profunda de perda de alguém querido que restava vivo, mas com quem era possível encontrar e estabelecer contato. O "luto sutil", decorrente do vazio da presença, muitas vezes erroneamente diagnosticado e medicado, sem se tomar consciência de que o processo doloroso era de solidão dos vivos que não mais povoavam as casas. A perda simbólica dói tanto quanto as perdas literais!

Há de se convir o quanto todos nós nos demos conta de como a ausência física fez doer o corpo pela carência dos abraços, dos toques, das conversas, do "papo furado", dos almoços e jantares não comungados, dos sambas não dançados, das viagens não curtidas, dos segredos não trocados. E tudo doeu fundo na alma!

Como já havia citado, no curso da pandemia, muitas foram as antinomias que se fizeram presentes. A carência do convívio escolar deixou prejuízos inestimáveis, seja no sentido da precariedade do aprendizado, seja pela frequente insuficiência do ensino remoto. Há de se considerar também que os professores não estavam suficientemente habilitados para tais funções, seja pela precariedade dos recursos disponíveis, seja pela carência econômica de muitos dos alunos e suas respectivas famílias, sem equipamentos adequados para trabalhar as mensagens veiculadas, em um processo conhecido como exclusão digital. A par da pobreza do que se tentou ensinar, intensificada pela pobreza de quem tentou receber a informação, outra grande injúria revelou-se no ônus da falta de convívio entre as crianças e, fundamentalmente, entre os adolescentes. O fenômeno concorreu para o atraso nos ritos de passagem, de tal forma que muitos foram os que se mantiveram infantilizados ou regredidos a estágios de desenvolvimento inadequados para as respectivas idades. Adolescentes com 15 ou 16 anos apresentaram comportamentos comumente associados a crianças de 10 ou 11 anos.

A par da falta de convivência e comunicação, as crianças, adolescentes e jovens de classes mais abastadas, já anteriormente dependentes de telas, durante a pandemia tiveram um incremento de uso de computadores, tablets e celulares desencadeando dependências e viciosidades por jogos, vídeos e materiais comprometedores para o saudável desenvolvimento da juventude; além disso o uso excessivo de telas, concorreu para o comprometimento da saúde da visão.

O caríssimo Alberto Pereira Lima Filho, companheiro de jornada analítica, em vários momentos da *live*, referendou a situação de como grande parte dos profissionais da área do atendimento psicodinâmico marcaram presença na vida de seus clientes com "generosas orelhas" e "ouvidos de ouvir", mesmo porque, precisavam, antes de mais nada, de alguém que os escutasse. Sim, Alberto, a imagem recebida pela tela não preenchia a demanda pelo contato físico. Todavia o sentir-se ouvido, acolhido, algumas vezes necessariamente medicado, ressoava na alma, tão profundamente, que chegava a produzir sorrisos, uma alegria ingênua do poder falar dos medos, falar da solidão, da carência de notícias e, também, do susto quanto ao número de mortos, da quantidade de covas abertas!

E, então, por conta de eu haver criticado seriamente o uso abusivo de medicação psiquiátrica, receitado por alguns profissionais da área, o caríssimo Nairo de Souza Vargas propôs importante ressalva, assinalando sobre os benefícios da medicação na dose certa, especialmente em contexto de exceção, com o que todos estamos de acordo. O que assusta é o excesso!

Interessante lembrar que, há muito tempo, dispomos de testes farmacogenéticos que discriminam quais os melhores medicamentos disponíveis para uso comercial em diversas áreas clínicas. Esses testes, a par de selecionar o melhor medicamento para uma pessoa específica, pela avaliação do DNA, determinam também qual a melhor dosagem para cada caso.

Nairo enfatizou também a diminuição da incidência de suicídios entre as pessoas das mais variadas idades. Salientando o fato social de que quando a vida corre perigo por conta de agressores não controláveis pelo sujeito, a demanda pela autoeliminação diminui.

No entanto, ainda assim, a pandemia desencadeou mutilações de alma, estagnação do desenvolvimento psicossocial de crianças e adolescentes, vivências esdrúxulas de luto por conta dos caixões cerrados, sem despedidas, sem velórios, sem rituais de partidas! O confinamento imposto, supostamente protetor, decorrente de regulamentações sanitárias, determinou a emergência ou acentuação dos mais variados quadros de caráter emocional.

O confinamento, principalmente de idosos, com autonomia para ocuparem-se de si mesmos, concorreu para a emergência de sentimentos assoladores de solidão, seja pela ausência dos filhos, netos, vizinhos, amigos e até mesmo de trabalhadores para auxiliar em consertos domésticos, configurando situações simbólicas de "luto sutil".

O confinamento das crianças e dos adolescentes, por conta da impossibilidade de convivência recreativa ou escolar, concorreu explicitamente para um atraso no desenvolvimento sociocultural, quando não para uma vivência regressiva, bem como explicitamente para a dependência abusiva de "telas", conforme anteriormente mencionado.

O confinamento concorreu, assim, para uma carência na estruturação do pensamento reflexivo que estabelece competência para questionar os acontecimentos, as informações, sem o que a pessoa se empobrece de criatividade.

Dados prospectivos desse empobrecimento apontam para um futuro que prevê uma queda dos quocientes de inteligência da futura população adulta.

O confinamento de famílias num ambiente único, pelas 24 horas de todos os dias, concorreu para a emergência de intolerantes irritabilidades, agressões verbais e físicas.

O confinamento e todos os componentes afetivos envolvidos concorreram para alterações do ritmo do sono, do padrão alimentar, da vida sexual, da competência criativa.

O confinamento resultante do fenômeno pandêmico redundou num caráter insólito de manifestações angustiantes, persecutórias, depressivas, como ameaças nunca vividas pela população, em geral. A morte estava à espreita. Para muitos, não era o medo de enfrentar a própria morte, mas sim o medo da morte chegar aos seus amados, distantes, também confinados.

O medo de morrer, entretanto, concorreu para aumentar os cuidados com a saúde, para a consciência do valor da vida. E o questionamento sobre "o que estou fazendo aqui?" emergiu concorrendo para que o processo reflexivo sobre a importância da relação e da interação com o outro acontecesse, sem o que o ser humano se perde de si mesmo!

A vigência da pandemia trouxe mudanças espetaculares, tais como: a poluição caiu com o incremento do verde das matas, os pássaros voltaram, a natureza sorriu, a amorosidade teve espaço para se manifestar entre muitos.

O sofrimento causado pela pandemia concorreu também para que muitos de tantos acordassem para olhar o outro não mais como inimigo a ser combatido, como é próprio de uma dinâmica patriarcal defensiva, mas sim olhá-lo como carente, precisando de ajuda. E, há de se convir, ondas de solidariedade também emergiram.

Ao longo da exposição *Saúde Mental na Pandemia*, muitos dos participantes propuseram questões, bem como confidenciaram vivências pessoais de grande sofrimento, além da constatação de como a pandemia, ao apontar simbolicamente para a finitude da vida, trouxe à consciência a condição reflexiva da certeza de que somente somos quando nos ocupamos com o outro.

Iraci Galias falou do sofrimento quando do adoecimento de um de seus filhos que ficou internado por mais de três meses, na UTI, entubado, num quarto ao qual ela não tinha acesso. Felizmente, seu filho se recuperou.

Maria José do Amaral Ferreira questionou-me sobre mudanças observadas na natureza dos sonhos, com o que pude me lembrar do aumento de relatos de sonhos com invasão de águas ou emergência de seres primitivos agressores ou do sonhador se sentir perdido numa noite escura.

Celia Brandão faz preleção sobre a solidariedade emergente entre muitos, como atitude de reparar a dor ou viver a dor juntos.

Alberto Pereira Lima Filho levantou a questão objetiva sobre a tela não propiciar um relacionamento transferencial, do que discordei. No meu entender, o processo transferencial, em grande parte, depende do tempo dispendido para o atendimento do cliente, da conduta de acolhimento, de ter "ouvidos de ouvir".

Marfisa Reis, caríssima colega analista junguiana do Rio de Janeiro, também se pronunciou sobre o medo inominável vivido quando, em plena pandemia, sem o recurso da vacina, foi parar num atendimento médico correndo o risco de seus filhos e nora serem internados, conforme alerta da médica que os atendeu. E que, num determinado momento, a médica olhou-a e questionou-a por estar lacrimejando. Seria também Covid? Marfisa confessa: não era Covid, mas sim o medo do desconhecido, o medo da morte, o medo de ter um filho internado, medo, medo terrível!

O estar diante do desconhecido, fenômeno emergente na pandemia, causou danos psíquicos intensos, seja pela falta de vivência anterior, pelo volume assustador de mortes que ocorreu, atingindo a população, pela falta de parâmetros: medo de um desconhecido que isola, mata, destrói e, no entender dela, vivido como o mal, que invalidava o mito do significado.

Diante da questão formulada por Marfisa, eu senti ter dificuldade em encontrar uma resposta. Ocorreu-me, no entanto, pensar no texto da *Divina Comédia* (ALIGHIERI, 1979), sobre o qual meu grupo de estudo trabalhava há algum tempo. Naquele momento, o assunto em questão era sobre o momento em que Dante propunha ser Adão, enquanto homem não criado, porquanto feito por Deus, como sendo o causador de todos os infortúnios na Terra.

A posteriori, lembrei-me de um relato do mito talmúdico de criação de que quando Deus decidiu criar o mundo, as 22 letras do alfabeto hebraico vieram à sua divina presença; cada uma delas queria ser a primeira letra da primeira palavra dita por Deus na criação do mundo. E foi a letra *beth* a escolhida, pois a primeira palavra a sair da boca de Deus foi *baruch*, "abençoado". Foi, então, com uma bênção que Deus iniciou sua obra. No primeiro dia, fez os céus e a terra, a luz e as trevas, o dia e a noite. Tomou uma enorme pedra e lançou-a no grande vazio, com o que ela se tornou o centro da terra.

No segundo dia, Deus criou os anjos; no terceiro dia, fez as plantas, incluindo os cedros gigantes do Líbano. Naquele dia, Deus também criou o ferro na terra para fazer os machados que cortariam os cedros, para que estes não crescessem demais e ficassem arrogantes. O Senhor criou *Gan Eden*, o Paraíso onde Adão e Eva viveriam, e onde os justos se deleitariam quando morressem.

No quarto dia, o Sol, a Lua e as estrelas foram criadas. No quinto dia, as criaturas do mar foram feitas, incluindo Leviatã, assim como os pássaros. No sexto dia, Deus criou os animais e fez os humanos. Discutiu a criação dos humanos com os anjos, que não tinham certeza de que isso era uma boa ideia. Alguns anjos ressentiram-se da ideia de Deus criar outro ser senciente e reclamaram. Deus, cansado das reclamações, apontou seu dedo para esses anjos e eles foram consumidos pelo fogo. Deus ordenou que o anjo Gabriel trouxesse solo dos quatro cantos do mundo, que seria usado para criar o homem. Quando Gabriel começou sua tarefa, ele soube que a terra estava relutante em entregar o solo para a criação dos humanos. A terra sabia que algum dia a humanidade a arruinaria e estragaria sua beleza.

Ao ouvir isso, o próprio Deus recolheu a terra e moldou Adão, o primeiro homem. Quando Deus criou o corpo do homem, Ele preparou-se para reuni-lo à alma, que havia sido criada no primeiro dia. Os anjos novamente ficaram preocupados com a existência de outra criatura com uma alma. Entre os mais insatisfeitos desses anjos estava Samael — "veneno de Deus", também chamado de Satã. Ele disse a Deus: "Você criou a nós, os anjos, da sua Shekhinah — 'Presença Divina' —, e agora você faria cuidar de uma coisa vil feita de terra? Você desperdiçaria uma alma em um pedaço de lama? Você do pó criaria um ser pensante?" Deus cansou-se de ouvir as reclamações incessantes de Samael e de sua arrogância em questioná-Lo. Ele, então, lançou Samael e seus seguidores ao inferno. Do pó do solo reunido dos quatro cantos da terra, Deus moldou Adão [hebraico: *adamah*] e insuflou em suas narinas o fôlego da vida.

Essa antevisão mítica de que a criatura humana arruinaria e estragaria a beleza da Terra estava anunciada! E, se atentarmos para o quanto todos nós temos agredido e destruído a natureza, haveremos de olhar para o sentido simbólico de uma realidade pandêmica decorrente da destruição sistemática das florestas e, consequentemente, dos animais silvestres e das consequências desses desvarios.

Nós, humanos, estamos criando as causas de nossas doenças, criando nossa própria destruição. Podemos, assim, atentar para o fenômeno pandêmico como um grande alerta com relação à destrutividade de nossas próprias atitudes.

Simbolicamente o mito do sentido, expresso no processo pandêmico, é um grande alerta para atentarmos e nos lembrarmos da condição precípua de que somos hóspedes da Terra. Para tanto há que respeitá-la, cuidar para que permaneça saudável, acolhedora, continente.

A pandemia, simbolicamente, concorreu para atentarmos sobre o quanto estamos ainda regidos por uma dinâmica patriarcal defensiva que propugna ser a vida soberana somente dentro da tribo, ou, como decorrência, fora da tribo o outro é inimigo e precisa ser combatido.

Nesse momento, ocorreu-me discorrer sobre uma referência mítica grega da criação do homem proposta por Platão em seu texto "Protágoras" (PLATÃO, 1980), no qual encontramos o relato da solicitação de Sócrates para que Protágoras, enquanto filósofo visitante, descrevesse o mito de criação do humano. E Protágoras conta que, a pedido de Zeus, Prometeu foi incumbido de criar a criatura humana. Para tanto, para criar um humano, deveria juntar húmus dos quatro cantos do mundo para poder modelar a criatura. Ao terminá-la, percebeu-a estática, imóvel. Zeus mandou então um cabedal de atributos para que fossem distribuídos aos animais, que já haviam sido criados, e também ao humano, feito por Prometeu.

Todavia, seu irmão, Epimeteu, pediu insistentemente que lhe fosse concedida a tarefa de distribuir os atributos enviados por Zeus. E Prometeu, apesar de ser aquele que sabe das coisas antes que aconteçam, permitiu que Epimeteu fizesse a distribuição. E, assim, Epimeteu fez seu trabalho dando velocidade para alguns, grande fertilidade para outros, carapaças protetoras, asas para voar, garras e tantos outros atributos para os tantos animais criados. E, quando se deu conta, os atributos terminaram e não sobrou nada para a criatura humana! Que fazer? Diante do infausto, Prometeu foi até o Olimpo e roubou o fogo de Hefesto e a *techné* de Atená, dando os dois atributos à sua criatura.

De posse do fogo, as criaturas adquiriram movimentos, mente, pensamentos; e de posse da *techné* de Atena, competência para alterar a natureza das coisas, tornando-se seres criativos, capazes de inventar roupas, casas, barcos, ferramentas, cultivar o solo e tantas outras competências, cada um fazendo mais e mais que o outro.

Surgiu, então, a inveja pelo que o outro criou, bem como o desejo de possuir o que o outro tinha. As brigas surgiram, os combates, a guerra. E os humanos corriam o risco de se destruírem. Zeus, preocupado com as atitudes das criaturas de Prometeu, chamou Hermes, seu mensageiro, e deu-lhe duas virtudes para que as levasse aos humanos. Hermes pergunta: como devo distribuí-las? E Zeus confirma: deves distribuí-las igualmente para todos! "Dikè, a primeira Virtude, significa: ser justo para com o outro! Aidós significa: fazer para o outro o melhor de si e se não o fizer sentir-se-á envergonhado" (PLATÃO, 1980, 322c).

Assim termina o relato de Protágoras, proposto por Platão.

Interessante atentar para o quanto o texto platônico é uma antecipação da proposição crística: sermos justos e ocuparmo-nos com o bem-estar do outro. Ser humano implica estar em relação criativa com o outro.

Sem o outro, não somos!

Marfisa, ao terminar sua preleção, presenteou-nos com uma citação do poema *A Morte*, de Mario Quintana (1994, p. 22), qual seja:

> Um dia... Pronto!... Me acabo.
> Pois seja o que tem de ser.
> Morrer: Que me importa?
> O diabo é deixar de viver.

Estávamos já encerrando o encontro quando Alberto Pereira Lima Filho solicitou que eu falasse de Héstia, a deusa do fogo que aquece o ambiente, que prepara a mesa de refeição para os convidados com o primor de uma toalha de linho com bordados à mão, engalana o ambiente com a música pertinente e flores delicadas, serve o licor em pequenas taças de cristal numa bandeja ornamentada com uma pequena toalha de crochê! Héstia faz falta nos dias de hoje, quando corremos atrás do tempo que não temos para estar com o outro.

Referências

ALIGHIERI, Dante. *A Divina Comédia*. Belo Horizonte: Ed. Itatiaia; São Paulo: Ed. da Universidade de São Paulo, 1979.

ALVARENGA, Maria Zelia. Saúde Mental na Pandemia. *In*: CLÍNICA na Pandemia IV. [*S. l.: s. n.*], 2022. 1 vídeo (100 min). Publicado pelo canal Celia Brandão. Disponível em: https://www.youtube.com/watch?v=S3aB60wqXKo. Acesso em: 20 maio 2023.

PLATÃO. *Protágoras*. In: Diálogos. Tradução: Carlos Alberto Nunes. Vl-1, 332c. Belém: Universidade Federal do Pará, 1980.

QUINTANA, Mário. *Espelho Mágico*. Porto Alegre: Editora Globo, 1994.

O LUTO NA PANDEMIA

Renata Ferraz Torres

Para abrir as reflexões que trago sobre o luto na pandemia, começo com um pensamento: quem diria que, no decurso de nossas vidas, quando comparamos a ínfima parcela de tempo que esses breves já três anos representam dentro do Aion, passaríamos por uma situação surreal como esta, de quarentena, distanciamento social, necessidade de isolamento e reclusão, milhões de mortes e sequelados pela Covid longa no mundo todo? Quem diria que seríamos arremessados de tal forma ao símbolo da morte, e consequente luto?

Uma expoente da temática do luto é a Elizabeth Kübler-Ross. Médica psiquiatra, suíça, nascida em 1926, foi pioneira na área de tanatologia. Escreveu livros paradigmáticos do estudo sobre a morte e o morrer, o mais famoso deles foi publicado em 1969. Elizabeth foi pioneira no tratamento de pacientes em estado terminal, no âmbito dos Estados Unidos da América e de diversos países do mundo, sendo reconhecida por líderes mundiais no campo. Recebeu mais de 20 títulos de doutorado *honoris causa*, sendo reconhecida em diversas universidades em todo o mundo como uma autoridade nos estudos sobre a morte e o morrer. Elizabeth deu o impulso para a criação de sistema de *hospices*, clínicas específicas para pessoas gravemente doentes, que são estabelecimentos para internar e cuidar de pacientes em estágio terminal. Morrer bem também é um direito, embora quase nunca pensemos nisso, pensamos apenas em viver bem.

As cinco fases do luto teorizados por Elizabeth Kübler-Ross:

1. negação;

2. raiva;

3. barganha;

4. depressão; e

5. aceitação.

Ao trilhar esse tortuoso e dolorido processo, a pessoa caminharia no sentido da integração do luto, da assimilação da perda em seu processo de individuação. Não são etapas necessariamente que se sucedam nessa ordem, e podemos oscilar entre elas num processo não homogêneo ou linear.

Vamos exemplificar. Digamos que uma pessoa está com câncer terminal e está diante da realidade muito concreta de iminente finitude de sua vida. Segundo Kübler-Ross, a primeira reação, depois do imediato choque, é a negação. A pessoa pode ignorar fatos sobre sua doença e tratamento, agir como se não fosse com ela. Continuar a trabalhar como num autômato, sem dar tempo, recolhimento e elaboração para o que lhe está acontecendo. Kübler-Ross aponta que do momento do choque para o de negação é comum a pessoa se sentir melhor, dissociada de sua angústia, que se encontra reprimida no inconsciente.

Importante ressaltar que quando falamos de luto estamos nos referindo não só à morte e à finitude, como também a processos de dolorosa perda, como o início de uma doença mesmo que não seja grave ou fatal, a perda de um emprego, a dor de uma separação conjugal, a morte de um ente querido.

A negação é um potente mecanismo de defesa. Promove um sistema tampão que deixa o náufrago num estado de aparente controle e equilíbrio.

Vale dizer que esses cinco estágios de elaboração do luto não são estanques como degraus subsequentes, que poderíamos subir um a um e, no alto da escadaria, superar a morte. Essa formulação seria simplista e empobrecedora, e não foi o que Kübler-Ross escreveu.

Em seu mais famoso livro, denominado *Sobre a morte e o morrer*, de 1969, Elizabeth não pretendeu criar um modelo rígido para os estágios do processo do morrer, mas simplesmente dar voz a pacientes que tinham doenças graves, a fim de que tivessem reconhecido o seu verdadeiro lugar na sociedade.

A segunda fase de elaboração do luto, conforme descrito por Kübler--Ross, é a raiva, que também é um mecanismo de defesa potente. Ao invés de se desmontar em tristeza e angústia, a pessoa é tomada pela energia da raiva, num movimento vitalizado e violento. Uma pessoa com uma doença num processo de luto que estacionou na raiva pode ser explosiva, pavio curto, intolerante, impossível de se conviver. Explode com qualquer frustração banal, pois no âmago está furiosa por estar doente, embora possa não ter essa consciência.

O terceiro estágio de elaboração de um luto é a barganha. Digamos que uma idosa se descobre com um câncer terminal. Ela pode sentir: "okay, aceito que vou morrer. Mas que, pelo menos, eu imploro, seja depois de eu ter a felicidade de comparecer à formatura de minha neta". Isso é uma barganha que a pessoa tenta fazer, mesmo podendo não ter grande consciência disso, mesmo sendo irracional.

O quarto estágio é a depressão. Aí a pessoa desmonta. Vemos isso em pessoas que perderam seus entes queridos. A vontade é de "morrer junto", parece que a esperança desaparece, a vida deixa de fazer sentido e a pessoa é encoberta por uma névoa que parece eterna, nunca vai acabar. A pessoa não é capaz de se enxergar fora da dor e do sofrimento. Por vezes é necessária uma intervenção psiquiátrica, com medicação psicotrópica, para que se supere essa fase terrível.

Por fim, na quinta etapa de elaboração do luto, chegamos à fase da aceitação. Aqui o indivíduo alcançou um processo de integração e assimilação da experiência sombria da perda, da morte, do luto. É possível dar sentido ao sofrimento, o que muda tudo de figura. É um processo muito bonito de se viver e de se testemunhar. Uma mãe que perdeu um filho nunca será a mesma depois desse trágico ocorrido, porém, se conseguir elaborar seu luto e aceitar o que lhe ocorreu, adquire sabedoria e serenidade.

Um paciente fora de possibilidades terapêuticas, diante de sua morte, e que aceitou esse fato, pode vivenciar e contemplar sua morte como uma realidade aceitável, sem desespero, sem tragédia, eu não diria que sem angústia existencial, afinal acho que isso nem existe, mas com alguma paz de espírito e serenidade.

Nos últimos tempos, fala-se em cuidados paliativos, que significa tudo o que a medicina pode fazer por um paciente fora de possibilidades terapêuticas de cura física. Aliviar o sofrimento, ser capaz de providenciar um sentido de fechamento nos relacionamentos e processos, encarar a finitude com conforto médico e psicológico, promover a dignidade.

Mais recentemente, passou-se a falar em cuidados paliativos não só para situações de morte e morrer. Uma pessoa que tem um uso problemático de drogas pode, por exemplo, ser atendido num contexto paliativista. Para além do acompanhamento psiquiátrico dessa pessoa que tem problemas com o uso de drogas, podemos promover paliação compreendendo, aliviando o sofrimento, providenciando uma abordagem integrativa e amorosa. Acolher, e não reprimir.

Para além dos avanços representados pela medicina em termos de tecnologia, diagnóstico e tratamento, a medicina ainda engatinha numa visão que poderia ser mais paliativista. Prolongamos a vida humana, mas, e a questão do sentido da existência? Sinto que ainda patinamos nesse tópico filosófico.

Os profissionais de saúde ainda se desconcertam diante da doença e da morte, numa busca incessante por um *furor curandis*. Temos situações surreais como idosos centenários ligados a aparelhos para prolongar suas vidas, num estado vegetativo em que o corpo não morre, mas também não vive. O apego dos familiares a esse ente querido o aprisiona aqui, não o deixa partir com serenidade.

Nossa cultura está longe de aceitar a morte. Negligenciamos aspectos filosóficos, existenciais e éticos diante do sentido da existência.

O prolongamento da vida artificialmente e sem sentido, a impossibilidade no Brasil da eutanásia e do suicídio assistido, gera um custo de adentrarmos na lógica da negação da morte, por parte da equipe médica, dos familiares dos pacientes e deles próprios.

A medicina veterinária está mais avançada do que a humana, no Brasil. Pratica-se a eutanásia, a meu ver de forma digna e respeitosa de um jeito que a legislação não permite fazer com humanos.

A morte faz parte do ciclo vital. É a partir de sua aceitação que podemos despertar para a individuação, que pressupõe um arco que, invariavelmente, culmina com a morte do corpo. A luz é invariavelmente sucedida pela escuridão, de modo a podermos até mesmo afirmar que o objetivo da individuação é culminar na morte.

Uma vez soube de uma criança pequena que, impactada com a morte de sua querida avó, depois de alguns dias de dúvida, angústia e estranhamento, formulou sabiamente: "Agora entendi. A vovó morta foi para o cemitério, e a vovó morrida foi para o céu". Mistérios espirituais nesse bonito processo de aceitação.

Em seu magistral romance *Heresia*, escrito entre 2014 e 2020 e publicado em 2022, a psicanalista e escritora Betty Milan escreve sobre o que considera uma heresia contemporânea: o prolongamento amortal da vida pela ciência. Até que ponto isso seria legítimo? Betty escreve:

> O caixão de mogno foi posto em cima de uma armação prateada na sala do apartamento. [...] As paredes da sala são revestidas com lambris da mesma madeira castanha avermelhada do caixão. Não escolhi o mogno por acaso... era a madeira que ela preferia. As pessoas já estão avisadas do velório e vão chegar.
> Assim que entrei na sala, ouvi um ruído estranho [...] Imaginei que fosse o corpo se levantando. Era só o que faltava! O corpo jaz, coberto de lírios. Sei do mal-estar que a palavra *jaz* causa. Mas é disso mesmo que se trata. Mamãe jaz.

> A ausência é definitiva, nunca mais o carrilhão tocará a hora. Sem ele, mamãe não vivia. [...] Enquanto pôde, mamãe não deixou de dar corda no carrilhão e fez isso até não alcançar a corda. No fim, de tão mirrada, ela parecia uma anã.
>
> Morreu de mãos dadas comigo. As pálpebras eu não quis fechar. Deixei para o médico. Quem dá o atestado de óbito e prolonga inutilmente a vida é ele. Prolongar a juventude é uma coisa, impedir um fim que não para de se anunciar é desumano. (MILLAN, 2022, s/p).

Esse romance é belíssimo, recomendo. Discute o prolongamento surreal daquilo que Milan denomina "extremos idosos". Escreve ela:

> Os cientistas querem impedir o envelhecimento. Já conseguiram isso com os vermes. *Bella roba!* Não passa pela cabeça deles que o nosso mundo não é o laboratório e a imortalidade pode ser insuportável. Quem não está exposto à dor? Por que devemos suportá-la infindavelmente?
>
> [...]
>
> A extrema velhice é uma batalha perdida, para não dizer um massacre. Não quero viver para além do limite. Se me perguntarem hoje qual é o limite, eu não sei dizer. Mas, oportunamente, eu vou saber.
>
> [...]
>
> Na Idade Média, não existia anestesia nem assepsia. Para tratar um ferimento de flecha, eles primeiro tiravam a flecha e daí, a fim de estancar o sangramento, queimavam o buraco com ferro em brasa. Hoje, tem anestesia e assepsia, mas tem também o projeto da amortalidade, que nos condena a nos deixar de ser quem somos.
>
> [...] A vida de quem tem recursos não cessa de ser prolongada, enquanto milhões sobrevivem condenados a morrer de fome, dependendo inteiramente da compaixão. Apostamos em quem está fadado à degeneração e fazemos pouco de quem tem o futuro pela frente. (MILLAN, 2022, s/p).

Se Elizabeth Kübler-Ross formulou a teoria sobre as cinco etapas de elaboração do luto em 1969, em 1999 os autores Stroebe e Schut fizeram uma bela contribuição sobre o tema, com o modelo do processo dual no luto. Hipotetizam que no luto existe um oscilar de pêndulo entre movimentos orientados para o luto (como elaborar o luto, ver fotografias da pessoa falecida, falar sobre o ente querido morto, ruminar sobre a perda) e movimentos orientados para a restauração (como lidar com as mudanças da vida sem o ente querido, retomar as tarefas do dia a dia, fazer coisas novas para se distrair).

Consideremos agora sobre a pandemia. Fomos todos arremessados para o símbolo da morte, do sofrimento, da transformação inescapável. A criatividade tornou-se ferramenta indispensável. Fomos obrigados a lidar com o tema do luto, de uma maneira inegociável.

Para milhões de pessoas no mundo afora, veio a morte física — outorgando a milhões de familiares o luto da perda de seus entes queridos. Mas para o mundo todo veio a experiência da morte simbólica.

Quero fazer uma distinção entre luto concreto (a morte física de alguém) e o luto simbólico. No segundo caso, perdemos muito, também. Perdemos, por três anos no mínimo os encontros presenciais, tão calorosos e estimulantes, de uma vida social a qual estávamos acostumados. Perdemos o contato físico, o afago, o abraço. Perdemos a leveza, o riso, a esperança, a espontaneidade. Tudo ficou muito grave, sombrio, assustador.

Muitos perderam alguém na pandemia — seja por Covid ou não. Os velórios, enterros e cerimônias de cremação, na era da pandemia, seja por mortes relacionadas à Covid ou não, foram muito empobrecidos em termos de rituais. E nós, junguianos, sabemos como os ritos fúnebres são importantes para os que ficam, no processo de elaboração da morte de um ente querido. As pessoas sofreram muito pela falta de ritos fúnebres. Perder algum familiar na pandemia significou muitas vezes não poder ir ao velório, ao enterro, à cerimônia de cremação.

Uma paciente minha, jovem, perdeu o marido para Covid no início da pandemia e estava ela mesma positiva para Covid na ocasião, ou seja: enquanto o marido estava sendo enterrado, ela estava doente, "quarentenada", em casa. É inimaginável a dor e o sofrimento encerrados numa situação trágica e cruel como essa.

Morrer na pandemia, da Covid ou não, significou morrer de um jeito diferente ao que era antes. A busca dos cuidados paliativos é por uma morte com dignidade, na pandemia inclusive.

Para os analistas que foram para o on-line: perdemos o *temenos* do consultório. O espaço sagrado e silencioso, seguro e protegido. Atendi por mais de ano pacientes dentro de seus carros estacionados, pois não tinham em casa ou no trabalho um cantinho de privacidade para falar e abrir o coração. Fomos arremessados ao atendimento on-line, apanhamos no começo, ficamos muito mais cansados, olhos vidrados na telinha, depois fomos pegando o jeito e o traquejo.

Eu confesso que sempre fui reticente à psicoterapia on-line. Sempre recusava esse tipo de encaminhamento, previamente à pandemia. Gosto do olho no olho, do calor de dois corpos dentro de quatro paredes, gosto dos silêncios e das pausas, que na telinha são apressadamente indagados com a pergunta ansiosa: "você ainda está aí ou a conexão caiu? Você está me ouvindo?". Sim, estou. Ouvindo e pensando. Exercendo o silêncio sagrado do ofício do analista. A pausa é parte da música.

Pois bem, conto que — apesar de reconhecer os limites da terapia on-line — me tornei uma entusiasta dela. Passei a atender pessoas de outros estados brasileiros, de outros países. Um de meus pacientes mora em Tóquio, por exemplo! Que experiência enriquecedora. Caiu o meu preconceito em relação à terapia on-line: embora haja limites, ela funciona muito bem e é interessante em muitos casos.

Além dos aspectos gerais que abordei até agora, queria escrever sobre um tema pouco falado, um tema invisível, que é o das pessoas com deficiência. Tenho um lugar de fala, pois sou portadora de uma deficiência física, uma paraplegia — sou cadeirante.

Ultimamente se fala muito em diversidade, representatividade das minorias, inclusão. Abordar questões raciais e étnicas, buscando o protagonismo de pessoas pretas e indígenas, felizmente, é uma das pautas do momento. Falar sobre igualdade de gêneros, direitos das mulheres, também é muito louvável. Assim como buscar equanimidade e respeito para a população LGBTQIAP+.

Mas aquela que já foi denominada como a "maior minoria do planeta", a formada por pessoas com deficiência física, muitas vezes é esquecida nessa história.

Dados do censo de 2010 indicam que somos mais de 45 milhões de pessoas com deficiência no Brasil, o que corresponde a aproximadamente 24% da população. Esse contingente é composto por pessoas que afirmam ter, em algum grau, dificuldade para ouvir, enxergar, caminhar, subir degraus, além de casos de deficiência intelectual. Ainda assim, trata-se de uma minoria que não tem voz.

A ausência de acessibilidade gera não só um vazio real, mas também um vazio simbólico. Por isso, precisamos fomentar ações de protagonismo, para que as pessoas com deficiência ocupem esse vazio. Até porque a sociedade ainda engatinha nesse campo.

Desde a Convenção Internacional sobre os Diretos das Pessoas com Deficiência, de 2006, a ONU utiliza o termo pessoa com deficiência, ao invés de deficiente ou portador de deficiência, por considerar tratar-se de uma característica da pessoa e não algo que a define como indivíduo. Assim, o modelo social (de considerar cada pessoa) se sobressai ao modelo médico (que considera a lesão).

Viver um luto sempre foi uma parte intrínseca da vida das pessoas com deficiência. O luto de não andar, de não falar, de não escutar, de não enxergar, dentre inúmeros outros exemplos e situações. As pessoas com deficiência passam por todas aquelas fases de que nos fala Elizabeth Kübler-Ross, e também por Stroebe e Schut. Isso não é nenhuma novidade numa sociedade capacitista, que vive sob a égide da produção, da habilidade, da eficiência.

Do inglês *ableism*, capacitismo é o preconceito contra pessoas com deficiência física. Assim como a misoginia é o preconceito contra mulheres e a homofobia, contra homossexuais, capacitista é o sujeito que discrimina a pessoa com deficiência, pois acredita que só pode ser hábil aquele que é capaz de executar tarefas motoras com destreza.

A palavra capacitismo não consta no Vocabulário Ortográfico da Língua Portuguesa. Ela fica sublinhada quando a gente a escreve no computador ou no celular, como se não existisse. Mas nós precisamos dessa palavra no mundo, pois é algo que acontece, e com muita força, com muita frequência. Primeiro precisamos nomear, para então combater.

Podemos considerar o capacitismo um complexo cultural — traços presentes no âmbito coletivo, que atuam no campo social de forma análoga em relação a como age o complexo pessoal na psique individual. Tais complexos têm uma natureza autônoma, repetitiva e advêm do inconsciente cultural. Interagem com camadas arquetípicas e pessoais da psique, armazenando-se em memórias históricas que se expressam na cultura e que se relacionam tanto com a coletividade quanto com o indivíduo.

Os complexos culturais e a psique individual se retroalimentam em looping: as atitudes pessoais moldam os complexos culturais e os complexos culturais moldam as atitudes pessoais, de modo que é difícil dizer o que é "ovo" e o que é "galinha" nessa história.

Da mesma forma que falamos em racismo estrutural, creio que devamos falar também em capacitismo estrutural, algo que habita a sombra da nossa cultura.

Quando falamos de pessoa com deficiência (no singular) a primeira coisa a saber é que essa formulação no singular é um equívoco. São quadros muito diversos. Como colocar no mesmo balaio quem tem dificuldade para caminhar, outro com dificuldade para se comunicar, e um terceiro que enxerga muito mal? São questões diferentes, que demandam adaptações diferentes para garantir a eles e a elas a acessibilidade. Então devemos falar sempre no plural: a minoria se trata de "pessoas" com deficiência.

Vamos agora nos debruçar sobre o que aconteceu com as pessoas com deficiência na pandemia. A resposta é: mil coisas diferentes, algumas, terríveis, outras maravilhosas, a depender das condições de cada indivíduo.

Uma amiga deficiente auditiva que é analista se surpreendeu positivamente com a terapia on-line: por meio da tecnologia de fones, escutar com clareza e precisão o discurso do paciente ficou mais fácil. Em contrapartida, a leitura labial tornou-se impraticável quando saía na rua e tentava se comunicar com transeuntes usando máscaras.

Uma paciente com disartria — dificuldade neurológica para falar — detestou a máscara e se confinou a um lockdown de dois anos, pois passou a não ter seu discurso compreendido por interlocutores quando estava de máscara.

Para mim, que fiquei 25 meses em casa atendendo on-line, foi um conforto e um tédio. Conforto pela não necessidade de deslocamento até o consultório, com minha dificuldade de locomoção. Tédio, porque senti muito a falta dos calorosos encontros da vida social. E senti muito a falta dos encontros olho no olho com os pacientes, os silêncios prenhes de significado, como já disse.

Conheço muitas pessoas com deficiências, algumas se refestelaram com o isolamento social e com uma vida que passou a ser on-line, outras detestaram, foi dificílimo.

A pessoa com deficiência costuma ser vista como fraca e incapaz mesmo quando, ao longo de sua trajetória pessoal, desenvolve força e habilidade. Indivíduos pertencentes ao espectro autista, por exemplo, costumam apresentar habilidade para tecnologia muitas vezes até superior à de pessoas neurotípicas. Nem por isso, porém, elas são contratadas por empresas desse setor...

Como romper com essa herança maldita? Como incluir a diversidade e ensinar às crianças um modo mais justo de lidar com as diferenças? O mundo será mais diverso e plural quando os oprimidos também forem incluídos. Lanço a pergunta apenas para reflexão a longo prazo, pois sei que a resposta não é fácil.

A ignorância é a mãe do preconceito. Acredito que a chave para a sua superação resida justamente no conhecimento dessa outra realidade, que é a experimentada pelas pessoas com deficiência.

Além da ignorância, outro fator que gera preconceito é a falta de empatia. Portanto, para que a acessibilidade passe a ser uma realidade, não basta eliminarmos as barreiras físicas. É preciso ter abertura à empatia, para que as barreiras atitudinais também sejam extintas.

O problema é o abismo existente entre a teoria e a prática. Afinal, se perguntarmos quem é contra e quem é a favor da acessibilidade, acredito que a imensa maioria se posicionará a favor. Nem por isso parte dessas mesmas pessoas deixará de estacionar em vagas especiais "só por um minutinho".

Debelar a ignorância e o preconceito, portanto, é uma jornada que pode levar muito tempo.

Preconceitos, estigmas, estereótipos e discriminação apequenam o nosso mundo. Sejamos mais.

Do luto à luta, a Covid-19 escancarou a fragilidade de todos nós. A *anima mundi* foi mergulhada no símbolo da vulnerabilidade, do sofrimento e da transformação, e ficamos todos com a ferida aberta, sangrando. Para alguns, veio a morte física, e, para todos, a simbólica.

Frente à pandemia, espero que tenhamos aprendido o valor do cuidado, da solidariedade para com o outro. A raça humana é muito frágil. Acredito sinceramente que a interdependência seja a única estratégia de sobrevivência possível.

Sonho com um mundo mais colaborativo. Acredito que a próxima revolução ocorrerá quando a humanidade aprender a se dedicar mais à colaboração do que à competição e à rivalidade. Convido cada um de vocês a sonhar comigo.

Referências

KÜBLER-ROSS, Elizabeth. *Sobre a morte e o morrer*. São Paulo: Livraria Martins Fontes Editora, 1998.

MILLAN, Betty. *Heresia* – tudo menos ser amortal. Rio de Janeiro: Record, 2022.

STROEBE, Margaret.; SCHUT, Henk. The dual process of bereavement: rationale and description. *Death studies*, v. 23, p. 197-224, 1999.

TORRES, Renata Ferraz. *A luz do romper da aurora*: reflexões de uma médica e analista com deficiência física. São Paulo: Stacchini Editorial, 2022.

PANDEMIA NA PRÁTICA CLÍNICA

TRANSFERÊNCIA E CONTRATRANSFERÊNCIA EM TEMPOS DE PANDEMIA: UM DESAFIO ÀS DISPOSIÇÕES CRIATIVAS

Alberto Pereira Lima Filho

O período pandêmico suscitou na experiência deste psicoterapeuta uma inesperada e inusitada — porém imperiosa — disposição para o exercício da flexibilidade. Tive de reinventar a roda, sim. Em razão disso, escolho fazer deste ensaio não uma produção acadêmica, mas um depoimento profissional marcado e temperado pela vivência pessoal. Jamais deixei — jamais eu deixaria — de circunscrever e delimitar minhas ações terapêuticas (portanto, profissionais) ao âmbito dos métodos e técnicas que tão cuidadosamente pude e soube aprender, desenvolver e respeitar ao longo de uma carreira que já contabiliza 41 anos de práxis clínica, bem como do ensino da psicologia clínica em alguns de seus territórios, em especial a Psicologia Analítica. Porém, dentro desse escopo metodológico e técnico, nos últimos três anos foi necessário arregaçar as mangas (bem como disponibilizar coração, mente, espírito) em um esforço por contemplar as demandas dos novos tempos, quer essas demandas fossem se tornar permanentes — algo que não tínhamos e ainda não temos como antever —, quer fossem meramente temporárias, ocasionais e episódicas. O que transcrevo a seguir é um "diário de bordo", um processamento reflexivo feito "em voz alta", um exercício de compartilhamento de experiências vividas (sim, permeado por elementos teóricos que podem oferecer sustentação para minhas afirmações).

Parto do pressuposto (meu posicionamento singular, não necessariamente um conceito de aplicabilidade universal) de que transferência é o movimento emocional do analisando para com o analista, com base no qual se pode perceber o lugar atribuído ao analista pelo cliente em seu repertório relacional. Esse movimento pode ter sua origem, fonte de inspiração, ou modelo referencial de estruturação em padrões relacionais (conflitivos ou não) situados no histórico de vida; em ambas as condições, assumem a fenomenologia de complexos cuja gênese se encontra na trajetória de vida do cliente. Mas pode, também, ou alternativamente, surgir a partir da especificidade e originalidade do relacionamento atual com o psicoterapeuta. Não se pode partir do pressuposto de que a transferência é necessariamente uma reprodução de padrões relacionais pertencentes ao repertório histórico da pessoa. Um pressuposto dessa ordem seria um acordo de submissão, ou seja, uma entrega a um leito de Procrusto. O analisando seria tomado como um "repetidor", necessariamente um repetidor, ou seja, ele seria visto como alguém impossibilitado de experienciar novos e desconhecidos padrões com respostas, tonalidades afetivas e comportamentos inusitados. É neste particular, exatamente, que vislumbro a principal diferença entre a visão freudiana (primordialmente, o repetir) e a visão junguiana (sim, o repetir, quando neuroticamente constelado, mas também o novo, o genuíno, o autêntico, o criativo, o "em sintonia com as disposições ambientais no aqui-e-agora").

Correspondentemente, parto do pressuposto (mesma observação anterior) de que a contratransferência é a resposta emocional do analista ao movimento emocional do analisando naquele *setting* terapêutico, ou seja, no Self terapêutico. Cabe ao analista (em consonância com sua aprendizagem e treino técnicos) flagrar a incidência da resposta que emerge em sua psique e, graças a isso:

A. cuidar para não atuar contratransferencialmente (deixar eclodir um *"acting out"*), ou seja, meramente dar vazão à resposta emocional experimentada através de alguma modalidade de expressão (verbal ou não verbal) supostamente espontânea (o sensato há de suplantar o sensível, como um expediente técnico);

B. decidir se vai ou não fazer uso instrumental da resposta ou reação contratransferencial, isto é, verificar tecnicamente se a expressão de sua resposta contratransferencial é necessária para a reestruturação (ou estruturação) de uma prévia (ou atual) disposição do cliente e, então, dar voz a ela, ou silenciá-la a serviço da escolha de uma intervenção tecnicamente compatível com a demanda contida no aqui-e-agora. Se o analisando em dado momento de fato precisa de um "pai", digamos, será cabível e legítimo o analista exercer uma função paterna naquele momento, desde que seja criteriosamente escolhida a modalidade a ser exercida, ou seja, certamente não a mera reprodução de padrões neuroticamente estabelecidos (o que configuraria mero *"acting out"*).

Isto posto, vamos ao diário de bordo. Mesmo antes de se instalar o período pandêmico, foi necessário eu me adaptar à modalidade "on-line" de atendimento, uma vez que me mudei para Portugal, sem ter deixado de atender meus muitos clientes brasileiros. Alguma experiência com essa modalidade de trabalho já era uma realidade em minha vida profissional, uma vez que, mesmo enquanto eu ainda vivia no Brasil, vários clientes haviam se mudado para outras cidades brasileiras, ou mesmo para outros países, e não desejavam descontinuar o processo analítico já em andamento aos meus cuidados. Tive concomitantemente a oportunidade de receber o encaminhamento de novos clientes habitantes em outras cidades ou países. Certamente, essa experiência anterior teve o efeito de um rito preparatório para os atendimentos em tempos de pandemia. Jamais imaginei que seria isso o que o futuro reservava para mim (ou para nós, psicoterapeutas)!

Quer durante a pandemia, quer antes dela, quais foram os fatores merecedores de atenção, reflexão e cuidado?

Em primeiro lugar, parece-me, foi importante redesenhar, porém preservar, o que de mais importante existe no *setting* terapêutico, ou seja, um vasto continente. Um vasto alquímico continente. Ao lado disso, e, igualmente sob os auspícios da metáfora alquímica, cuidados não poderiam faltar em relação aos chamados "três tijolos soltos", ou seja, o açodamento, o desespero ou a ilusão[30]. Os próximos parágrafos tratarão do tema.

A pressa não é apenas inimiga da perfeição, como afirma o dito popular. Ela é uma antagonista do fluxo natural das coisas. *"To everything, turn, turn, turn/ There is a season, turn, turn, turn/ And a time to every purpose under heaven"*, diz a canção de Pete Seeger (1965). Para tudo há um tempo oportuno (*kairós*, a "hora de", sem que essa hora seja marcada pelo relógio; trata-se de um tempo subjetivo), em contraposição ao ilusório afã de se ter domínio sobre (ou de se deixar dominar por) Cronos, o tempo impessoal, coletivo.

O desespero faz lembrar a falta de um dos pilares da segurança que permite a permanência na vida, nos processos vitais (como é o caso da psicoterapia) e na preservação de um senso otimista relativamente ao porvir: o sentimento de confiança básica, um legado da mãe (mãe arquetípica) na trajetória (também arquetípica) do desenvolvimento psicológico dos seres humanos. Em lugar do desespero, há de prevalecer a esperança, a fé em que haverá predomínio do bem e da faceta evolutiva do processo vital, mesmo em face de adversidades, de sofrimentos e do próprio mal.

---

[30] Alerta contido no belo texto de Edward Edinger, *Anatomia da Psique*. O autor percorre o significado da Opus e seu propósito, as operações alquímicas e seus correlatos psíquicos, com especial atenção à atitude requerida da parte do alquimista para com seu labor.

A ilusão corresponde ao engano, à ingênua teimosia em persistir em idealizações, características centrais da *albedo* alquímica (JUNG, 1991, §334)[31]. Por um lado, precisamos (autêntica e legitimamente) de idealizações, a menos que queiramos e suportemos prescindir de ideais e planos para um futuro almejado. Somos autores de nossas histórias, quer tenhamos esse dado na consciência, quer não. Os desígnios do destino a nós impostos pelas Moiras, deusas do destino, não cancelam o livre-arbítrio. Por outro lado, no entanto, não há vida viável sem que se alcance a *rubedo*, ou seja, a vida tal como ela é, independentemente de nossos ideais, ou mesmo à revelia deles. A propósito, tenho o privilégio de admitir (e aqui compartilho) que o que a vida me proporcionou foi melhor — muito melhor — do que tudo que desejei.

O trabalho psicoterápico, quando prudente e sensato, há de ser respeitoso aos processos (fator temporal, o que inclui a tolerância a frustrações, não a privações: o principal elemento da frustração é o adiamento da gratificação) inerentes ao seu fluxo e ao trabalho requerido (por parte do ego, com a participação do fator colaborador do psicoterapeuta e do fator catalisador de suas intervenções).

Por ser portador de um componente reestruturador (o que não se restringe à função instrumental da contratransferência, mas se manifesta principalmente por meio dela), a psicoterapia tem plenas condições de preservar o sentimento de confiança básica já alcançado pelo analisando, ou de prover esse sentimento, quando ausente ou precário.

A psicoterapia é algo a serviço do estabelecimento de um senso de realidade bipartido, isto é, uma experiência de tomada de acordo com relação à chamada realidade interna e, concomitantemente, uma vivência de adaptabilidade à realidade externa, quando compatível com os anseios da alma, e/ou um desafio à rebeldia e à força transformadora, quando os ditames da realidade externa se contrapõem ao desígnio do (assim chamado por Jung) instinto de individuação. Aos olhos do pensamento junguiano, a psicologia do desenvolvimento abrange esse duplo valor com os censos de adaptabilidade e automorfismo — este, uma espécie de célula fundante do processo de individuação. Alertas nessa direção são apontados por Neumann (1980).

São essas, a meu ver, as três dimensões principais do *setting* terapêutico (bem como do correspondente Self terapêutico) a serem preservadas, qualquer que seja a modalidade de atendimento adotada (on-line ou presencial). Ao longo do período crítico da pandemia, a zeladoria por esses

---

[31] Para uma sintética, porém abrangente, compreensão dos termos *albedo*, *nigredo* e *rubedo*, consultar a referência.

fatores foi especialmente requerida, uma vez que as novas bordas do vaso se impuseram ao analista e ao analisando.

O segundo fator merecedor de atenção, reflexão e cuidado foi justamente este: as novas bordas do vaso alquímico, as novas fronteiras do *setting* terapêutico.

O habitual consultório psicoterápico (suas características físicas, sua ambientação), mais facilmente propiciador de um contexto de sigilo, privacidade e intimidade, foi substituído por um par de ambientes distintos e geograficamente separados: o local a partir do qual o psicoterapeuta interagia com o cliente e o local eleito pelo cliente para, dali, interagir com o psicoterapeuta. Não tanto por escolha, mas praticamente por falta de escolha, o local do psicoterapeuta raramente era seu consultório. No meu caso, o local foi minha residência. Nela, precisei instalar meu material de trabalho na mesa da sala de jantar. Pela tela de seu computador, o cliente não poderia saber exatamente qual era o ambiente (algo não mantido em segredo por mim, mas apenas silenciado). Percebia, certamente, que o computador ficava sobre uma mesa. Às minhas costas, como pano de fundo para meu posicionamento físico, havia uma parede pintada num tom claro de cinza azulado. Nenhum quadro, nenhum outro objeto. Meus interlocutores (não apenas os clientes, mas também colegas, familiares e amigos), costumeiramente diziam que a iluminação do cômodo onde eu me encontrava deixava meu rosto com peculiar luminosidade, incômoda para alguns. A sala de jantar, anexa à sala de estar, estava protegida por janelas antirruído, o que me permitia uma condição relativamente boa de escuta e de privacidade.

Utilizo o termo "relativamente", porque, de tempos em tempos, a campainha tocava. Quando possível, eu evitava atender, mas o cliente sabia que eu tinha sido interrompido. Por vezes, era o funcionário do sistema de eletricidade com o propósito de fazer a mensuração do consumo, ou o do sistema de água. Havia entregas do correio, pessoas que se esqueciam do código necessário para abrir a porta de entrada do edifício, vizinhos que precisavam de uma ferramenta emprestada, desconhecimento do endereço correto pelo qual procuravam, vizinhos desejosos de "tirar uma dúvida com alguém que eles sabiam ser um psicólogo"... coisas assim. O edifício não contava com um porteiro e eu não tinha uma secretária. Quando contratei uma, tive de marcar os atendimentos em horários distintos do programa de serviços prestados por ela.

Na perspectiva do cliente, um sem-número de variáveis entrou em cena. Para os clientes antigos, eu solicitei que procurassem reproduzir em seu ambiente o sigilo, a privacidade e o senso protetor e protegido do consultório. Fui compreendido e contei com a cooperação dos meus interlocutores, sem maiores dificuldades. Com os novos clientes, que na maior parte das vezes desconheciam o contexto de um consultório, tive de descrever o habitual contexto da sessão de análise. Acredito ter sido bem-sucedido nesse intento. Em atendimento aos meus pedidos ou indicações, eles conquistavam o devido respeito por parte dos demais ocupantes do mesmo imóvel, evitavam interrupções e invasões ao ambiente. Alguns interagiam comigo a partir de seus locais de trabalho (escritório, consultório, laboratório, escola etc.) e outros o faziam a partir de suas residências. Nelas, escolhiam o local mais próximo do roteador ali instalado, para favorecer um bom índice de acesso à internet. Nem sempre isso era possível, o que gerava dificuldades extraordinárias, como constantes interrupções de contato, ou falhas na continuidade da escuta, ou da interação. Descontinuidades decorrentes desses fatores foram (têm sido, diga-se) perturbadoras. Os elementos da realidade instauraram (ainda instauram) dificuldades que requerem expedientes de paciência e perseverança. Tanto para o cliente, quanto para o psicoterapeuta. São fatores adicionais àqueles habitualmente vivenciados na rotina de um consultório.

Em razão de todos esses fatores, o que posso afirmar é que a borda do vaso se tornou excessivamente porosa. O desafio consistiu em preservar o caráter continente do vaso, mesmo em face de todos esses elementos perturbadores. Não foi fácil, mas foi possível, ainda que exaustivo. Eu certamente conheci uma modalidade de cansaço jamais antes experimentada em meu ofício. Uma parte significativa do cansaço se deve à dupla exigência de continência. Em tempos de pandemia, o psicoterapeuta não é apenas continente à dor, ao sofrimento, à angústia de seu cliente. Ele precisa ser continente às suas próprias dores, sofrimentos e angústias. É uma dupla tarefa. Para que o "eu" possa estar disponível como continente para o "outro", é necessário que ele seja continente a si mesmo. Além disso, aquilo que por muito tempo no nosso ofício foi o pré-requisito, a exigência quase exclusiva de autoconhecimento, não o é mais. Autoconhecimento é pouco. Essa capacidade emocional de ser continente às próprias angústias (aos não saberes, à ignorância e aos temores) vem em primeiro lugar. O que contribui, equilibra ou tem a potência de equilibrar o descompasso é a operação alquímica chamada *sublimatio* (EDINGER, 1990, §135). Se pudermos tomar uma distância objetivadora e olhar para o que se passa a partir de um ângulo mais universal, seremos capazes de perceber que nós, os psicoterapeutas, não estamos no mesmo barco, mas estamos na mesma tempestade, na mesma água em corredeira, no mesmo dilúvio etc. Eis o significado da *sublimatio*. Ela compensa, ela tem a potência de equilibrar um pouquinho essa dupla exigência de continência que se impõe ao psicoterapeuta.

Um dos mais importantes componentes da relação terapêutica recebe o nome de aliança terapêutica (ETCHEGOYEN, 2004). Na ausência desse componente, as bases para o desenvolvimento do trabalho são frouxas e chegam a inviabilizar bons e evolutivos desenvolvimentos. Não a computo exatamente como um elemento de transferência e contratransferência (já que existe uma mutualidade em jogo), mas como algo que se distingue particularmente. Trata-se de um senso de aliança primordialmente (embora não exclusivamente) consciente entre o psicoterapeuta e o cliente, que se aliam na formação de um par a serviço de uma finalidade compartilhada por ambos: a empreitada terapêutica e seus almejados desenvolvimentos e desenlaces. Durante o período de pandemia, foi importantíssimo maximizar esse senso de aliança e partilhar com o cliente a responsabilidade pela preservação de condições ótimas para a consecução do propósito de ambos, uma vez que o contexto físico envolvia dois ambientes distintos. Não tardou para que eu percebesse algo rico e precioso: esse senso de corresponsabilidade e essa noção de aliança se formaram melhor e mais cedo do que normalmente se formam no contexto habitual do consultório. Esse arranjo mostrou-se especialmente terapêutico, isto é, teve um efeito terapêutico maiúsculo, porque favoreceu uma atitude de participação consciente por parte dos clientes (ou, melhor dizendo, da maior parte deles). A dinâmica tão frequentemente antevista e desejada como sendo assemelhada ou análoga às relações pais-filhos deu margem a uma estruturação mais simétrica e característica de um dinamismo de alteridade. Trocando em miúdos, o cliente participa mais nítida e conscientemente da construção do vaso e da preservação de condições ótimas para a função de continência.

Isto posto, passo a relatar alguns incidentes dignos de observação e avaliação.

Em dada sessão terapêutica, um de meus clientes pôs-se em movimento enquanto conversávamos sobre seu trabalho, mais especificamente sobre um incômodo com seu sócio no escritório. O sócio havia sido traiçoeiro para com ele, para seu desagrado e decepção. A certa altura, percebi que ele havia caminhado em direção a outro ambiente e fui avisado de que ele estava urinando e não via motivo para interromper a sessão. Fez o xixi que tinha de fazer, mantendo-me em contato com a imagem de seu rosto. Lavou as mãos, voltou à cadeira antes ocupada e seguiu fazendo seu depoimento.

Uma cliente dialogava comigo enquanto seu gato transitava pela mesa onde estava seu computador, além de se sentar sobre o teclado e de acariciá-la no rosto e no pescoço (ou, melhor dizendo, buscar por suas carícias). Ela o pegou carinhosamente e o colocou no chão, o que não o impediu de voltar à mesa e ao contato com o corpo dela. Ela discorria sobre a sexualidade na relação com o parceiro.

Outra cliente estava em seu quarto, onde também se encontravam Chico e Otávio, seus cães. Ela interrompeu seu relato para perguntar ao Chico o que ele queria. Pediu licença a mim para abrir a porta, pois, segundo ela, Chico desejava sair do quarto. Naquele momento, tratávamos do tema família e filhos. Ela havia recém visitado a filha, que reside em Los Angeles, com quem tivera um episódio mãe-filha muito amoroso e plenamente satisfatório para ambas.

Um cliente de 55 anos pediu licença para receber a esposa no escritório da residência, que lhe trazia um cafezinho. Apresentou-me à esposa, que se mostrou muito sorridente e gentil para comigo. Eu lhe disse: "prazer em conhecê-la", e ela correspondeu. Sorridente, perguntou-me se eu aceitava um café.

Outros clientes surgiam com comportamentos peculiares. Um se queixava de que o lixo estava cheio e tinha sido derrubado sem querer; outro levantou-se para apanhar um objeto que queria me mostrar; um terceiro pediu à empregada doméstica para não o interromper; um quarto cliente apontou para um objeto disposto na sala de estar de sua casa, sobre o qual fazia uma narrativa; outros tiveram alguma dificuldade no manejo do Zoom, do Skype, ou de outras ferramentas mediáticas. Tecerei alguns comentários clínicos sobre algumas dessas passagens.

Na rotina de meu consultório, quando o cliente percebe que quer urinar, ele faz uma escolha. Caso possa aguardar, ele deixa para urinar ao término da sessão. E o faz sem ter minha companhia. Caso exista alguma imperiosidade, ele pede licença e vai ao banheiro por alguns instantes, também sem minha companhia. Os cachorros e gatos não comparecem às sessões. São, quando muito, meramente mencionados. As esposas não trazem café. Eu mesmo ofereço café ou chá aos clientes. Os objetos da casa ou do escritório podem ser mencionados e descritos, mas certamente não serão mostrados, exceto por aqueles que fazem questão de mostrar-me uma foto. O contato é ao vivo e em cores, portanto não há mediadores como o Skype e o Zoom, ou qualquer outro.

De partida, é sabido (pelo menos é assim percebido por mim) que, no contato comigo, o cliente é a pessoa que ele (ou ela) de fato é. A rigor, um psicoterapeuta não tem a necessidade de que o cliente faça referências aos seus objetos (lato sensu) "lá fora", nem que descreva seus comportamentos e hábitos, uma vez que a relação terapêutica é um dos palcos em que o cliente dramatiza seu enredo de vida e dá expressão a seu modo de ser. O que ele (ou ela) é ali corresponde a tudo que ele (ou ela) é em outros contextos. O cliente reproduz com o psicoterapeuta seu modo de ser, seu padrão básico de se relacionar com cada outro, com qualquer outro, com todo outro (reservadas algumas situações especialmente conflitivas). Uma vez que, no entanto, o relacionamento terapêutico tem a prerrogativa e o privilégio de ser um módulo particular e peculiar de relacionamento, nele incidem em especial os recortes do enredo mais amplo, que contêm elementos:

A. conflitivos, que requerem revisão, ressignificação, superação, solução, ou meramente um olhar virgem, fresco, incomum;

B. que requerem acolhimento, discernimento, incentivo e desenvolvimento.

Quando digo que "nele incidem", o que quero dizer é que o treino do psicoterapeuta o torna especialmente atento a esses quesitos, bem como o instrumenta para o manejo técnico dos mesmos fatores. Reside aí o cerne do interjogo transferencial no campo da psicoterapia.

O cliente que fez xixi durante a sessão queria incluir em nosso relacionamento um elemento de transparência, justamente o que faltava em seu relacionamento com o sócio de cujo comportamento ele se queixava. Ele queria que não houvesse dissimulação (e, então, que não houvesse agenda oculta, nem qualquer fator traiçoeiro, enganador) em nosso relacionamento. Naquele exato momento, eu espirrei e, protocolarmente, pedi perdão. Ele disse: "Não me peça perdão por espirrar. Eu lhe agradeço por espirrar sem disfarces, assim como não lhe peço perdão por mijar sem disfarces". Acredito ter sido aquele um episódio revolucionário em sua vida, pois abriu um canal de clareza, revelação e transparência que, de fato, faltava à sua experiência cotidiana, em especial em relacionamentos que ele computava como muito próximos, íntimos e afetivos. O episódio fez-me recordar um trecho do livro *Benjamim*, de Chico Buarque de Holanda (1995). Por pudor, o personagem vai urinar no vaso sanitário individual, em vez de urinar ao lado de outro homem no mictório coletivo. Por pudor de ter tanto pudor, no entanto, ele deixa aberta a porta do sanitário. Pudor era uma questão importante na vida de meu cliente e recebia a devida atenção nas sessões analíticas. Naquela sessão específica, amplos insights foram desencadeados pelo assinalamento (interpretativo e associativo) que fiz.

A cliente cujo gato insistia em se envolver em seu corpo tinha na relação com o parceiro uma dinâmica peculiar. Ele só se aproximava dela para interações íntimas, sexualmente intensas, quando ela se mostrava indisposta, ou quando dava à abordagem dele um cunho de mera carícia (quando, mesmo sem o rejeitar, "colocava o gato no chão"). Era o que bastava para que ele triplicasse o ímpeto de penetrá-la com total frenesi, louco para levá-la ao pico do Evereste em gozo e orgasmos múltiplos. O indício principal da obtenção desse despertar era o choro que ela experimentava por ocasião do orgasmo. Diferentemente, quando ela estava estimulada a transar com o parceiro e dele se aproximava, buscando excitá-lo, ele mostrava-se indisposto e sonolento, incapaz de corresponder e, muito menos, de saciar seu desejo. Nas sessões terapêuticas, ela colocava o gato no chão por consideração a mim. Mas não era eu o foco de nossas atenções, sim ela. Ao retornar, o gato a salvava do desagrado de ter de colocar foco em seus temas mais conflitivos. O parceiro amoroso era muito amado justamente por liberá-la do retraimento (para ficar consigo mesma). Levava-a ao ápice do prazer quando ela era levada a se entregar a ele. Com isso, porém, ela era impedida de entrar em contato consigo mesma, mesmo nos momentos propícios ao descanso. O dormir, para ela, não se igualava a um contato consigo mesma, sim à suspensão do ser (o que é diferente de parar, ser levada a pensar e, consequentemente, chorar — "Não, não posso parar/ Se eu paro, eu penso/Se eu penso eu choro", como na canção de David Nasser, Moacyr Franco e Nelson M. dos Santos (1971). O choro daquela mulher era o encontro com a beleza, com o sublime, com o imenso prazer que o parceiro lhe proporcionava. Somente naqueles momentos ela tinha a chance de pensar nela mesma como alguém de valor, contrariando o hábito desqualificador de seu pensamento introvertido inferior, função superior do marido (a mesma de seu analista).

A mulher que se fazia acompanhar de Chico e Otávio, os cães, era especialmente atenciosa para com seus deveres e muito pouco atenciosa no tocante a seus direitos. A sessão terapêutica semanal era algo que ela vivenciava como um direito adquirido (ela entendia que tinha motivos fortes para recorrer à psicoterapia, embora se constrangesse pelo fato de o marido se encarregar do pagamento de meus honorários), coisa que a deixava avassalada pela massiva impressão de ser devedora. Culpada, portanto. Assim sendo, aos olhos dela era absolutamente importante que Chico e Otávio estivessem com ela nas sessões. Ela permitia-se usufruir da psicoterapia, desde que isso não a isentasse de cuidar de seus inúmeros deveres, ali simbolizados pelos cuidados e atenção para com os cães. "Só tolerarei a ideia de comer um figo e saciar minhas necessidades se eu tiver tido a decência de, sem falha alguma, alimentar um batalhão". Ela se caracterizava (ou procurava se comportar e se apresentar) como uma cliente exemplar. Ela fazia de tudo para que eu me sentisse um psicoterapeuta competente, atencioso, cumpridor de meus deveres. Eu era um Chico, ou um Otávio. Primeiro era necessário corresponder às minhas expectativas. Só depois, se viável, ela aceitaria receber um figo. Naquela sessão, eu perguntei a ela se ela conseguiria tolerar um encontro comigo sem a presença de Chico e Otávio. Ela disse que sim, pois conseguia comparecer ao meu consultório (antes da pandemia) sem trazer os cães. Mas admitiu que não conseguia estar inteira ali comigo, nos tempos em que vinha ao meu consultório, pois o sentimento de dívida não a abandonava. Perguntei, então, o que ela devia a ela mesma, ou seja, o que ela percebia que ainda poderia proporcionar a si mesma, sem que o tivesse realizado até então. Eis sua resposta: "Estar com você em um diálogo franco e aberto, sem o cárcere da culpa". Esses dizeres abriram um novo capítulo em sua vida.

Conversei com colegas psicanalistas e perguntei a eles como estavam lidando com o período excepcional e quais expedientes tinham-se mostrado necessários, quer em consonância, quer em contraste com os hábitos metodológicos e técnicos da psicanálise.

Um deles compartilhou comigo o quanto foi difícil encontrar um substituto para (ou relativamente equivalente a) o cenário "poltrona do psicanalista atrás do divã onde se deita o cliente", em posições que reproduzissem o *setting* habitual. O fato de o analista ficar fora do campo visual do cliente favorece que a modalidade particular de projeção chamada transferência (em especial, tal como concebida pela psicanálise) se instaure. A posição horizontal no divã, por sua vez, favorece certo afrouxamento das habituais defesas. Meu colega comentou que esses dois fatores estariam ausentes ou relativamente ausentes durante os atendimentos on-line. Soube que um colega psicanalista decidiu fazer as sessões sem imagem, na tentativa de eliminar o fator visual. Preservou-se apenas o contato sonoro. Outro colega recomendou que o cliente se deitasse em sua cama e interagisse com o analista a partir dessa condição.

Em 1912, Freud não foi flexível o suficiente para acolher as ideias de Jung a propósito do significado ou do conceito de Libido. Mas o mesmo Freud teve a flexibilidade de atender o pequeno Hanz (FREUD, 1990) por meio da troca de correspondência com o pai do menino. Independentemente de serem compatíveis com nossa técnica, eventos do mundo nos compelem a alargar os horizontes, as fronteiras da técnica, para, por um lado, não precisarmos dela abrir mão, mas, por outro, fazê-la compatibilizar-se com os fenômenos de cada momento, de cada contexto histórico.

Eu escolhi fazer os atendimentos via Skype ou Zoom, com vídeo e áudio ativos. Esse expediente preservou a chance de eu ter acesso ao discurso atitudinal (gestos, movimentos, posturas, caras e bocas etc.) de meus clientes.

Sou especialmente atento a compatibilidades ou contrastes entre discurso verbal e discurso atitudinal. O discurso atitudinal/postural costuma ser portador de grandes verdades, ao passo que o discurso verbal pode incluir distorções (propositais ou não), dissimulações e ambiguidades de toda ordem.

Por mais rico que seja, por maiores e melhores que sejam os recursos da consciência, o discurso verbal raramente dá conta de expressar o que a alma tem a dizer. Durante o período pandêmico, as atuações (*acting-out*) sofreram um aumento de incidência. Restritos e contidos em nossos movimentos, nossas almas foram obrigadas a se expressar por caminhos inusitados e incomuns, chegando a vazar pelos cotovelos. Com isso, os psicoterapeutas, que já dispõem de sensibilidade e prontidão para a escuta da linguagem da alma, foram levados a silenciar seus saberes já estabelecidos e a assumir uma postura mais claramente fenomenológica diante daquilo que se apresentava a seus recursos perceptivos sensoriais ou intuitivos. Isso alude ao significado da *epoché*, a chamada redução fenomenológica, um expediente a serviço do emergir de algo (no pesquisador, no estudioso, no observador) que a fenomenologia nomeia como intuição *eidética* (ELLISTON; MCCORMICK, 1977). Essa postura fenomenológica apela muito mais para a nossa modalidade de consciência chamada *awareness*, do que para a modalidade de consciência facilmente conhecida por nós como patriarcal, regularmente nomeada como consciência (*consciousness*). *Awareness*, diferentemente, está disponível para nós desde que nascemos, uma vez que, por definição, ela é uma modalidade de consciência marcadamente matriarcal, porque pré-reflexiva, um saber inerente a todos os seres. No período pandêmico, fomos compelidos a silenciar *consciousness* a serviço da presentificação de um senso de *awareness*. De maneira alguma esse fenômeno é ruim, uma vez que, a rigor, *awareness* é o fundamento daquilo que será diferenciado como consciência. Quando propõe a redução fenomenológica como seu método, a fenomenologia não exige o descarte dos saberes anteriormente adquiridos. Propõe apenas a suspensão deles para que se possa entrar em contato com o fenômeno com olhos virgens.

Todas essas considerações têm como pano de fundo o contexto no qual incide o fenômeno a ser examinado e compreendido, ou seja, o interjogo transferencial. No âmbito do trabalho terapêutico, a transferência é uma modalidade de comunicação. Ao analista cabe indagar o que quer a alma do cliente, quando transfere (HILLMAN, 2009)[32]. Independentemente do que se possa captar, parece-me cabível antecipar que a alma quer ser ouvida e, se possível, traduzida. Uma vez traduzida, espera-se que o conteúdo anímico possa ser assumido, integrado e coordenado com os demais conteúdos já sistematizados na consciência. A emissora por meio da qual o analista faz essa escuta chama-se contratransferência. Para se evitar a incidência de uma indevida atuação contratransferencial, um processamento precisa ser feito para que uma intervenção possa dali ser divisada a serviço da comunicação do que foi captado a partir da escuta da alma do analisando. Se formos felizes na tradução, o ressoar dessa leitura será a alegria daquela alma, mesmo que o conteúdo do saber alcançado seja de difícil assimilação. Todos os humanos, doentes ou sadios, dispõem de uma espécie de ferramenta arquetípica que eu nomeio como honestidade psíquica. É um arquétipo. Se é um arquétipo, está lá e pode ser ativado, constelado, trazido à tona. Como psicoterapeuta, eu escolho falar com a saúde de meu cliente. Se a saúde dele vai poder me ouvir e fazer bom proveito de minha intervenção é algo sobre o qual não está ao meu alcance deliberar.

Nós, os psicólogos clínicos, precisamos conversar para darmos voz às nossas percepções, aos nossos sentimentos, às nossas constatações. As experiências vividas no período de pandemia dão margem a esses diálogos. Talvez precisemos reinventar a roda, sim. Não é o que fazemos a cada sessão de atendimento clínico? Somos promotores de mandalas, justamente o que as rodas são.

---

[32] A obra de James Hillman, em seu conjunto, destaca a relevância da escuta da alma e de seus intentos. É especialmente eficaz na apresentação desse aspecto o texto *Suicídio e Alma*.

Entre outros possíveis motivos e motivações, destaco estes: o diâmetro da roda não é o mesmo para diferentes pessoas; as estradas percorridas pelas carruagens também variam. Um compartilhamento de experiências entre nós gradativamente permitirá que nossas constatações e as reflexões delas decorrentes desaguem em saberes passíveis de serem publicados, compartilhados, colocados a serviço dos seres humanos e do acervo técnico dos profissionais de psicologia. Textos podem emergir desses encontros, saberes podem ser sistematizados e, dentro do espírito científico, revistos, reavaliados, atualizados e criticados para que a carroça da ciência siga firme pela estrada científica afora.

Tenho muito a dizer, ainda. No entanto, ocorreu-me a lembrança da fala de um amigo no momento em que eu precisava concluir minha tese de doutorado: "Alberto, entenda de uma vez por todas: não se pode concluir um texto, ou finalizá-lo. O que fazemos (o que está ao nosso alcance) é meramente interromper a escrita do texto".

Interrompo aqui o texto que, com muito gosto, redigi, tendo como tema principal a transferência e a contratransferência em tempos de pandemia. Nada disse sobre o repertório de queixas incidentes no período. Não citei textos de outros autores e pensadores. Não abordei muitas facetas do tema, todas da maior relevância. Ainda assim, experimento o sentimento de "missão cumprida".

Vejo com bons olhos o movimento transferencial estabelecido por minha psique para com o projeto de publicação orquestrado por minha querida Célia Brandão, assim como muitas vezes me debrucei sobre minha transferência para com o próprio período pandêmico, bem como para com os leitores deste depoimento reflexivo. Que se tenha alcançado o encontro entre vozes sofredoras e processadoras de seu sofrimento. Que se tenha minimamente alcançado o propósito de fazer transparecer a vibração de uma psique em constante movimento. *"Gracias a la vida, que me ha dado tanto"* (PARRA, 1966).

Referências

EDINGER, Edward. *Anatomia da Psique*. São Paulo: Editora Cultrix, 1990.

ELLISTON, Frederick; MCCORMICK, Peter J. *Husserl*: expositions and appraisals. London: University of Notre Dame Press, 1977.

ETCHEGOYEN, R. Horácio. *Fundamentos da técnica psicanalítica*. Porto Alegre: ArtMed, 2004.

FREUD, Sigmund. *Análise de uma Fobia em um Menino de Cinco Anos*. Edição Standard Brasileira das Obras Psicológicas Completas de Sigmund Freud. v. 10. Rio de Janeiro: Imago, 1990.

HILLMAN, James. *Suicídio e Alma*. Petrópolis: Editora Vozes, 2009.

HOLANDA, Chico Buarque. *Benjamim*. Porto Alegre: Companhia das Letras, 1995.

JUNG, Carl Gustav. *Psicologia e Alquimia*. Vol XII, §334. Petrópolis: Editora Vozes, 1991.

NEUMANN, Erich. *A Criança*. São Paulo: Cultrix, 1980.

PARRA, Violeta. Gracias a la vida. *In*: PARRA, Violeta. *Las últimas composiciones*. Santiago: ARCI Music, 1966. Suporte: 4:34.

SANTOS, Nelson M.; NASSER, David; FRANCO, Moacyr. Mundo Maluco. *In*: FRANCO, Moacyr. *Mundo Maluco*. [*S. l.*]: RCA: 1971.

SEEGER, Pete. TURN! Turn! Turn! *In*: SEEGER, Pete. *The Bitter and The Sweet*. Califórnia: Columbia Studios, 1965. Suporte: 3:49.

ABALOS NOS PILARES DA CONJUGALIDADE SOFRIDOS NO PERÍODO DA PANDEMIA

Vanda Lucia Di Yorio Benedito

Este trabalho será um espaço para algumas reflexões que pude fazer até o momento, tomando como referência o dia a dia dos casais, surpreendidos pela pandemia da Covid-19, acompanhando suas necessárias adaptações ou a impossibilidade de fazê-las. Se trabalhar com terapia de casal é algo muito desafiador, nesse período de confinamento, deparamo-nos com demandas mais complexas, acrescidas de medos, ansiedades, inseguranças, privações de diversas ordens, antes pouco vivenciadas pelos casais.

Tivemos que rapidamente nos refazer do susto e nos adaptar à grande mudança que foi o *setting* analítico. Antes recebíamos os casais em nossos consultórios, com o *setting* bastante privado, protegidos por nossa persona profissional. Passamos a atender os casais onde lhes era possível: dentro dos carros estacionados nas ruas, nas garagens, nas suas camas, nas varandas, com filhos batendo à porta, e, algumas vezes, estando um em casa e outro no trabalho. Sujeitos a ventos e tempestades que derrubavam nossa internet, imagens paralisadas. Aprendemos a ter que apelar para o plano B, C, D para garantir a continuidade do nosso trabalho, juntamente ao esforço dos casais.

Entramos na vida de nossos clientes de forma diferente e eles nas nossas. Sinto que nos tornamos mais humanos, menos idealizados para eles ao mostrar nossas fragilidades e nossos limites para dar conta desse novo momento. Aceitamos ficar reduzidos a uma tela de computador, de um iPad, de um celular, um espaço-transmissor muito pequeno para tratar de temas tão vitais que envolvem a vida amorosa de um casal: seus conflitos de diferentes ordens que trazem para eles diferentes dores. A pandemia, com o confinamento, estreitou o espaço psicológico na medida em que estreitou o espaço físico entre os cônjuges, sendo-lhes necessário lidar com a sobrevivência do dia a dia, questões que, em muitos casos, já estavam de alguma forma equacionadas.

Ao escrever este capítulo, vejo a distância entre aquele momento e os dias atuais. Não estamos mais na pandemia, a vida já voltou quase ao seu "normal". As reflexões que a pandemia nos levou a fazer sobre a dinâmica conjugal e a psicoterapia de casal foram importantes para reforçar nosso olhar para aspectos que estão sempre presentes nos conflitos de casais, mas que ganharam outras expressões naquele momento. As fronteiras físicas e psíquicas da conjugalidade sofreram, em geral, muitos abalos, estremeceram, trincaram, e até se romperam. No nosso entender, alguns pilares podem sustentar um vínculo conjugal a médio e longo prazo, de forma razoavelmente satisfatória: a. o binômio individualidade versus conjugalidade; b. a afetividade; c. a sexualidade; e d. os projetos. De alguma forma, esses pilares se interconectam e cada um deles ajuda os outros a se equilibrarem. Eles reforçam-se mutuamente, tanto de forma positiva quanto negativa, dando suporte e ajudando a construir e refazer pontes entre o casal, ou contribuindo para rompê-las.

Durante a pandemia, esses pilares foram postos à prova concomitantemente, trazendo custos altos para o equilíbrio conjugal. O histórico do relacionamento em relação a esses pilares teve papel importante quanto aos recursos que os casais puderam ativar para lidar com aquele momento de crise. Como andava a afetividade no relacionamento? Como a afetividade era expressa? E a sexualidade? E os projetos? Que espaço cada parceiro ocupava no vínculo? Como a vivência desses pilares interferiam e sofriam interferência um do outro antes da pandemia? Essa análise nos ajudou a avaliar o grau de satisfação/insatisfação anterior que já existia naquele vínculo e entender como essas estruturas conjugais deram suporte ao vínculo ou foram abaladas, e suas respectivas consequências.

Pilar da Individualidade e Conjugalidade

A pandemia colocou um desafio muito grande na vivência da equação: individualidade e conjugalidade, já tão difícil de ser equilibrada na maioria dos relacionamentos. Esse conflito, muitas vezes difícil de ser superado no decorrer da convivência conjugal, foi sobrecarregado de muitas formas, inclusive em aspectos que antes os casais não eram exigidos. Por exemplo, a redistribuição dos afazeres domésticos e o acompanhamento das tarefas escolares dos filhos. A vivência da conjugalidade é de extrema complexidade e foi testada de muitas formas na pandemia. Podemos enumerar diferentes dificuldades dos casais nesse período da pandemia. Mas nenhuma delas pode ser entendida de forma isolada, senão dentro da dinâmica sistêmica já existente entre eles.

Se a relação do casal, por exemplo, era marcada por competição: quem faz mais/quem faz menos; quem domina o que na relação e quem se submete a que, quem decide e quem não tem voz; quem usa de subterfúgios para obter o que deseja, quem se sente usado ou explorado, a pandemia exacerbou essas dinâmicas. Os casais que não eram dominados de forma predominante por essas dinâmicas, viram os conflitos brotarem nas pequenas coisas, porque as fronteiras físicas praticamente desapareceram no espaço doméstico, comprometendo as fronteiras intrapsíquica e inter-relacional, aumentando a tensão entre a necessidade de atender a individualidade e a conjugalidade.

Sobreviver ao vírus, não ser contaminado, foi vivido também simbolicamente na dinâmica conjugal. Uma luta para não ser contaminado pelo estresse do outro, pela ansiedade do outro, pela frustração do outro. Diminuiu muito a capacidade de empatia pela dor e angústia do outro, a tolerância com a expectativa do outro, simplesmente porque passamos a viver no limite do suportável, pela falta de pequenas gratificações que podíamos obter no dia a dia, como uma corrida no parque, sair de carro para trabalhar ouvindo a música preferida, um fim de semana na praia, no clube, ir à casa dos pais e entregar um pouco os filhos para ir ao cinema, receber os netos em casa, sair com amigos para um happy hour, um simples café etc.

Tudo isso desapareceu de repente, um momento histórico mundial, sem precedentes para nossa geração. Não estávamos sozinhos nesse barco, mas ao mesmo tempo nos sentimos desamparados pela vida, pelo destino. A pandemia mostrou-nos como precisamos do outro, exigindo maior investimento na conjugalidade, ao mesmo tempo que sufocava os anseios da individualidade. Esse pilar foi bastante abalado. Passou-se a depender mais do outro para resolver pequenos desafios cotidianos, pois quase tudo afetava igualmente os dois, a parceria, sendo este o motivo de muitas brigas. Para a maioria dos casais que, para tocar suas vidas, dependiam de algum funcionário doméstico, ou creche de crianças, escolas, avós, toda a carga familiar, física e emocional, recaiu sobre o casal que antes delegava funções a outros.

Tudo passou a ser problema dos dois. Tinham que fazer perguntas que antes não precisavam fazer. Essa forma de encarar a vida diária trouxe muitos conflitos: quem vai limpar a casa? Quem vai providenciar a comida? Dá para pegar delivery todos os dias? Quem vai buscar na portaria o delivery? Quem vai higienizar as compras? Quem vai acompanhar as aulas e os estudos dos filhos? A que horas posso tomar banho? Por que tanta demora para tomar banho? Quem vai limpar o cocô e o xixi do pet? O banho do pet? Já não bastava ajudar. Essa postura já não servia mais. Passou a ser preciso assumir funções, exigindo-se sacrifícios inerentes a essa nova posição. O sentimento de privação e restrição foi compensado pelo mundo virtual. Passou-se a buscar e consumir mais internet: desde alimentos até sexo. A intensidade das interações nas redes sociais trouxe muito conflito para a conjugalidade.

No começo da pandemia percebi que a maioria dos casais se sentiu motivada para reforçar a conjugalidade: "estamos juntos nessa, vamos dar o melhor de nós", alguns até acharam legal "brincar de casinha", ter mais tempo com os filhos etc. O conflito individualidade/conjugalidade foi se apresentando e sendo vivenciado de formas diferentes em função do momento do ciclo de vida do casal. As demandas foram diferentes em cada ciclo e a pandemia trouxe angústias diferentes e cobrou decisões e movimentos diferentes.

Casais jovens, sem filhos, viveram menos demandas ligadas ao mundo doméstico. Os *deliveries* supriram muito bem, mais tempo para cuidar deles e da casa, com menos dependência de terceiros. Casais com filhos pequenos: as escolas fecharam, os parques e clubes fecharam, até as casas dos avós fecharam. Os pais perderam grande parte de seus apoios para levar adiante o que antes estava esquematizado. Os casais ficaram e ainda estão muito estressados com baixa tolerância a tamanha exigência. Brigavam mais, esperavam receber mais ajuda do outro, precisavam conciliar muitas obrigações ao mesmo tempo. Percebo que uma boa parte dos casais diminuiu muito as expressões de afeto e carinho entre eles, sentindo que tinham menos reconhecimento, da parte do outro, do seu valor e do que cada qual fazia pela relação.

Casais com filhos já em idade escolar viveram angústias parecidas, mas com preocupação maior, ligada ao aproveitamento acadêmico dos filhos. Estes já tinham uma vida de convivência com outras crianças que lhes fazia falta. Muitos pais se estressaram em ter que atender as demandas escolares dos filhos, o próprio trabalho, somados aos afazeres domésticos, quando perderam ou já nem tinham ajuda de terceiros. Quem vai fazer o quê? Casais com filhos adolescentes passaram a controlar a saída destes, as visitas aos amigos, a organização escolar, os jogos eletrônicos, os horários de dormir, as exaltações e as inquietudes da juventude. O conflito de gerações tomou proporções maiores em muitos casos, e consequentemente o conflito entre os pais. Se antes já existia conflito com relação a ordens e limites, estes se intensificaram, tornando o ambiente doméstico mais tenso e as brigas mais frequentes, com cobrança de maior participação deles nos afazeres do lar.

Os casais com filhos adultos morando na mesma casa já tinham em geral ganhado mais autonomia para conduzir suas vidas, passaram a sentir que perderam algo, algo muitas vezes recém-conquistado. Passaram a ter que lidar com mais demandas de filhos adultos, todos em casa, comendo mais, ocupando espaços que estavam menos ocupados, pois os filhos já tinham uma vida fora de casa mais intensa. Conflitos que os pais/casal passaram a ter: se o namorado ou a namorada podiam vir passar o fim de semana na casa deles, e quem de fato estava fazendo quarentena? Não estavam mais acostumados com as regras dos pais, ficavam fora o dia todo.

Os casais na terceira idade com netos, além de perderem essa convivência tão gratificante, tendo que lidar com questões delicadas como a elaboração do envelhecimento, aposentadoria, perda econômica, perda de vitalidade e, por vezes, a dependência com os filhos, que também estavam sobrecarregados. Sofreram um *down grade*: da melhor idade passaram a ser grupo de risco. O medo e o risco da morte ficaram mais visíveis e próximos, o que assustou bastante. Perder amigos e parentes foi vivido de forma muito ameaçadora.

Muitos fatores estressantes que estavam fora do horizonte e que vieram atravessar essas vidas estão exigindo dos casais redimensionar os conflitos anteriores para liberar energia para sobreviver aos novos conflitos. Mas não é tarefa fácil, principalmente, se antes os conflitos já ocupavam grande parte do espaço afetivo e psicológico do casal. Alguns casais surpreendentemente conseguiram formas de convivência mais satisfatórias.

Pilar da afetividade

O fato é que ninguém imaginava que o confinamento iria durar tanto tempo. O nível de exigência de um cônjuge em relação ao outro cresceu muito, aliado à intensificação do grau de frustração; consequentemente a troca afetiva foi bastante abalada. A expressão dos sentimentos amorosos, deu lugar aos sentimentos de insatisfação, ressentimento, desvalorização do outro, irritação, gerando grande reatividade ao que o outro fazia ou falava. O espaço da troca de afeto foi diminuindo, as pessoas terminavam os dias exaustos, pelo aumento de tarefas e desgaste psicológico gerado pelo medo, pelas privações, pelas incertezas, além daquelas que frequentemente acompanham o adulto nas diferentes fases da vida, mas que uma psique razoavelmente bem estruturada suporta. Conviver com algum nível de estresse é compatível com a vida adulta.

Todos nós, individualmente, fomos desafiados a buscar alternativas de sobrevivência externa. Os casais tiveram que buscar juntos, numa interdependência, essa sobrevivência, com o prolongamento da pandemia, viram o pilar da vida afetiva ser afetado por várias dessas condições. Eros foi ficando cada vez mais exilado na vivência dos casais. E quando Eros se ausenta, o vácuo que ele deixa é preenchido com atividades sem significação ou destrutivas. Os casais que não conseguiram encontrar algo mais significativo no relacionamento, entrando em contato com o sentido mais abrangente e profundo do vínculo, foram aqueles que não possuíam referências internalizadas da conjugalidade capaz de abarcar as exigências que o período da pandemia trouxe.

Nos nossos vínculos, vivemos a necessidade de nos conter e de nos libertar, conter, refrear, reprimir e ao mesmo tempo expressar, realizar, expandir nossos impulsos, nossa raiva, nossos desejos, nossos afetos, nossa sexualidade. Temos necessidade de projetar em alguém nossos segredos psicológicos, alguém que fantasiamos que nos protegerá, e, muitas vezes, essas fantasias nos enganam, ou não se realizam porque o outro busca o mesmo em nós. Na pandemia, muitos parceiros ficaram igualmente desamparados, sem chão seguro para continuar a atender as demandas do outro e as próprias. Nessas projeções e fantasias, uma imagem contém outras, uma dor contém outras, numa construção simbólica inconsciente, dos conflitos psíquicos.

O trabalho da terapia de casal é um desdobrar dessa construção simbólica que mora nos complexos inconscientes e que se expressa nos diferentes desentendimentos conjugais, por onde escapam formas sombrias do que está reprimido, contido, pedindo liberdade, muitas vezes por um caminho torto que não levará à libertação e sim a um maior aprisionamento, entre brigas e conflitos insolúveis. Os cônjuges, frequentemente, não reconhecem em si a ambivalência esses desejos e sentimentos reprimidos, projetando no outro a imagem do carcereiro que existe em suas psiques e que os domina e o domina pelo medo de algo muitas vezes totalmente inconsciente. Quando um complexo é constelado na dinâmica conjugal e reconhecido por seu portador durante uma sessão de terapia de casal, fica claro o porquê de tanto medo em se aproximar e ser tocado naquele ponto, onde experimenta um sofrimento crônico de anseios e frustrações, humilhações, raiva, inveja, ciúmes.

Dependendo dos diferentes graus do comprometimento da condição psicológica de cada cônjuge, de como a vida conjugal estava estruturada anteriormente, do nível de dependência mútua, os cônjuges passaram a transferir maciçamente um ao outro, necessidades e dificuldades, projetando mutuamente a imagem idealizada daquele que não deveria frustrá-lo, e sim preencher os vazios, não reconhecidos, que sempre trouxe em si. Ao transformar a dor psicológica, o medo, a tristeza em raiva, acaba potencializando em si figuras internas negativas, más, cruéis e insensíveis que, por serem inconscientes, são projetadas no outro. O lado sombrio é deslocado sobre o outro, e muitas vezes as fantasias adquirem cunho persecutório, gerando medo e desconfiança, até ódio e vingança no relacionamento.

Psiques imaturas não conseguem acolher seus próprios sentimentos e impulsos que migram para ações agressivas ou depressivas, num abandono afetivo e amoroso de si e do outro. A necessidade de se autossuportar com as próprias incertezas, as próprias frustrações, a ansiedade gerada pelos novos desafios que as demandas profissionais trouxeram, o medo da doença, as notícias sobre amigos e parentes infectados ou que morreram, afetou profundamente a capacidade de lidar com essa mesma vivência do cônjuge. Ambos passaram a se sentir cada vez menos atendidos, não percebidos, não compreendidos na relação. Para esses casais, a vida afetiva conjugal sofreu um forte abalo, pois a condição de empatia entre os cônjuges competiu muito com a necessidade individual de sobreviver ao caos. Essa necessidade individual, identificada com a fantasia de ter liberdade e felicidade, inconscientemente, mesmo que sublimadas e deslocadas na psique, recusam-se a serem domesticadas. Mesmo depois de serem constantemente testadas pela vida, passaram a falar mais alto no vínculo conjugal, mais difíceis de serem contidas na pandemia.

Alguns casais se separaram durante a pandemia, pois fragilidades do vínculo que estavam encobertas se apresentaram, não encontrando respaldo amoroso e confiável para lidar com o nível de exigência que o convívio tão próximo os obrigou. Outros casais estão se recuperando e saíram mais fortalecidos. Isso porque algumas situações pré-existentes, que antes já traziam estresse, ficaram temporariamente suspensas, o que diminuiu alguns conflitos, por exemplo: ciúmes da vida profissional do outro e o convívio social inerente a cada atividade; estilo de vida, mais extrovertida ou mais introvertida; convivência com a própria família de origem e com a do outro etc. Essa suspensão deu mais fôlego para alguns casais e tempo maior para elaborarem as defesas criadas pelas diferenças de interesses e controle do outro, sem que tivessem de se confrontar o tempo todo.

O Pilar da Sexualidade

Outro pilar que sofreu forte abalo foi a sexualidade. No começo alguns casais se entusiasmaram porque teriam mais tempo para ficar juntos e poderiam dedicar mais tempo à vida sexual. Porém, com o prolongamento da pandemia, a vida sexual também foi afetada pelo tédio, pelo medo da doença, da contaminação, e de todos os fatores que já foram mencionados. Sexo precisa do lúdico, da cumplicidade, de tempo, espaço, da novidade. A excitação sexual requer a capacidade de não se preocupar, que na pandemia ficou exacerbada devido a muitos fatores. A forma como os casais superaram ou não os limites físicos e psicológicos que vieram com a pandemia, no plano da sexualidade, podem ser correlacionados com o histórico da sexualidade do casal. Os casais que prezam por sua sexualidade buscam em diferentes momentos recriar sua vida sexual. A vida conjugal traz uma domesticidade impossível de escapar: filhos, conta a pagar, organização da casa, conserto de coisas que quebram, cansaço do dia etc., essa domesticidade aumentou muito na pandemia.

Tudo virou uma coisa só. Trabalho, cozinha, escola de filhos, quarto do casal. Perdemos o limite físico que separava a vida privada da vida pública. Acordava-se e passava-se o dia com a mesma roupa, quase impossível fugir da mesmice. O cenário não variava. A persona conjugal se desgastava nos atritos diários para criar alternativas eficientes para superar os novos desafios. A sensação de um dia após o outro era relatada pelos casais como uma "máquina moedora" de erotismo. No começo do confinamento muitos casais até gostaram de ficar mais tempo juntos, cuidar da casa e dos filhos com mais tempo. Ler e ver filmes juntos. Almoçar e jantar com a família todos os dias. O tempo prolongado da pandemia pôs à prova nossa capacidade de conviver com tantas privações ao mesmo tempo: encontrar família e amigos, até tomar um cafezinho ficou praticamente proibitivo. Não fossem as padarias...

Como fica a sexualidade de um casal que naturalmente necessita de um tom mais erotizado para não definhar? Esse foi um dos grandes desafios para muitos casais: manter uma vida sexual satisfatória mesmo convivendo com muitas demandas de diferentes naturezas, sobrecarregados de mais tarefas, com poucos interlocutores para uma troca saudável, para além da família. A falta de fronteiras entre o mundo dos adultos/casal e dos filhos, sempre foi uma grande queixa. A sexualidade pede de alguma forma o "novo", "o outro", diferente de mim. E se o casal fica muito igual, até nas brigas, como fica a busca do outro no cônjuge? Muitos casais traziam como queixa a diminuição ou mesmo a falta de desejo sexual no decorrer da pandemia, e muitos não conseguiram recuperar a sexualidade, principalmente aqueles cuja vivência sexual já era insatisfatória.

Uma condição importante para a vida sexual é a condição da intimidade versus distância, o que ficou prejudicado durante a pandemia. Essa polaridade pode ser um foco importante para estimular o casal a compreender a sexualidade numa perspectiva maior, como um dos desafios a serem superados entre os demais que o confinamento trouxe. Esther Perel (2009), psicóloga belga, publicou o livro *Sexo no cativeiro: driblando as armadilhas do casamento*, no qual apresentou várias ideias e dentre estas, de que o ser humano tem duas necessidades básicas opostas: necessita de segurança e intimidade e, ao mesmo tempo, necessita e busca novidades e desafios. A pandemia restringiu muito a vivência da novidade e de situações que liberam a libido de um modo geral. Na pandemia, o grande desafio para a vida conjugal sexual foi conciliar erotismo/sexualidade e domesticidade.

Se nossa psique se estrutura a partir dos opostos, essa organização psíquica vai se refletir nas nossas ações, nas nossas escolhas, nos nossos conflitos, e na nossa vida sexual. O erotismo e a vivência da sexualidade dele decorrente também expressam o conflito de opostos que perturbam o equilíbrio psíquico no casamento. Buscamos segurança nos nossos vínculos afetivos, mas também queremos aventura e empolgação, e queremos retirar tudo isso do mesmo vínculo. Principalmente nesse período da pandemia, aquele que deveria ser o objeto de gratificação afetiva e sexual, acabou muitas vezes sendo esvaziado das projeções dos arquétipos da anima e do animus, por encarnar o conhecido, sem a atração do novo. Predominou a mesmice, a rotina pesada, antes nunca vivida. Essa busca foi muitas vezes realizada na infidelidade ou na pornografia.

Muitas vezes, as fantasias eróticas ligadas aos arquétipos da anima e animus são projetadas em homens e mulheres que não trazem segurança e tranquilidade e sim àquelas que instigam, assaltam o psiquismo e o desestabilizam, por serem misteriosos e inacessíveis ao controle do ego. O desafio a ser vivido está na forma como cada cônjuge lida com essas necessidades opostas que assediam o mundo psíquico. Todos os impulsos têm que ser realizados? Todas as necessidades devem ser satisfeitas? Qual o equilíbrio necessário e possível entre necessidades opostas e o sacrifício e o tempo para se elaborar essas necessidades?

> Desejamos criar intimidade em nossas relações, preencher a lacuna que há entre nós e nosso parceiro, mas, ironicamente, é essa mesma lacuna entre eu e o outro que é a sinapse erótica. Para trazer sensualidade para casa, precisamos recriar a lacuna que fizemos tanto esforço para preencher. Inteligência erótica é criar distância, depois dar vida a essa lacuna. (PEREL, 2009, p. 61).

Esse desafio ficou comprometido na pandemia. As lacunas físicas para cumprir demandas de várias ordens não deixaram espaço para a vivência e elaboração das lacunas psicológicas. Podemos entender a dificuldade sexual dos casais na pandemia da seguinte forma, segundo as palavras de Esther Perel.

> O amor gosta de saber tudo sobre você; o desejo precisa de mistério. O amor gosta de encurtar a distância que existe entre mim e você, enquanto o desejo é energizado por ela. Se a intimidade cresce com a repetição e familiaridade, o erotismo embota com a repetição. O erotismo gosta de mistério, novidade e surpresa. Amor tem a ver com ter, desejo, com querer. Sendo uma manifestação de anseio, o desejo exige uma inatingibilidade constante. Está menos interessado em onde já esteve do que em para onde ainda pode ir. Mas muitas vezes, quando se acomodam nos confortos do amor, os casais deixam de abanar a chama do desejo. Esquecem-se de que fogo precisa de oxigênio. (PEREL, 2009, p. 67).

A pandemia roubou-nos muito oxigênio emocional, psicológico, até concreto, como vimos acontecer na cidade de Manaus, capital do estado do Amazonas. Diante de tantas expectativas, muitas vezes a sexualidade sucumbe, pois, para atendê-las, uma complexidade de ações é colocada a serviço do jogo erótico envolvendo a vida sexual: fantasias, brincadeiras provocativas, leveza, descompromisso, transgressão, despreocupação, deixar tudo de lado para se viver o prazer. Sustentar esse jogo muitas vezes fica incompatível com a rotina de compromissos, responsabilidade financeira etc.

Existem casais que abortam a sexualidade de suas vidas à medida em que a intimidade emocional inibe o desejo erótico. Segundo Perel (2009), à medida que o relacionamento se aprofunda, o desejo pode desaparecer. Mas por outro lado, não se pode deixar de considerar que para outros, ao contrário, alimenta o prazer erótico. Se um casal compartilha da mesma dinâmica, isto não se torna um problema, pois vão viver a sexualidade buscando situações semelhantes.

O problema é quando eles não compartilham das mesmas necessidades eróticas, tornando-se parceiros sexuais incompatíveis e mutuamente insatisfatórios. A intimidade e a segurança tão almejadas muitas vezes amordaçam o desejo, sendo o antiafrodisíaco no relacionamento. Amor e desejo não são incompatíveis, mas nem sempre andam juntos num casal, e a pandemia também expôs isso. Há casais que dizem se amar muito, mas não têm vida sexual. Outros se maltratam e brigam muito, mas mantêm sua vida sexual com algum grau de satisfação. Um mistério. Segurança e paixão são necessidades humanas distintas, que levam as pessoas a buscarem estímulos diferentes, e podem nos puxar para lados opostos, em relação a nós mesmos e no relacionamento conjugal. Precisamos de permanência, confiabilidade, estabilidade, continuidade, mas também precisamos de novidade e mudanças. Na pandemia, em geral, predominou uma busca dos primeiros em detrimento dos últimos.

O tédio conjugal nasce, geralmente, nos relacionamentos de longo tempo, que vão se especializando em hábitos e rituais previsíveis, quando o erotismo gosta do imprevisível. Nasce ao eliminar os riscos das paixões, aumentando as certezas, minimizando as ameaças, eliminando o desconhecido, um novo possível. Qual é o grau suportável desse desequilíbrio dentro da conjugalidade? Durante a pandemia a ansiedade para sobreviver a cada dia levou muitos casais a criarem rotinas rígidas para evitar o caos, e se desesperando diante de imprevistos que pudessem sobrecarregá-los. É importante mapear com o casal as circunstâncias que alimentam o erotismo. Perel (2009) enfatiza a importância do elemento distância entre o eu e o outro, física e psicológica, que não nos deixa ter certeza absoluta do outro. A certeza absoluta tira o mistério. A pandemia neutralizou essa vivência ao aprisionar o casal em quatro paredes. Amor busca proximidade, mas o desejo precisa de distância. Esses dois movimentos estão na raiz da manutenção do encontro amoroso satisfatório. Manter uma escolha amorosa por um longo período é fruto de um profundo investimento em si mesmo e na relação com o outro. Isso precisou ficar muito claro para os casais durante a pandemia. Foi necessário mobilizar experiências internas nos cônjuges que pudessem trazer à consciência os movimentos internos e externos, nos diferentes momentos do relacionamento, em busca do significado maior que os uniu um dia. Com relação à sexualidade, a dificuldade potencializa-se quando nos deparamos com uma matriz já fracamente erotizada desde o início da relação. Já ouvimos muitas vezes frases como esta: "O nosso sexo nunca foi a coisa mais importante do relacionamento", "Nosso sexo nunca foi bom, mas achava que ia melhorar depois do casamento". Ironicamente, o que contribui para uma intimidade gostosa nem sempre contribui para um sexo gostoso. Ou seja, muitas vezes, o aumento da intimidade afetiva é acompanhado por uma diminuição do desejo sexual. Uma intrigante correlação inversa frequentemente encontrada: a desintegração do desejo parece ser uma consequência indesejável da criação da intimidade. Apesar da frustração erótica, intimidade parece não faltar a esse tipo de casal. O sexo por esporte, a pornografia e o sexo virtual têm em comum os fatores distância e, até mesmo, anonimato, que evitam o fardo da intimidade e possibilitam a excitação sexual.

Constatamos em muitos casais na pandemia que os parceiros foram sendo tragados num círculo vicioso de inibição dos impulsos sexuais, retirando a libido projetada no outro como seu objeto de desejo numa espiral crescente, e dirigindo sua libido e fantasias para objetos mais neutros afetivamente. Por que alguns homens e mulheres preferem se masturbar do que fazer sexo com sua/seu companheira/o? Porque assim experimentam sexo sem ansiedade, com objeto sexual fantasiado mais atraente para eles. Quando o erotismo está sob cobrança, pressão, culpa, preocupação, medos etc., estes funcionam como anafrodisíaco. O que faz mulheres e homens se desligarem do sexo numa determinada relação, e até abdicarem do sexo na sua vida mesmo casados? O que vai deixando de existir nessas relações?

Na pandemia, ficaram evidentes os fatores que não alimentam o erotismo, tal como identificados por Helen Kaplan (1999) no livro *Transtorno dos desejos sexuais*. Essa autora alavanca uma série de situações que inibem o desejo sexual, facilmente reconhecíveis na vivência dos casais durante a pandemia: a falta de sedução e cortejo para conquistar, ausência do jogo preliminar para a manutenção do elo erótico na relação; pouco interesse em se engajar em fantasias sexuais pelo menos com seus parceiros; mais fácil e prazeroso se masturbar com suas próprias fantasias; baixo desejo devido a situações realistas no vínculo; fantasias sexuais que não podem ser realizadas com os cônjuges, quando estes não podem encarnar ou encenar fantasias eróticas; discrepância do desejo entre os parceiros; incompatibilidade do desejo em relação ao que o parceiro representa; neutralização da raiva que por vezes inibe o apetite sexual; depressão, transtorno de ansiedade, alcoolismo e abuso de drogas, estresse prolongado, fatores que fartaram na pandemia. A paixão é o maior afrodisíaco, mas não dura para sempre, por isso a importância em estimular condições que favorecem e mantêm o desejo no relacionamento conjugal. Durante a pandemia, essas condições, pelo menos no mundo externo, ficaram reduzidas e até ameaçadas.

Em tempos pandêmicos, a ideia de planejar o sexo muito frequentemente pensado como algo negativo, sem graça, foi um obstáculo que muitos casais precisaram superar para manter o erotismo em alta. A terapia ajudou a desmontar essa convicção, incentivando-os a criar espaços eróticos físicos e psicológicos dentro de casa. Trabalhar com os casais que a expectativa para a prática do sexo combinada a dois pode ser um ingrediente importante do desejo e o planejamento para o sexo ajuda a inclui-lo nessa receita. É importante tornar esse planejamento uma parte da construção do enredo sexual/ erótico do casal. Ao construir enredos eróticos, de forma conjunta, o casal deixa viva a vida sexual, numa experiência que pode interligar amor e ternura com erotismo, enriquecendo a relação com o grande poder erótico da imaginação. Para tanto, o casal precisará enfrentar desafios que podem ser difíceis. Segundo Perel (2009), introduzir risco no que é seguro, mistério no que é familiar, e novidade no que é duradouro. Manter a projeção erótica na relação com um(a) parceiro(a) de longa data implica aceitar esses desafios. Quando a projeção erótica não se estende mais ao/à parceiro(a), a vida sexual se empobrece e esse empobrecimento acaba muitas vezes se estendendo para outros campos da conjugalidade. Esse fenômeno psíquico foi observado nos casais no período da pandemia: os sonhos, os projetos, a afetividade sofreram também em decorrência da deserotização dos casais, numa interligação sistêmica de experiências que se influenciam mutuamente de forma negativa.

O Pilar dos Projetos

Em relação ao pilar dos projetos, a pandemia suspendeu nossas certezas e nos trouxe uma realidade que abalou nossos controles, desafiando uma perspectiva de vida que se alicerçava numa visão onipotente de que somos donos de nossas vidas. Os projetos de longo, médio e curto prazos unem, em geral, os casais. Podem também trazer desavenças e total incompatibilidade, como ter filhos, estilo de vida, formas de gastar dinheiro, expectativas futuras etc. Nos projetos estão os sonhos de autorrealização, de conquistas no plano familiar, profissional etc.

Na pandemia, a frustração e a insatisfação também abalaram muito os casais que viram esse pilar dos projetos ficar ameaçado, desaparecer. Alguns projetos tiveram que ser abortados imediatamente, outros adiados sem a garantia de que um dia poderiam ser realizados. A força do vínculo também foi desafiada nesse pilar durante esse período, testando o quanto o casal estava realmente unido nos projetos tidos como conjuntos. O choque inesperado que a pandemia promoveu fez com que parceiros, de formas diferentes, reelaborassem suas expectativas em relação à vida individual e conjugal, movendo-os para caminhos opostos. Por exemplo, quem não estava muito convicto de ter filho(s) desistiu, quando o outro passou a querer muito, quem antes pensava em economizar dinheiro, visando à estabilidade, passou a querer viajar e buscar mais prazeres cotidianos, deixando o outro sozinho num projeto que era comum, elevando a insatisfação mútua no vínculo. Os pets também foram motivo de muitas discussões: adotar/adquiri-los ou não, cuidados não compartilhados, educação e treinamento. Alguns se apegaram muito aos seus animais, trazendo para a relação mais uma demanda no quesito alimentação, saúde etc.

Assim muitos casais, ao longo do período da pandemia, depois de muito esforço para criar uma ordem para suas vidas, viram-nas se desorganizarem devido a necessidades opostas. Depois de tudo que se buscou e conquistou durante o casamento, projetos acabaram por se desmantelar, e a vida conjugal acabou por perder seu significado. Torna-se muito difícil a sobrevivência de um casal quando esses quatro pilares são abalados fortemente. Levar o casal a olhar para o que compõe essas estruturas e como estas estão sendo vivenciadas no vínculo pode ajudar cada cônjuge a reconhecer, não só como se sente frustrado com o outro em cada um desses aspectos, mas também reconhecer sua responsabilidade na construção e manutenção dessas estruturas, como uma prática necessária à vida partilhada.

Considerações finais

Na terapia de casal o tempo é o presente, mas traz e inclui o passado dos cônjuges, abrindo ou fechando portas para o futuro. Na terapia de casal, a vida individual e conjugal pode ser relida para vivenciar conexões intra e interpsíquica em diferentes dimensões e diferentes perspectivas, sendo o terapeuta um guia que propõe esse desafio. Revisitar e reexaminar com outros olhares a dinâmica conjugal pode trazer maior compreensão dos conflitos pelo ângulo da própria dor e da dor do outro, um caminho pela empatia. O casamento muitas vezes é o lugar para onde se leva um amálgama ruim, colado de frustração, decepção, insatisfação e descontentamento quando estes sentimentos que deveriam e precisam ser diferenciados como resultado da responsabilidade em conduzir a própria vida. É mais fácil transferir para o outro o que é de nossa responsabilidade.

É importante entender que a trilha que um casal percorre na vida é um amarrar/desamarrar, criar ordem e desmontar, construir e destruir. Na terapia de casal, somos desafiados a expor o que escondemos, desenterrar o que negligenciamos, o que lembramos mal e de forma distorcida ou incompleta, aquilo que negamos, mas queremos consertar no outro num processo de projeções cruzadas. Na relação com o outro, pode-se experimentar e aprender algo de forma diferente, na relação com o outro, como um exercício de alteridade que pode conduzir o casal à individuação pessoal e conjugal.

Referências

ABDO, Carmita Helena Najjar. *Sexualidade Humana e seus Transtornos/ Human sexuality and its disorders.* São Paulo: Editora Lemos, 2000.

BUSTOS, Dalmiro. *Perigo... amor à vista!* Drama e psicodrama de casais. São Paulo: Aleph, 1990.

GIDDENS, Anthony. *Transformação da Intimidade*: Sociedade, amor e erotismo nas sociedades modernas. São Paulo: Unesp, 1993.

KAPLAN, Helen Singer. *Transtornos do desejo sexual.* Porto Alegre: ArtMed, 1999.

PEREL, Ester. *Sexo no cativeiro*: driblando as armadilhas do casamento. Rio de Janeiro: Objetiva, 2009.

PANDEMIA E CLÍNICA NO BRASIL: PSICANÁLISE E SOCIEDADE

Eliana Nogueira do Vale[33]

Eu não vim para explicar, eu vim para confundir.
(Abelardo Barbosa, o Chacrinha)

O início da pandemia da Covid-19

Em 8 de março de 2020, voltando a São Paulo, li, no avião, uma pequena nota no jornal. Dizia que, no final do ano anterior, 2019, havia eclodido uma epidemia viral na China, com potencial para se alastrar pelo mundo. No Brasil, dois casos já haviam sido notificados. A Organização Mundial de Saúde (OMS) e o Ministério da Saúde brasileiro informaram que se tratava de um novo tipo de coronavírus, potencial deflagrador de uma *infecção respiratória aguda* pertencente à família do SARS-CoV-2. Foi a primeira vez que ouvi falar nessa doença.

A partir desse momento, os eventos precipitaram-se: três dias depois, em 11 de março, a OMS anunciou que a situação da saúde internacional era grave, e já adquirira o status de uma *pandemia*. No dia 24, apenas 15 dias após a notícia no jornal, foi decretado em São Paulo um confinamento geral da população (lockdown), enquanto havia um rápido agravamento da situação, que se configurou como um seríssimo problema de saúde pública. A doença mostrou-se altamente contagiosa e letal. Não havia tratamento conhecido. Os contaminados vinham a óbito poucos dias após contraí-la, em número alarmante. Os jornais traziam fotos de sepultamentos em massa. Pessoas de todas as classes e idades estavam sendo atingidas. As idosas pareciam mais vulneráveis, assim como as pessoas com comorbidades. Uma onda de medo percorreu o país.

A ciência quase nada sabia sobre a SARS-Covid. Não se conhecia seus sintomas, não se sabia como tratá-la, nem qual era o curso evolutivo da doença. Não havia remédios de eficácia comprovada, o que levou a equívocos, tais como a utilização de drogas ineficientes, e mesmo prejudi-

---

[33] Meus agradecimentos a Coaraci Nogueira do Vale, Cristina Nogueira do Vale, Eliana Caligiuri e Rosely Pennacchi, pela colaboração na execução deste trabalho.

ciais aos doentes. O governo federal, de forma incompreensível e contrária aos conhecimentos científicos, acabou fomentando o uso de tais drogas, num *surto de desinformação*, mesmo depois que pesquisas epidemiológicas atestaram sua ineficácia (OCHA, 2021). Era difícil saber discriminar entre informações verdadeiras e falsas, pois as mídias digitais foram inundadas por *fake news*.

Para atender à nova demanda de pessoas que haviam contraído Covid, rapidamente foram montados hospitais de campanha; e leitos de UTI extras foram criados em outros hospitais. Uma legião de médicos e paramédicos foi mobilizada para atender um número crescente de infectados. Graças a esses heróis brasileiros, que trabalharam exaustivamente, com risco de se contagiar e morrer, muitos cidadãos de todas as classes socioeconômicas puderam ser atendidos e sobreviver. Mesmo assim, a quantidade de óbitos foi notável, inclusive entre os cuidadores. Até 8 de fevereiro de 2023, houve um total estimado de 700 mil mortes acumuladas (OLIVEIRA, 2023).

No término do primeiro ano, felizmente, o rápido desenvolvimento da ciência e o afinco de pesquisadores de todo o mundo possibilitaram a criação, de, não apenas um, mas de vários tipos de vacina, trazendo a esperança de controle do vírus. No entanto, conforme a população era vacinada, novas variantes, causadas por mutações do vírus, surgiam, interferindo na imunização, e fazendo a curva de mortalidade oscilar várias vezes, com índices diferentes em cada estado da União. À medida que o tempo foi passando, lentamente, após quase três anos, a letalidade começou a diminuir de forma mais consistente, assim como o número de novos infectados (OLIVEIRA, 2023). Os não vacinados representaram 75% das mortes, apurou-se em estudo brasileiro (BUTANTAN, 2022).

A clínica psicológica e a pandemia da Covid-19 na cidade de São Paulo

Quarenta e oito horas após ser decretado o lockdown, a maioria dos psicólogos clínicos havia migrado dos consultórios para o atendimento on-line dos pacientes, protegidos pela segurança de suas casas. Os pacientes não reclamaram. Não houve tempo para questionamentos sobre a adequação e a validade desse tipo de atendimento. Como se diz, era o que tínhamos para aquele momento. Os colegas que não eram muito versados nas artes da internet, rapidamente desenvolveram novas habilidades que lhes permitissem atender seus pacientes. Era uma questão de sobrevivência, não havia escolha. No meu caso, posso dizer que essa transição, embora inesperada, foi quase sem sustos. E, assim, a adaptabilidade humana funcionou a contento, e entramos num novo patamar de trabalho, alinhados a outros grupos profissionais, graças aos avanços e às ferramentas desenvolvidas pelas tecnologias da informação e comunicação.

Atualmente, muitos profissionais da saúde continuam com a prática da teleconsulta. No caso dos psicólogos e psicanalistas, dado o atendimento frequente, e a despeito da perda do elemento presencial na transferência entre profissional e paciente, a facilidade de contato representou uma enorme ajuda aos moradores da capital que desejam se tratar, mas estão sempre aprisionados no tráfego e nos compromissos profissionais.

Mesmo após as vacinações e à disseminação do uso de máscaras, essa opção de trabalho tem se mantido para uma grande parcela de profissionais e pacientes, que podem se falar, literalmente, de qualquer lugar físico (de outro país, de dentro do carro, do jardim).

Em acréscimo, passamos a praticar todas as demais atividades profissionais por contato de vídeo ou voz: supervisões, conferências, aulas, *lives, podcasts*, painéis, lançamentos de livros, cursos, congressos. Ou seja, a pandemia causou uma alteração de longo prazo no mundo do trabalho. Essa alteração não ocorreu, obviamente, apenas na área da psicologia, mas no mundo do trabalho, escolar e social, igualmente.

A população no divã

No primeiro momento de susto, com o lockdown ordenado pelas autoridades estaduais de São Paulo, e recomendado pelos melhores especialistas em saúde, houve uma paralisação geral nas atividades presenciais. Isso resultou no isolamento físico entre as pessoas, instituições escolares, famílias, amigos, colegas de trabalho e mesmo outros que faziam parte do dia a dia, desmontando as estruturas sociais que conhecíamos. O desemprego bateu forte, em especial nas classes menos favorecidas; em determinadas áreas profissionais, como o comércio, o baque foi grande.

As estimativas iniciais eram de que, em três meses, a pandemia teria arrefecido, o que, infelizmente, não se confirmou. Ao mesmo tempo, chegavam notícias assustadoras da América do Norte, da Europa e da China, sobre a disseminação e intensificação da doença, que seguia com seu rastro mortal.

No semestre inicial da pandemia, a letalidade da Covid-19, e a falta de preparo geral para lidar com o novo vírus, assustaram a maior parte da população. A doença, que inicialmente se manifestou nas classes altas (trazida pelos brasileiros que voltavam da Europa), começou a atingir os bairros onde viviam as classes menos favorecidas.

Essa população, além de perder seus empregos, teve suas famílias atingidas e dizimadas, e muito mais dificuldades para ser assistida. Orientada pelos médicos via televisão e internet, no entanto, adotou algumas medidas preventivas como as de usar máscaras, desinfectar as mãos com álcool e tirar os sapatos antes de entrar em casa. Nas escolas públicas em que eu trabalhava como voluntária, muitas crianças perderam os pais ou familiares provedores, ficando desamparadas financeira e emocionalmente. Não por acaso, houve uma grande demanda por atendimento psicológico, em casos de ansiedade, depressão e crises de pânico vivenciadas pelos estudantes e professores, e um contingente de psicólogos voluntariou-se a fazer atendimentos *pro bono*.

O rendimento escolar caiu muito com as aulas on-line. As crianças da rede pública, sem acesso a computadores e tablets, ficavam na dependência de os pais chegarem do trabalho (sim, alguns pais continuavam a trabalhar fora de casa) e emprestarem seus celulares para que pudessem realizar as tarefas escolares. As redes de internet não chegavam a muitos lugares da periferia, ou tinham sinal fraco; os alunos foram perdendo o interesse por esse tipo de comunicação, havendo evasão escolar. Mesmo após o retorno das aulas presenciais, muitos alunos não voltaram.

A despeito de disporem de mais assistência e equipamentos, os alunos de escolas privadas *também* tiveram perdas no rendimento escolar, embora em menor grau do que os das escolas públicas. Na pesquisa *Perda da Aprendizagem na Pandemia*, divulgada pelo Insper (Instituto de Ensino e Pesquisa) em associação com o Unibanco, foi estimada uma perda de rendimento de 80%, em comparação com o rendimento anterior à pandemia. Preocuparam, também, os baixos índices no aprendizado da matemática em todos os alunos, chegando-se a falar em *Geração Perdida*, ou *Década Perdida*, na Educação (INSPER, 2021).

Em meio a essa grave crise social e de saúde pública, alguns ruídos começaram a confundir a população.

Pressionados pela paralisação de muitas atividades profissionais e demissões, alguns grupos profissionais pediam o retorno às atividades presenciais, mesmo com os riscos implícitos; outros achavam que uma medida tão radical quanto o lockdown não era mais necessária, minimizando a pandemia; outros, ainda, achavam que essa decisão de retomar as atividades presenciais era prematura.

Ao mesmo tempo, o chefe da nação desempenhou um papel inesperado: na contramão das orientações preventivas de parte dos médicos, o então presidente fazia troça da gravidade da doença, incentivava a volta ao trabalho presencial, desencorajava a vacinação, e ridicularizava o uso de máscaras protetoras. Atrapalhando os esforços dos governos estaduais, fez por dificultar o programa de vacinação, menosprezando os riscos da doença, insinuando que a Covid era apenas uma gripe sem importância, e que a vacinação seria ineficaz, sem validade científica, ou mesmo perigosa, afirmando que *ele, o presidente,* não se vacinaria. Compareceu a inúmeros compromissos públicos sem máscara, e ao que se sabia, até então não havia se vacinado. Esses fatos foram abundantemente registrados pela imprensa, na época.

Houve também confusão sobre os medicamentos indicados pelo governo federal para tratar os doentes. Foi-se evidenciando que os remédios indicados pelo Ministério da Saúde não tinham o aval de estudos controlados para casos da Covid-19, e seu uso pela população brasileira não foi bem-sucedido: eram ineficazes, e em alguns casos, prejudiciais aos pacientes, embora o governo federal insistisse em comprá-los e colocá-los nos protocolos de tratamento (POPP, 2022). Em resumo, o presidente se opôs à orientação dos melhores cientistas e médicos do país. Essa situação absurda levou a uma série de trocas e demissões de ministros da saúde, sempre que contradiziam o presidente, e ao prejuízo ou morte de muitos doentes.

Mesmo assim, graças aos governos estaduais, os esforços de vacinação no Brasil foram caminhando, atingindo 85,08% de brasileiros na primeira dose, e 80,56% na segunda dose somada à dose única. São Paulo foi um dos estados com maior índice de vacinação (91,77% e 89,26%, respectivamente) (GRANDIN *et al.*, 2023).

Com muitas oscilações nas curvas de letalidade, e variação entre os estados, aos poucos a situação foi sendo controlada. No momento em que se escreve este artigo, já sob outra presidência, os brasileiros idosos já estão recebendo a quinta dose de vacina, dessa vez chamada *bivalente*, que imuniza também contra a cepa Ômicron (SECOM, 2023).

Epidemias e pragas no mundo e no Brasil

Desde a Antiguidade, muitas pragas varreram o mundo, deixando um enorme número de mortes (FERRAZ, 2000). Durante a Idade Média, a Europa foi assolada por pandemias de *tifo, varíola e peste bubônica,* também chamada de *peste negra* (FAPESP, 2018), e, mais recentemente, nos séculos 19 e 20, pela *gripe espanhola (influenza),* que atingiu a América (LAMARÃO, 2010).

A partir do século 14, os movimentos migratórios entre a Europa, a África e o Brasil (intenso tráfico de africanos escravizados, imigrantes) trouxeram para cá estrangeiros cuja estrutura genética não apresentava defesas imunitárias contra os vírus locais, e, ao mesmo tempo, eram portadores de novas doenças contra as quais os moradores locais não estavam programados geneticamente para enfrentar, o que favoreceu o aparecimento de muitas epidemias, algumas de grandes proporções e graves consequências (DOMINGUEZ-ANDRÉS; NETEA, 2019).

No passado, as rotas de contágio funcionavam em um ritmo muito mais lento que agora, e a disseminação viral era mais demorada. Atualmente, com meios de transporte muito mais rápidos, numerosos, e com uma grande malha aérea, o tempo de disseminação é contado em dias, como ocorreu com a Covid.

No Brasil, a primeira epidemia de *febre amarela* atingiu o Rio de Janeiro, entre 1849 e 1850, deixando 4.160 mortos, conforme dados oficiais; dados não oficiais mencionam 15 mil mortos (BENCHIMOL, 1994).

No início do século 20, o Brasil foi atingido por epidemias de *malária febre amarela,* e pela *pandemia de gripe espanhola (influenza),* com altos níveis de mortalidade (ESTADÃO, 2020).

Na atualidade, enfrentamos epidemias de *dengue, Chikungunya* e *Zika,* com mortalidade e sequelas graves, principalmente em bebês em período de gestação (XAVIER, 2023).

Psicanálise, psicologia das massas e análise do Eu

Quando a pandemia começou, lembrei-me das palavras de um colega médico, que costumava repetir que a maior ameaça para a humanidade eram os vírus e suas mutações imprevisíveis. De minha parte, sempre considerei a possibilidade de uma epidemia de grandes proporções no Brasil, pois já as tivemos no passado, e as temos atualmente, repetindo a história epidemiológica brasileira.

À medida que a pandemia se desdobrou, a população aos poucos foi se posicionando em relação a ela, e reagindo de forma bem diversa.

Por exemplo, no início da pandemia um fenômeno curioso aconteceu com algumas pessoas, e o presenciei várias vezes: estas se lamentavam, e diziam: *"como isso foi acontecer?"*, *"Nunca imaginei que isso pudesse acontecer comigo!"*.

Essas pessoas reagiam como se não tivessem *memória*, tendo apagado conhecimentos sobre epidemias aos quais certamente tinham tido acesso. Havia um pressuposto implícito nessas expressões de que os "antigos" eram primitivos e sem conhecimentos, e por isso essas pragas haviam acontecido (esqueceram-se dos grandes sanitaristas Oswaldo Cruz [1872-1917] e Carlos Chagas [1878-1934], talvez os cientistas mais conhecidos no Brasil, por seus trabalhos em epidemiologia e sanitarismo, e o controle de epidemias).

Por que não temos memória para epidemias e pandemias que ocorreram há tão pouco tempo — e continuam ocorrendo tão próximas de nós — ou mesmo aquelas que, na Antiguidade e na Idade Média, por sua magnitude e impacto na população, não deveriam ser esquecidas? E por que não haveriam de ocorrer agora? E conosco?

Na cidade de São Paulo, observamos, nas ruas e nos relatos de terceiros, que uma parte da população exibia uma notável *indiferença* quanto à pandemia. Alguns promoviam ou frequentavam festas, outros não aderiam às medidas de prevenção, e pôde-se observar uma adesão decrescente às novas etapas de vacinação: em São Paulo, 85,05%, 80,56% e 50,52%, respectivamente (GRANDIN *et al.*, 2023).

O que significavam esses sintomas? Desconhecimento, indiferença? Identificação com o presidente da república? Dado o que estava em jogo — a morte —, era difícil compreender. Muitos brasileiros morreram por não terem se imunizado (BUTANTAN, 2022).

Pandemia, Psicanálise e Sociedade

Para finalizar este trabalho, vamos propor algumas hipóteses sobre os fenômenos sociais aqui apresentados, à luz da psicanálise.

Em 1925, Freud descreve o *eu* no psiquismo individual como uma *instância defensiva* que tenta administrar representações indesejadas (FREUD, 1923-1925). Essas representações, por vezes muito intensas (desagradáveis, dolorosas, perturbadoras), podem ser enfrentadas pelo *eu* por meio de vários mecanismos de defesa, dentre os quais:

1. A carga afetiva é retirada das representações;

2. O afeto não se modifica, mas a representação inaceitável fica *recalcada* e é *excluída* da memória;

3. Há uma *negação* da representação indesejada (FREUD, 1925).

É aqui, com relação à *negação*, que a investigação se torna complexa, mais difícil, e interessante.

Na obra original de Freud, escrita em alemão, este usa vários termos semelhantes para designar diferentes tipos de negação, com dinâmicas e intensidades diferentes, que corresponderiam a tipos de perturbação psíquica específicas. No entanto, por vezes, usa esses termos como se fossem sinônimos (FREUD, 1925).

São eles:

1. *Negação*, ou *(de)negação*, *(Verneinung)*, em que ocorre um contrabalanço entre prazer e realidade no *eu* (KAUFMANN, 1993).

2. *Recusa (Verleugnung)* do *eu*, diante da percepção de um fato perturbador que se impõe a partir do mundo exterior (LAPLANCHE; PONTALIS, 1983, p. 562-565).

3. *Verwerfung* é usado por Freud para designar três mecanismos distintos:

   a. *Recusa*, que pode operar como *recalcamento*;

   b. *Rejeição*, sob a forma de juízo consciente de condenação;

   c. *Um tipo de Rejeição muito mais enérgica e eficaz*, em que o *eu* rejeita a representação insuportável e seu afeto, e se comporta como se a representação nunca tivesse chegado a ele (*eu*).

Nem sempre a escolha desses termos por Freud é feita com clareza, o que traz uma certa ambiguidade de sentido. Igualmente, a tradução para outras línguas, como o inglês, o francês, o espanhol e o português, encontra as mesmas dificuldades. Os pós-freudianos também não chegaram a um acordo sobre isso (RABANT, 2011).

Freud, ao tratar da *Verwerfung*, embora bordejando o domínio das *psicoses*, evitou adentrar nele, ou mesmo nomear a psicose, tanto no artigo *Negação* (1925), quanto em *Psicologia das massas e a constituição do eu* (1921). Essa tarefa seria retomada mais tarde por Lacan.

Em 1955, Lacan desenvolveu a *Teoria dos Significantes*, sendo a *função paterna* (também chamada de *Lei paterna*, ou *Nome-do-Pai*) o *significante primordial* que sustenta a trama da realidade, permitindo que o sujeito se desloque do campo imaginário, e estruture um campo significante de linguagem, que possa ser compartilhado por outras pessoas. Ao mesmo tempo que o sujeito se beneficia desse acesso à realidade, é obrigado a renunciar a certas satisfações narcísicas ao se sujeitar às regras compartilhadas (LUSTOZA, 2018).

Na Teoria dos Significantes, Lacan modifica o termo *Verwerfung* para o francês como *forclusion*, que em português será chamado de *foraclusão*, que designa a *ausência* do significante *Nome-do-Pai*, precisamente o *significante primordial* que dá sentido e organiza toda a cadeia dos significantes. Essa ausência criará a condição para a manifestação de uma psicose, quando o *eu* nega *o que é indizível, insuportável e não representável*, e que pode levar a um desmoronamento psíquico. Essa representação ausente não pode voltar do exterior para o *eu*, nem pode ser representada, só pode aparecer no *real*; na cadeia dos significantes, em seu lugar haverá *um buraco* (LACAN, 2009).

Maud Mannoni, em 1982, compara a *foraclusão* lacaniana com o conceito de *breakdown*, de Donald Winnicott: "Trata-se de um desmoronamento (lembrança perdida no momento em que surge a angústia impensável) ocorrido no passado, sem encontrar lugar (psíquico) para recebê-la. O passado foracluído só pode então, reaparecer no *real*" (MANNONI, 1983, p. 43, grifo do autor).

Depois dessas considerações, voltemos aos fatos ocorridos no Brasil durante a pandemia.

Será que poderíamos considerar a *indiferença* exibida por alguns brasileiros em relação aos perigos da pandemia (doença grave, hospitalização, intubação e morte) como uma *negação (Verneinung)* — uma forma de resistência que, para proteger o *eu* de um estado de perturbação, nega a existência de algo real? Dada a condição extrema representada pelo *risco de morte*, o fato de a pessoa não querer se vacinar, usar máscara etc., parece excessivo, e até absurdo, pois na base de tudo está em jogo o *instinto de vida*, o mais básico para a sobrevivência do indivíduo.

Bem, mas e se a negação não for só uma *Verneinung* ou *Verleugnung*? — ambas traduzidas como *negação* ou *(de)*negação? —, embora Freud atribua a ambas uma concepção diferente? E se for uma *Verwerfung*? A *Verwerfung* seria uma *negação muito mais forte* em termos de intensidade de afetos, e a representação foracluída exclui o fato negado das possibilidades futuras, mas pode excluir também a possibilidade de que o afeto, correspondente a algo que realmente existiu no passado, seja excluído da realidade.

Vamos considerar uma segunda hipótese:

Embora a população brasileira não forme um aglomerado cujos membros estão fisicamente próximos, a atual circulação e penetração de notícias nas redes sociais possibilita uma conexão imediata e ações rápidas entre as pessoas, dotando-as das características de uma *massa*. Isso nos levou à possibilidade de analisar os fatos também sob o prisma da *psicologia das massas*, ou *efeito de manada*, e não apenas sob o de um fenômeno *individual*, do *eu*.

Em seu texto *Psicologia das massas e análise do eu*, Freud expõe extensamente as ideias do polímata Gustave Le Bon e do psicólogo social Willliam MacDougall sobre as massas, para, a partir delas, elaborar suas contribuições ao tema (FREUD, 1921).

Freud entende que o fenômeno das *massas*, ou *efeito manada*, em oposição ao funcionamento individual, tem algumas características próprias: "[...] (a massa) é extraordinariamente influenciável e crédula; é acrítica; o improvável não existe para ela... ideias opostas podem coexistir..." (FREUD, 1921, p. 2573).

E ainda: a massa funciona por *contágio*, fenômeno hipnótico que, como tal, *abole a vontade e o discernimento,* levando a pessoa a um *estágio civilizatório selvagem*, no qual predominam a *espontaneidade, a violência, a ferocidade e o entusiasmo,* a *diminuição da capacidade intelectual.* Acrescenta que a massa possui uma estrutura muito arcaica, anterior à do *eu*, e que, dentro dela, *os impulsos de conservação desaparecem* (FREUD, 1921).

Freud também afirmou — e aqui vai talvez sua contribuição mais original – que a psicologia das massas *abole o inconsciente*. Não há *contradição*.

Mas como não há massa sem líder, eis aqui um perfil típico para os que aspiram assumir sua chefia: ele deve criar *estímulos muito intensos*, pois a massa é emocional, e não reage à argumentação lógica. O chefe precisa estar fascinado por uma *fé intensa em uma ideia*, o que faz com que tenha o carisma e o prestígio de um *magnetizador*, ou *hipnotizador*.

Freud afirma que, quanto maior o número de pessoas em uma massa, mais intensas são as emoções sentidas. Tivemos aqui uma massa brasileira, espalhada Brasil afora, cuja malha eletrônica disparava mensagens em tempo real — e aí residiu uma das forças da disseminação de *intensas mensagens falsas* presidenciais, manipuladas por seus filhos e outros "colaboradores".

Voltando ao aspecto *selvagem* da massa, Freud afirma que essa é mais primitiva que o indivíduo, guardando resíduos ancestrais, e a compara à *horda primitiva* liderada por um *pai tirano*, conceitos desenvolvidos por ele em *Totem e tabu* (FREUD, 1918). Esse pai fica sempre em uma condição instável dentro da horda, pois é tirânico, egoísta e violento; e ora essas qualidades adquirem um teor carismático, ora o colocam sob o ódio dos filhos, que o desejam morto.

Nesse artigo, embora Freud fale várias vezes em psiconeuroses, em nenhum momento enunciou que a massa pudesse agir de modo *psicótico*. Pensem bem nas características que a massa carrega: é acrítica, não tem princípio de contradição, age de modo intenso, sem vontade própria nem discernimento, funcionando como uma unidade *hipnotizada por contágio*.

E perguntamo-nos: onde se encontra, nessa condição, a *palavra organizadora do pai*? O líder seria somente um prestidigitador, manipulando uma massa marionete, que vai sendo sugestionada por ele, enquanto não acordam?

A mídia usou muito o termo *negacionismo* para qualificar o comportamento do presidente. Em seu discurso, as ideias não eram muito elaboradas nem coerentes; apareciam em gestos que simulavam armas de fogo, em comentários chulos, nas atitudes de não se vacinar, de não usar máscara, nas "motociatas", no uso da bandeira brasileira como símbolo... de quê?

Esse comportamento do presidente despertou dois efeitos antagônicos na população: ora de revolta pela ignorância e descaso de um governo genocida, ora de concordância e adesão a ele. Eram posições polarizadas, com alto nível de agressividade entre elas.

Os que aderiram começaram a se aglutinar em torno da pessoa do presidente, e o que era uma concordância com as ideias de seu líder, passou a ser uma bandeira de um partido político, de uma ideologia, de uma identidade. Até a bandeira brasileira foi cooptada.

As facções de esquerda e de direita (presidencial) não dialogavam entre si, não podiam admitir adversários, atacando-se com violência, aliás, de forma muito *semelhante*.

Ressalte-se que esses fenômenos ocorreram tanto na população em geral quanto nos grupos mais elitizados, e até entre alguns médicos. O resultado das eleições presidenciais no fim de 2022 sugere que aproximadamente metade da população validou a conduta do presidente.

***

Afinal, examinados os fatos, será que os brasileiros agiram como indivíduos ou como massa?

No modelo da horda primitiva, o funcionamento da massa não é simétrico ao do líder: a massa quer agradar o líder, mas esse só quer agradar a si mesmo... Estaria o presidente enganado junto com a massa, ou a ele só interessava enganar?

São estas as questões que desejo compartilhar com vocês: foi um fenômeno individual ou de massa? Deve ser examinado à luz das psiconeuroses ou das psicoses?

O que os leitores acham?

Referências

AS PIORES epidemias que atingiram o Brasil. *Estadão*, Summit de Saúde e Bem-estar, São Paulo, 8 ago. 2020. Disponível em: https://summitsaude.estadao.com.br/desafios-no-brasil/a-piores-epidemias-que-atingiram-o-brasil/. Acesso em: 7 jan. 2023.

BARBOSA, Keylla. Da *Verwerfung* em Freud à foraclusão em Lacan. *Reverso*, Belo Horizonte, v. 41, n. 77, jan.-jun. 2019. Disponível em: http://pepsic.bvsalud.org/scielo.php?script=sci_arttext&pid=S0102-73952019000100007. Acesso em:13 mar. 2023.

BENCHIMOL, Jaime Larry. *História da febre amarela no Brasil*. Rio de Janeiro: Casa de Oswaldo Cruz, Fundação Oswaldo Cruz, 1994.

BUTANTAN, Instituto. Não vacinados representam 75% das mortes por Covid-19, diz estudo brasileiro. *Portal do Butantan*, 4 mar. 22. Disponível em: https://butantan.gov.br/noticias/nao-vacinados-representam-75-das-mortes-por-covid-19-diz-estudo-brasileiro. Acesso em: 28 jan. 2023.

DOMÍNGUEZ-ANDRÉS, Jorge; NETEA, Mihai G. Impact of Historic Migrations and Evolutionary Processes on Human Immunity. *National Libery of Medicine*. Trends Immunol. USA, 27 nov. 2019. Disponível em: https://www.ncbi.nlm.nih.gov/pmc/articles/PMC7106516/. Acesso em: 2 fev. 2023.

DURÃES, Mariana; VASCONCELLOS, Hygino; ESPINA, Ricardo. Covid: Média móvel de casos completa uma semana abaixo de 100 mil. *UOL Saúde*, 28 fev. 2022. Disponível em: https://noticias.uol.com.br/saude/ultimas-noticias/redacao/2022/05/10/covid-19-coronavirus-casos-mortes-10-de-maio.htm. Acesso em: 2 fev. 2023.

ENSINO remoto na pandemia gera prejuízos na formação de alunos. *Insper Conhecimento*, 1 jun. 21. Disponível em: https://www.insper.edu.br/conhecimento/politicas-publicas/ensino-remoto-pandemia-portugues-matematica-2/. Acesso em: 2 fev. 2023.

FAPESP – Fundação de Amparo à Pesquisa do Estado de São Paulo. *Pulgas, piolhos e a peste na Idade Média*. Edição 264. [*S. l.: s. n.*], 2018.

FERNANDES, Reinaldo. Rendimento de alunos caiu até 80% durante os meses de ensino remoto. *O Livre*, 1 ago. 2021. Disponível em: https://olivre.com.br/rendimento-de-alunos-caiu-ate-80-durante-os-meses-de-ensino-remoto. Acesso em: 13 mar. 2023.

FERRAZ, Mara. O que a história nos conta sobre as pandemias? *Revista Eletrônica da UESB*, 3 jun. 2000. Disponível em: http://www2.uesb.br/revistaeletronica/pandemias-o-que-a-historia-conta/. Acesso em: 13 mar. 2023.

FREUD, Sigmund. Totem e tabu. *In: Obras Completas*. Madrid: Biblioteca Nueva, 1913.

FREUD, Sigmund. Homem dos lobos. *In: Obras Completas*. Madrid: Biblioteca Nueva, 1920.

FREUD, Sigmund. Psicologia das massas e análise do eu. *In: Obras Completas*. Madrid: Biblioteca Nueva, 1921.

FREUD, Sigmund. O eu e o id. *In: Obras Completas*. Madrid: Biblioteca Nueva, 1923-1925.

FREUD, Sigmund. A negação. *In: Obras Completas*. Madrid: Biblioteca Nueva, 1925.

GRANDIN, Felipe; REIS, Thiago; SORANO, Vitor. Mapa da vacinação contra Covid-19 no Brasil. *Portal G1*, São Paulo, 27 jan. 2023. Disponível em: https://especiais.g1.globo.com/bemestar/vacina/2021/mapa-brasil-vacina-covid/. Acesso em: 13 mar. 2023.

KAUFMANN, Pierre. A Negação. *In:* KAUFMANN, Pierre (org.). *Dicionário enciclopédico de psicanálise*: o legado de Freud e Lacan. Rio de Janeiro: Jorge Zahar, 1993.

LACAN, Jacques. *O Seminário* – Livro 3 – As Psicoses. Rio de Janeiro: Zahar, 2009.

LAMARÃO, Sergio; URBINATI, Inoã Carvalho. *Gripe Espanhola*. [*S. l.*]: Fundação Getúlio Vargas, 2010. Disponível em: https://atlas.fgv.br/verbetes/gripe.-espanhola. Acesso em: 25 mar. 2023.

LAPLANCHE, Jean; PONTALIS, Jean-Bertrand. *Vocabulário da Psicanálise*. 7. ed. São Paulo: Martins Fontes, 1983.

LUSTOZA, Rosane Zétola. A formação do conceito de Nome-do-Pai (1938-1958). Ágora, Rio de Janeiro, v. 21, n. 3, p. 323-332, set.-dez. 2018.

MANNONI, Maud. *A teoria como ficção*. Rio de Janeiro: Ed. Campus, 1983.

OCHA, Giles Clarke. Após vários testes, OMS confirma que hidroxicloroquina não serve para evitar Covid-19. *ONU News*, 1 mar. 2021. Disponível em: https://news.un.org/pt/story/2021/03/1743092. Acesso em: 25 mar. 2023.

OLIVEIRA, Juliana. Brasil chega à marca de 700 mil mortes por Covid-19. Ministério da Saúde, 28 mar. 2023. Disponível em: https://www.gov.br/saude/pt-br/assuntos/noticias/2023/marco/brasil-chega-a-marca-de-700-mil-mortes-por--covid-19. Acesso em: 25 abr. 2023.

POPP, Maria *et al.* Ivermectin for preventing and treating COVID-19. *Cochrane Database of Systematic, Issue 6*, 21 feb. 2022. Disponível em: https://www.cochranelibrary.com/web/cochrane/content?templateType=full&urlTitle=%2Fcdsr%-2Fdoi%2F10.1002%2F14651858.CD015017.pub3&doi=10.1002%2F14651858.CD015017.pub3&type=cdsr&contentLanguage=. Acesso em: 25 mar. 2023.

RABANT, Claude. *Inventer le réel*: le déni entre perversion et psychose. France: Editora Hermann, 2011.

SÃO PAULO. Secretaria Especial de Comunicação. *Saiba mais sobre a vacina bivalente contra Covid-19 e quem pode recebê-la*. São Paulo, 8 mar. 2023. Disponível em: https://www.capital.sp.gov.br/noticia/saiba-mais-sobre-a-vacina-bivalente-contra-covid-19-e-quem-pode-recebe-la. Acesso em: 25 mar. 2023.

XAVIER, Juliana. Dengue, chikungunya e zika: conheça as diferenças. *Fundação Oswaldo Cruz*, 31 jan. 2023. Disponível em: https://portal.fiocruz.br/noticia/dengue-chikungunya-e-zika-conheca-diferencas. Acesso em: 25 mar. 2023.

O HUMANO, A PANDEMIA E A CLÍNICA

Maria José Camargo de Carvalho

Toda Humanidade

[...] entre a máscara e a dor
existe um fosso
a calar o coração
os sentimentos
e o sagrado

... entre a máscara e a dor
há uma fenda de reticências
a emudecer o humano
e o divino
em si e no outro...

... entre a máscara e a dor
existem muitas outras máscaras e dores...
um poço profundo...
a ponte do encanto atravessa...
... e ao tambor
que toca o sagrado
ausculta o estetoscópio encantado
em Pandemia
os afetos da Terra...
e neles encontra...
os versos históricos
de grito e poesia
de Toda Humanidade [...]
(Ricardo Azevedo Barreto, 2021, p. 29)

O Humano, A Pandemia e a Clínica

Que Humano é esse?

O homem atual é o resultado de transformações enormes da sociedade, das relações, da intimidade (GIDDENS, 1993) e da noção de tempo. Aquele sujeito estabelecido, com seu futuro delineado e conhecido, implodiu, na Modernidade, e foi substituído por novas formas de **subjetivação**. De acordo com diversos autores, dentre eles Birman (2018), o sujeito da modernidade procura o trabalho terapêutico para investigar e obter saídas para conflitos imediatos e não mais para se ocupar de questões existenciais, como ocorria há algumas décadas.

Alterações significativas que podem ser consideradas para esse contexto: perda de influência das religiões e algumas de suas consequências, tais como mudanças na própria concepção de coragem e sua relação com a dignidade da dor (anteriormente à Modernidade havia certa dignidade na vivência da dor, associada ao sofrimento do corpo), muitas vezes consequência de tratamentos precários. Os prazeres terrenos têm, hoje, mais glamour do que o sofrimento, havendo, inclusive, em certas culturas, forte inclinação hedonista, em busca de experimentar o "paraíso na terra". Devido a importantes mudanças de valores, cada vez mais aceleradas, ocorrem modificações igualmente importantes no processo de **significação da vida** (SOUZA, 2005).

Na pré-modernidade, os riscos eram bem diferentes. Havia, também, ansiedades e incertezas, sofrimentos e violência. No entanto, o homem que se submetia a mortificações e sacrifícios tinha **certeza de reconhecimento**. "A experiência originária do desamparo do sujeito ficava regulada, de maneira eficaz, em função da fixidez e da longa duração do sistema de regras" (BIRMAN, 2003, p. 78 *apud* SOUZA, 2005, p. 71).

Segundo Mezan (1985), nas primeiras décadas do século 20, Freud, ao descrever os mal-estares de seu tempo, ressaltou que os sofrimentos psíquicos se inserem em uma coletividade, uma vez que também são construídos coletivamente. Além disso, tanto a busca por prazer quanto às técnicas para afastar o sofrimento se alteram ao longo do tempo (FREUD, 2011).

Marcas/traços que circunscrevem a subjetividade de nossos tempos: individualismo, com evasão da dor; narcisismo; dificuldade para a renúncia pulsional (condição para a construção de qualquer processo civilizatório); o lugar da culpabilidade (culpabilidade esta, necessária para a estruturação do sujeito e preservação da cultura); e, por fim, a violência, cuja frequência, intensidade e penetração em nosso cotidiano assumem níveis tão elevados que levaram pensadores diversos a se perguntarem se não estaríamos, na contemporaneidade, diante da "ruptura do pacto social" (SOUZA, 2005). Essa autora, nessa mesma obra, também descreve os conceitos elencados a seguir, exceto o último, de 2015.

O humano mudou, porque a sociedade mudou e vice-versa, essas mudanças se traduzem em conceitos atuais tais como:

1. Sociedade do espetáculo (DEBORD, 2007);

2. A era do vazio (LIPOVETSKY, 2005);

3. Sociedade líquida (BAUMAN, 2004);

4. Era do desmoronamento (HOBSBAWN, 1994);

5. Sociedade da hipermodernidade (LIPOVETSKY, 2004);

6. Sociedade do cansaço (HAN, 2015).

Na Modernidade líquida, descrita por Bauman (2001), ocorre, como característica principal, a desmontagem acelerada dos vínculos e alicerces, a partir da qual tudo se torna efêmero; decorre disso, a incapacidade de manter a forma e, consequentemente, o excesso de mobilidade, de demandas e de informação. No indivíduo e nas instituições, ocorre um sentimento agudo de insuficiência e de banalização das experiências (BAUMAN, 2001 *apud* SOUZA, 2005).

Segundo Giddens (1991), nas sociedades tradicionais, Tempo e Espaço eram vinculados e vivenciados pelo indivíduo por meio da **ideia de lugar** (deslocamentos no Espaço, deslocamentos no Tempo, ambos ligados à Comunidade) permitiam o desenvolvimento de laços de pertencimento. No chamado **Lugar**, que, pela tradição etnológica, refere-se à cultura localizada no Tempo e no Espaço, as interações davam-se quase sempre em um **contexto de presença**. "O advento da modernidade arranca crescentemente o Espaço do Tempo fomentando relações entre outros 'ausentes', localmente distantes de qualquer situação dada ou interação face a face" (GIDDENS, 1991, p. 22).

Hoje, pela separação entre Tempo-Espaço, crucial para o dinamismo da modernidade, criou-se uma distinção entre Espaço e Lugar, condição principal para o processo de **Desencaixe** e, este, no caso dos sistemas sociais:

> [...] retira a atividade social dos contextos localizados, reorganizando as relações sociais através de grandes distâncias temporo-espaciais. Diante disso, as interações ocorrem em contextos de ausência = são os "Compromissos sem rosto", típicos da vida moderna e das trocas virtuais. Por desencaixe dos sistemas sociais o autor se refere ao "deslocamento" das relações sociais de contextos locais de interação e sua reestruturação através de extensões indefinidas de tempo-espaço. (GIDDENS, 1991, p. 24).

Convém também assinalar o interessante conceito de "Não-lugar", tal como discutido pelo antropólogo AUGÉ (1994, p. 36), segundo o qual, corresponderia àquilo que é oposto ao lar ou a qualquer espaço personalizado. Pode ser representado pelos espaços públicos de rápida circulação (aeroportos, estações de metrô, cadeias de hotéis e outros). Na atualidade, os indivíduos deparam-se com a necessidade diária de dar sentido ao mundo, experiência relacionada à super modernidade, cujo predicativo essencial, segundo o autor, é o excesso (AUGÉ, 1994, p. 32). Rodeado de outras pessoas, mas completamente só, o habitante do Não-lugar mantém com este uma relação contratual representada por símbolos da supermodernidade (cartões de crédito, passaporte etc.) que permitem o acesso, comprovam a identidade e autorizam deslocamentos impessoais. Na verdade, a supermodernidade esbarra, nesta discussão, na questão da solidão da vida contemporânea (AUGÉ, 1994).

A chamada Civilização da Informática, revela o "Capitalismo vigilante", discutido por Zuboff (2021) e vislumbrado por Giddens (1991) como "sociedade de vigilância", que impõe/induz níveis altos de consumo (e de lucros), o que, para o homem atual, aparenta denotar certa eficácia imediata, na tentativa de encobrimento da insatisfação e do mal-estar crescente. Essa civilização emergente, mas que já alcançou 3 dos 7 bilhões de pessoas no mundo, poderia se tornar um lugar que possamos chamar de lar? Lar refere-se a onde conhecemos e somos conhecidos, onde amamos e somos amados (ZUBOFF, 2021). O senso de lar que se esvai na vida moderna provoca um anseio insuportável.

Na Modernidade líquida, o individualismo crescente libertou o homem das amarras da autoridade e das tradições, mas também retirou parte de sua segurança, quando tinha um lugar pré-determinado (BAUMAN, 2001). Reduzida a segurança, o medo assumiu diferentes fisionomias e, embora seja uma emoção primária, básica, é também uma emoção construída socialmente (SOLOMON, 1995; COSTA, 1998 *apud* SANTOS, 2003).

Para diminuir esse sofrimento, a sociedade oferece objetos ilusórios e estimula o consumo compulsivo, mas nem isso apazigua a insegurança. Desse modo, "A perda de valor dos objetos, sua substituição contínua, é simultânea à perda de valor do Eu" (SOUZA, 2005, p. 73). De acordo com a autora, a arquitetura do medo, grandes condomínios, cercas e muros altos, monitoramento contínuo por câmeras etc., a obsessão do homem moderno por segurança "provocou a Intensificação do isolamento e do individualismo, e, com isto, a banalização dos sentimentos, das experiências, da própria vida e da morte" (SOUZA, 2005, p. 13). Em nome da segurança, o homem contemporâneo prefere frequentar grupos homogêneos, primeiro passo para a intensificação de preconceitos, racismos etc. Viver sempre entre "os iguais" limita o convívio com a diversidade, estimula o narcisismo e incrementa os preconceitos.

Diante desse quadro, o homem contemporâneo já entra na pandemia ou no hospital, quando adoece, com vazios severos, anteriores ao adoecimento ou à internação, como uma de suas marcas (Insuficiência, Desencaixe, Compromissos sem rosto). Outra forma de compreender os estados mentais do homem contemporâneo seria respaldando-se no conceito de Cultura da violência e/ou Cultura do medo, denominação sociológica que aponta para possíveis descrições de subjetividade. De acordo com Costa (1989 *apud* SANTOS, 2003), nessa cultura "o futuro é negado ou representado como ameaça de aniquilamento ou destruição e a saída visualizada é a fruição imediata do presente. Isto levaria a oposição sistemática e metódica a qualquer projeto de mudança que implique cooperação social... etc." (p. 167).

Santos (2003) pondera que, nos tempos atuais, de violência e globalização, predominam o individualismo e o consumismo como valores e tudo colabora para fortes sentimentos de desamparo do sujeito. Haveria, também, um outro sentido de busca de segurança, na tentativa de encontrar referentes materiais, no organismo, para o medo. O Corpo passa a ser a fonte quase exclusiva do medo e, nesse caso, a busca de segurança consiste nos mecanismos de medicalização e nas produções sofisticadas da indústria farmacológica.

Na concepção de Síndrome do Pânico ligada à subjetividade, como experiência decorrente de uma construção em meio a um tecido social, Rolnik (1997) cita como fatores que produzem os vazios de sentido da atualidade: a desestabilização exacerbada, de um lado, e, de outro, a persistência da referência identitária. Junto ao esvaziamento da subjetividade, as experiências tendem a ser aterrorizadoras: aquela é tomada pela ameaça de fracasso, despersonalização, enlouquecimento ou até morte (ROLNIK, 1997, p. 21). No Ocidente, século 20: vários fatores tais como o enorme progresso científico, o aumento da violência, entre outros, contribuíram para a banalização/neutralização da morte e um aumento da necessidade de negação. Por que Negação?

Segundo a Psicanálise, desde Freud, no **Sistema inconsciente** a morte nunca é vista como possível de acontecer a nós mesmos — inconcebível imaginar o fim real da nossa vida. O ser humano tem algum Senso de Continuidade: precisa supor sua existência antes do nascimento e depois da morte. De acordo com Goldfarb (1998), "a ameaça de aniquilação pela morte não é um sentimento ao qual alguém se adapte. O Eu, antes de qualquer outra coisa, exige continuidade" (p. 30).

Em nossa condição humana são inevitáveis tanto o medo de viver quanto o medo de morrer, equivalentes ao medo de Ser, e ambos podem tornar-se mais intensos ao ficarmos mais conscientes da morte ou de sua aproximação. No entanto, a consciência contínua da finitude seria paralisante e poderia abalar até o sentido da vida. A angústia existencial que acompanha a percepção de nossa finitude diante da passagem do tempo, é vivida como tragédia e nos lança na primitiva sensação de Dissolução do Ego, equivalente à terrível ameaça de fragmentação e promotora de enorme fragilidade (GOLDFARB, 1998). Além disso, a morte pode ser sentida como "ferida narcísica". Algumas vezes, a experiência de grandiosidade da Vida provoca Depressão e sentimento de pequenez.

O humano conhece alguns paradoxos a respeito da morte: por que a morte é trágica se, ao mesmo tempo, é natural, por ser de todos? Por que a morte, nossa única certeza, é, também, irreal? A percepção da finitude seria um novo encontro com a castração? (BIANCHI, 1991). E que recursos temos diante disso? Segundo a Psicanálise, as saídas simbolizadas/sublimadas, tais como Civilização, Religiosidade, Artes etc., permitem e auxiliam alguma elaboração. Os mecanismos de *sublimação* e o de *reparação* são fortes aliados do ser humano em sua necessidade de aceitar a vida, o envelhecimento e, também, a morte.

3. Pandemia da Covid-19

As considerações anteriores apresentaram diferentes concepções a respeito da modernidade e das dificuldades que o homem atual tem encontrado para constituir novas subjetividades e/ou uma referência identitária que satisfaça seus conflitos em contexto de hipercomplexidade como o nosso, neste momento histórico de instabilidade e liquidez generalizadas. A pandemia da Covid-19 encontra esse ser humano já fragilizado e esvaziado, buscando quase diariamente referências mais sólidas que possam amenizar e/ou fundamentar sua busca de sentido e de significado para a vida. Paul Preciado, filósofo espanhol radicado na França e professor convidado na Paris VII, publicou seu depoimento em 2020 (PRECIADO *apud* BOGÉA; ALVAREZ, 2020) a respeito de sua experiência como portador da Covid-19. Citou Mafalda, personagem de Quino: "Parem o planeta que eu quero descer!" (QUINO, 1993, p. 223). E, em 2020, O PLANETA PAROU! PERPLEXIDADE!

O terror à finitude, a ameaça de adoecimento e morte, a solidão, agora calcados no REAL, atingiram, com mais intensidade, todos indistintamente. A ruptura com os referenciais de rotina envolve variáveis promotoras de fragmentação e detona crises de diferentes intensidades. A humanidade, pasma, experimentou um imenso sentimento de solidão e de fragilidade total diante das cenas das principais capitais do mundo totalmente esvaziadas, com suas ruas desertas, por opção pessoal ou por decreto governamental, determinando o confinamento da população.

Em pouco tempo, tomou-se conhecimento de algumas das principais especificidades dessa pandemia:

1. Tragédia de proporções planetárias.

2. Ameaças de Colapso:

   a. Na área da Saúde;

   b. Funerário.

3. Ameaça disseminada e possibilidade de contágio por qualquer contato, de modo que todos nos colocam em risco, não apenas os desconhecidos, mas também aqueles que amamos.

4. Inimigo: invisível a olho nu! Discute-se, até, se é ou não um ser vivo. VÍRUS, poderoso vírus: microscópico, mas vencedor indiscutível pela proliferação. Esse vírus, um parasita "aquele que come na mesa do outro", assume o comando e submete a todos.

5. Contágio absurdamente rápido e outras especificidades assustadoras, o que exigiu a interrupção de todas as atividades, exceto na área da saúde. O efeito traumático e a sensação de morte iminente promoveram a experiência generalizada descrita como FALTA DE AR: tal qual o ar que faltaria aos milhões de internados, nos sentimos, também, interrompidos!

4. A Clínica na pandemia: efeitos na dinâmica mental

Habitualmente, o medo da morte pode ser:

a. Fator de proteção da vida e/ ou

b. Fator de restrição vital, quando exacerbado.

A sucessão de mortes, em grande número, levou a população e cada um, em sua singularidade, a estados depressivos, ou até milhares de pessoas à depressão como quadro clínico e, de modo geral, vivências melancólicas agravadas pela não elaboração adequada dos lutos. Sabe-se que, clinicamente, quando há afeto demais há elaboração de menos, isto é, não é possível haver representação suficiente. As principais e mais visíveis funções do medo da morte, durante a pandemia, foram experimentadas com alguma confusão e mesmo, com alternância.

De acordo com Chauí (1987), "mais do que em qualquer outro afeto, no medo ficamos expostos à imagem de nossa impotência [...] esta última é, ainda, origem da servidão suprema que Espinoza chama de superstição" (p. 33). Como se observa com frequência, estados mentais regredidos mais primitivos são uma porta aberta para a onipotência e o uso do pensamento mágico.

Nossa incontornável dependência foi escancarada durante a pandemia, porque o isolamento total é impossível, bem como, ainda no dizer de Bogéa e Alvarez (2020), "o teatro capitalista da autossuficiência fica prejudicado" (p. 25), já que precisamos comer e quem nos provê de alimentos são os outros. De acordo com esses autores, "o caos, o medo e o senso de urgência, são o cenário propício para o recrudescimento dos autoritarismos e a intensificação do fanatismo religioso" (BOGÉA; ALVAREZ, 2020, p. 25).

5. Os lutos

Os lutos, decorrentes de tantas perdas e/ou ameaças de perdas, não demoraram a se manifestar na clínica médica, de psicólogos e psiquiatras. Alguns, configurados logo no início, candidatos à difícil elaboração, foram ao longo dos atendimentos se confirmando como lutos patológicos. Esses últimos, facilitados pelas condições inesperadas, pelo sepultamento de milhares de vítimas da Covid-19, sem rituais, sem despedidas, sem a possibilidade de transformar DOR em SOFRIMENTO. Mortos: muitas vezes sem nome, sobrenome e endereço, isto é, sem identidades, e sem os rituais funerários que ajudam a elaboração do luto com a gradativa aceitação da realidade. Ainda segundo Chauí (1987, p. 14), "O medo não é louco. Mas enlouquece o ânimo e extravia a alma".

A vida em suspensão, conjugando medo, dor e sofrimento se desdobrou em quadros de angústia e crises de pânico. Esse cenário conduziu a perdas e privações muito importantes identificadas no relato clínico:

1. Perda da liberdade física: o ir e vir tão precioso.

2. Perda do convívio com grupos, inclusive familiares.

3. Para milhões, perda do trabalho com redução real da autonomia e ameaça significativa à subsistência.

4. Perda dos contatos físicos, abraço, carinhos etc.

5. Ambiguidade e ambivalência no modo de vivenciar a casa, o lar: refúgio e prisão.

6. O pior: perda de pessoas queridas, próximas!

7. Perda de 700 mil brasileiros!

8. Incertezas quanto ao futuro.

Nossa plasticidade permite adaptações, mas nem sempre com a rapidez necessária diante de um colapso. Um sofrimento intenso pode levar a certo estreitamento cognitivo, neste contexto, o humano não enxerga alternativas e cai em profundo sentimento de isolamento. Dentre os efeitos imediatos e prevalentes, na pandemia, o pessimismo, a desesperança e lutos patológicos, oscilando com estados maníacos. Estados de melancolia carregados devido à ausência de perspectiva de futuro.

Para os profissionais de saúde, instalaram-se estados mentais muitas vezes semelhantes aos de seus pacientes: medo, incertezas, cansaço extremo (principalmente para os trabalhadores de hospitais, na linha de frente da pandemia). Para analistas/ psicoterapeutas, muitos desafios: ao invés do enquadramento clássico, adaptações à nova situação, principalmente aos atendimentos on-line, com utilização de novas ferramentas de comunicação. Tudo novo, desconhecido e, para muitos profissionais e seus pacientes, assustador.

A pandemia da Covid-19 revelou-se, desde seu início, uma catástrofe civilizatória e sanitária. A subjetividade é constituída por parâmetros éticos, estéticos e morais do momento histórico no qual acontece; mas quais são esses parâmetros, na nossa realidade? Conforme afirmou Birman (2014), em *O mal-estar na civilização*, publicado em 1930, Freud constituiu uma outra leitura sobre o mal-estar contemporâneo, segundo a qual enfatizava os registros da *violência* e da *crueldade*, nas formas de subjetivação da modernidade.

Preciado (*apud* BOGÉA; ALVAREZ, 2020), em *Aprendendo com o vírus*, afirmou:

> As diferentes epidemias materializam, no âmbito do corpo individual, as obsessões que dominam a gestão política da vida e da morte das populações num determinado período. Para colocar nos termos de Foucault, uma epidemia radicaliza e desloca as técnicas biopolíticas aplicadas ao território nacional para o nível da anatomia política, inscrevendo-as no corpo individual. [...] externalizando seus sonhos de onipotência (e os retumbantes fracassos) de sua soberania política. (p. 10).

Fato social complexo, essa pandemia foi agravada, no Brasil, devido à Necropolítica de um governo negacionista. Houve, por parte de autoridades, demonstrações inequívocas de desprezo e desconsideração pela vida humana, promovendo política e discursivamente uma inversão ética desumanizadora. O país deparou-se, tristemente, com um verdadeiro genocídio e os mais atingidos foram, como sempre: pobres em geral, negros e mulheres. Há, no Brasil e no mundo, desigualdade acentuada tanto em relação à vida, quanto em relação à morte. Em nosso contexto, foi revelada forte indignidade no tratamento dos mortos por parte das autoridades. Felizmente, paralela e simultaneamente ao desalento, setores da sociedade civil reorganizaram instituições e grupos e assistimos a gestos de imensa generosidade, abnegação e doação extremas. Desse modo, foi possível, a partir de certo caos, descobrir possibilidades de invenção, reinvenção e abertura para algo novo.

Constatou-se, com essa experiência, que, em certa medida, parte do tecido social (VOLKAN, 2008) foi preservado e algum sentimento de confiança básica estava presente. É necessário, nesses contextos traumatizantes, para todos:

1. Evitar confusões entre demanda de amor e satisfação de necessidades (risco de enrijecimento em um universo concreto).

2. Identificar os congelamentos do afeto, o exílio de si mesmo, a indiferença.

3. Promover o desenvolvimento da empatia, abrir espaço para atividades de autocuidado e cuidado do Outro.

4. Mais do que nunca, incluir em nossas práticas diárias, a solidariedade e o acolhimento, com riscos avaliados.

Todos sentimos os efeitos da pandemia e da necropolítica e não é mais possível pensar em Subjetividade descolada do Político. Conforme discutido por Cunha (2021), na concepção de vários autores destaca-se que, ao contrário do medo — que nos isola e nos paralisa —, o desamparo mobiliza-nos a agir e essa ação poderá ocorrer e se dar na direção do outro. O medo torna-nos reféns e limita nossa liberdade, ao contrário do desamparo, que, quando admitido, leva-nos ao reconhecimento de nossa insuficiência, e a algum movimento de fraternidade possível (BIRMAN, 2000 *apud* CUNHA, 2021, p. 99).

O psiquismo humano é tão capaz de sobrevivência e as pulsões de vida são tão poderosas que um processo de luto, que se inicia com a perda e esvaziamento, pode levar uma pessoa ou grupos ao contato com uma criatividade até então desconhecida, de forma que, quem perdeu pode vir a crescer, melhorar, humanizar-se e viver, de fato, para muito além da mera sobrevivência em estados de exceção.

Referências

AUGÉ, Marc: *Não-lugares*: Introdução a uma antropologia da supermodernidade. Campinas: Papirus, 1994.

BARRETO, Ricardo Azevedo. *O estetoscópio encantado em pandemia detrás das máscaras*. Aracaju: J. Andrade, 2021.

BAUMAN, Zygmunt. *Amor líquido*: sobre a fragilidade dos laços humanos. Rio de Janeiro: Zahar, 2004.

BIANCHI, Henri. *O Eu e o Tempo*. São Paulo: Casa do Psicólogo, 1991.

BIRMAN, Joel. *Mal-estar na atualidade*. Rio de Janeiro: Civilização Brasileira, 2003.

BIRMAN, Joel. *A fabricação do humano*: Psicanálise, subjetivação e cultura. São Paulo: Zagodoni, 2014.

BIRMAN, Joel. Subjetividade contemporânea: Crise da identidade. *Conselho Federal de Psicologia*. Rio de Janeiro: Produtora Narciso 21, 2018. Disponível em: https://www.scielo.br/j/epsic/a/gXGdqXgSsw4pnr75XFSb4rP/. Acesso em: 15 jan. 2023.

BOGÉA, Diogo; ALVAREZ, Cláudio. *Ensaios sobre a Pandemia*: O Parasita, fantasias de onipotência e o desafio da singularidade. São Paulo: Editora Universitá, 2020.

CHAUI, Marilena. Sobre o medo. *In*: CARDOSO, Sérgio *et al.* (org.). *Os sentidos da paixão*. São Paulo: Cia das Letras, 1987.

CUNHA, Eduardo Leal. *O Político e o íntimo, subjetividade e política, do impeachment à pandemia*. Salvador: Devires, 2021.

DEBORD, Guy. *A Sociedade do espetáculo*. São Paulo: Contraponto, 2007.

FREUD, Sigmund. *O mal-estar na civilização*. São Paulo: Companhia das Letras, 2011.

GIDDENS, Antony. *As consequências da modernidade*. São Paulo: Ed. Unesp, 1991.

GIDDENS, Antony. *A transformação da intimidade*: sexualidade, amor e erotismo nas sociedades modernas. São Paulo: Ed. Unesp, 1993.

GOLDFARB, Delia Catullo. *Corpo, tempo e envelhecimento*. São Paulo: Casa do Psicólogo, 1998.

HAN, Byung Chul. *Sociedade do cansaço*. Petrópolis: Vozes, 2017.

HOBSBAWM, Eric. *Era dos extremos:* o breve século XX. São Paulo: Companhia das Letras, 1994.

LIPOVETSKY, Gilles. *O caos organizador*. Entrevista à Folha de S. Paulo. Caderno MAIS. Editor adjunto: Marcos Flamínio Peres. São Paulo, 14 mar. 2004. Disponível em: https://www1.folha.uol.com.br/fsp/mais/fs1403200404.htm. Acesso em: 26 jul. 2023.

LIPOVETSKY, Gilles. *A era do vazio*: ensaios sobre o individualismo contemporâneo. São Paulo: Manole, 2005.

MEZAN, Renato. *Freud*: Pensador da cultura. São Paulo: Brasiliense, 1985.

QUINO. *Toda a Mafalda*. São Paulo: Martins Fontes, 1993.

ROLNIK, Suely. Toxicômanos de identidade. *In*: LINS, Daniel Soares. *Cultura e subjetividade*. Campinas: Papirus, 1997. Disponível em: https://www.pucsp.br/nucleodesubjetividade/Textos/SUELY/Toxicoidentid.pdf. Acesso em: 30 maio 2023.

SANTOS, Luciana Oliveira dos. O medo contemporâneo: abordando suas diferentes dimensões. *Conselho Federal de Psicologia*, Brasília, v. 23, n. 2, jun. 2003. Disponível em: https://www.scielo.br/j/pcp/a/PKJbg7xGtChHVLscHfVyb3S/abstract/?lang=pt. Acesso em: 30 maio 2023.

SOUZA, Maria Laurinda Ricardo de. *Violência*: Clínica psicanalítica. São Paulo: Casa do Psicólogo, 2005.

VOLKAN, Vamik. Sociedades traumatizadas. *In*: VARVIN, Sverre; VOLKAN, Vamik. *Violência ou diálogo?* Reflexões psicanalíticas sobre terror e terrorismo. São Paulo: Perspectiva, 2008.

ZUBOFF, Shoshana. *A era do capitalismo vigilante*. Rio de Janeiro: Editora Intrínseca, 2021.

PANDEMIA E ENSINO

PANDEMIA DA COVID-19: CONSEQUÊNCIAS PARA O APROVEITAMENTO EDUCACIONAL, ACADÊMICO E RELAÇÕES SOCIAIS NAS INSTITUIÇÕES DE ENSINO

Leda Maria de Oliveira Rodrigues

Introdução

Este capítulo tem como objetivo considerar as consequências da pandemia do SARS-CoV-2 causador da Covid-19, na socialização e aproveitamento escolar de crianças e jovens em escolas da Educação Básica e no ensino superior, durante o isolamento necessário, por isso imposto, para a sociedade como um todo nos anos 2020 - 2021 e parte de 2022.

Os anos de 2020 e 2021 trouxeram para a atual população mundial uma experiência nunca vivida com tanta intensidade. Digo isso porque, parte da população mundial viveu os tempos da gripe espanhola – (1918-1919), que surgiu em condições precárias do século 20, isso porque havia pouco desenvolvimento científico na época, mas por algum tipo de controle descobriram que a possibilidade de diminuir a transmissão da doença era a partir do isolamento e uso de lenços moldados na face, feito máscaras, já que estas também não existiam como as da atualidade. Com essas condições precárias da ciência e dos cuidados com a higiene, a gripe espalhou-se pelo mundo todo, caracterizando-se como uma pandemia, e o número de mortos alcançou a cifra de 50 milhões de pessoas. Destaca-se que, em 1901 já se tinha conhecimento do vírus H1N1, mas não na precisão que temos hoje e principalmente das suas formas de mutação.

Com essas condições e em plena 1° Guerra Mundial, a pandemia teve todas as condições necessárias para sua implantação e disseminação, pois a contaminação tinha início nos campos de guerra, nas trincheiras, e de lá se espalhava para as cidades parcialmente ou inteiramente destruídas, cuja infraestrutura não era uma proteção para a população, antes era outra fonte de contaminação. Nesses tempos, sem os meios de comunicação atuais, as pessoas isolavam-se na medida do possível, pois as formas necessárias para sobreviver eram as que deixamos de praticar - compras de alimentos, remédios, aglomerações, visitas e outras que envolviam relações presenciais - quando da pandemia da Covid entre 2020-2021 e início de 2022 aqui no Brasil, especialmente na cidade de São Paulo, local referência para este artigo e análise de alguns dos impactos educacionais e sociais da pandemia para a maioria da população que aqui vive.

É preciso tratar a pandemia no Brasil considerando uma situação específica de condições sociais, políticas e econômicas que enfrentávamos à época, pois tínhamos à frente do governo federal o ex-presidente neofascista Jair Bolsonaro. A princípio ele deveria se preocupar com a população brasileira, com suas condições de sobrevivência frente aos riscos ocasionados pelo vírus. Tal preocupação não ocorreu, pois diferentemente do período da pandemia ocorrida entre 1914-1918 a medicina e a ciência do séc. 21 estavam anos-luz, à frente, comparadas ao primeiro quarto do século 20. Mesmo assim, com todas as informações em mãos, o governo do ex-presidente e seu Ministério da Saúde não admitiram e não admitem até hoje, que de fato existiu um vírus e que essa era a causa da pandemia. Foram e são negacionistas, mas por uma ignorância conveniente, já que o fascismo e nazismo têm por objetivo o extermínio específico de parte da população, por eles indesejada. O princípio dessa extrema-direita brasileira é a busca de uma sociedade branca de raça pura, é a obsessão pela eugenia e pela moral excessivamente conservadora, conforme os moldes das crenças religiosas desse grupo político. Daí a razão para querer exterminar os negros, indígenas, homossexuais e a população pobre. Tal qual ocorreu no fascismo e no nazismo, que tinham como objetivo o extermínio de judeus, ciganos e negros.

Outra característica da extrema direita é a destruição do sistema político e institucional do Estado por ela dominados, a partir do momento que têm a posse desses pilares de uma nação. Foi o que ocorreu na nação brasileira, o desmonte total das instituições estatais e dos locais específicos da produção da ciência. Daí o extremo ataque ao Estado Democrático de Direito e às instituições previstas para o controle da ordem e da liberdade democrática, além do ataque constante às universidades e às escolas. Às primeiras, por serem instituições políticas defensoras da liberdade e dos direitos dos homens, numa sociedade democrática onde a troca de pensamentos diversos, em nome do crescimento e riqueza de ideias divergentes são vitais e às segundas, pelo fato de produzirem e divulgarem o conhecimento científico e por estarem formando jovens e crianças a partir da ciência. A extrema direita tem ojeriza pelo conhecimento, pela ciência. Para eles, a ciência é a arma para desmonte e desqualificação da sua ideologia já que possui a capacidade e clareza de desfazer ideias e condições irreais do seu modo de enxergar a realidade. No caso da população brasileira, as condições nas quais a ciência foi desacreditada, na época da pandemia, fez com que pelo menos 30% da população - apoiadores raiz da extrema direita – acreditasse no que a autoridade, chefe do Estado, neofascista vociferava sobre a pandemia e sobre os cuidados divulgados pela OMS, totalmente esquecidos pelas autoridades governamentais e do Ministério da Saúde, além de desacreditarem nas instituições produtoras de ciência e de vacinas, já testadas e aprovadas que chegavam, tardiamente, para serem aplicadas na população brasileira.

O resultado desse comportamento retrógrado do governo federal foi que a população brasileira ficou sem apoio legal para a obrigatoriedade da aplicação da vacina, e do uso de máscaras. Com o passar de algum tempo da pandemia, o governo do estado de São Paulo tomou as rédeas do controle da pandemia no referido estado. Dessa forma, a compra de vacinas da China deu início à aplicação da CoronaVac em idosos (pessoas com 60 anos ou mais) da população do estado de São Paulo e paulatinamente toda a população foi recebendo as doses seguintes das vacinas, da mesma CoronaVac e de outros laboratórios (MACHADO, 2020). Ocorre que, no Brasil, com o negacionismo do governo federal, os 30% da população e mais outro tanto que apoiava o governo, deixaram claro que não tomariam a vacina. Com isso tudo, a doença foi se espalhando no estado de São Paulo, capital e interior, tal qual no país como um todo. Milhares de pessoas já chegavam a óbito, logo no início da pandemia e no final de 2022 o Brasil alcançou a marca de 700 mil mortos em toda a nação.

Não fosse o atraso das compras das vacinas, de oxigênio, de material específico para intubação teríamos evitado 400 mil mortes, apontam as pesquisas do epidemiologista e pesquisador Pedro Hallal da Universidade Federal de Pelotas, (RS), em fala proferida numa das sessões da CPI da Covid-19.

Estes dados alcançaram tal proporção em função do contexto político e social fascista no qual surgiu a pandemia no Brasil, e este é o pano de fundo que proporcionou o que tivemos como consequências nas escolas e universidades brasileiras. Essas consequências não atingiram determinados grupos sociais de modo indiscriminado, ou por acaso. O Brasil é um país marcado pela desigualdade social, que aumenta a cada momento de crise do capitalismo atingindo, diretamente e inevitavelmente, a classe trabalhadora. Sabemos que essa parte da população brasileira é discriminada e excluída das relações sociais do trabalho, por não ter escolarização e condições para desenvolver um ofício que proporcione melhores condições salariais. Dessa forma, a baixa renda e as más condições de habitação desses trabalhadores foram alguns dos fatores que elevaram o número de mortes em bairros periféricos das grandes cidades e capitais, como São Paulo. Essa população estava indefesa durante a pandemia, levando e trazendo o vírus para suas moradias precárias, pois saiam todos os dias em busca de trabalho e na volta para casa a probabilidade de estarem contaminados era grande.

Desta forma, as pessoas mais suscetíveis, e em condições de desenvolver a doença, nesses grupos familiares eram imediatamente atingidas e tinham a doença em estado grave. Infelizmente esse fato foi recorrente na cidade de São Paulo, e pesquisas mostraram, à época, que a periferia tinha um número alto de mortes de jovens contaminados pela Covid, de tal forma que essas zonas periféricas mais pobres de São Paulo foram as mais afetadas, no que tange ao número de jovens mortos pela doença. Isso porque, é sabido que a longevidade nas periferias não é comum, como ocorre em bairros mais ricos. Por que isso? A razão apresentada por pesquisas e falas de médicos é que na periferia a prontidão para atendimento médico é muito menor que em bairros de maior poder aquisitivo. Com isso, enquanto na periferia se tinha a maioria de mortes entre pessoas com menos de 60 ano, em bairros mais abastados esse número não chegava a 5, como por exemplo o caso do bairro de Pinheiros, Perdizes, Jardins e muitos outros (COVI-19, 2020). Esses dados são das subprefeituras da Capital e publicados em jornais da época. A longevidade não ocorre por acaso, e a COVID também não atacou os mais pobres aleatoriamente, a causa é de fato a desigualdade, quanto menor a renda, piores são as condições de moradia, de alimentação e principalmente, no caso da COVID, de assistência médica imediata. Não podemos esquecer que os entregadores ou "delivery" e diaristas não podiam faltar ao trabalho, precisavam e precisam do pagamento diário para sua sobrevivência e a dos seus filhos. Da mesma forma, não podiam ficar em isolamento, por duas razões, a primeira já citada aqui, pela necessidade do pagamento diário, a segunda, porque as moradias não têm mais que dois cômodos onde moram muitas vezes cinco ou mais pessoas. Esses privilégios são apenas para os ricos, os que não tiveram COVID, também não por acaso, são os que têm os mais altos salários, as melhores condições de moradias, de alimentação e planos de saúde.

2- Covid e classes sociais

Essas mesmas condições sociais se repetem nas escolas e universidades. Na escola pública, educação básica – educação infantil, Fundamental I e II e ensino médio – as consequências da Covid-19 foram incalculáveis. Crianças das escolas públicas da cidade de São Paulo e do restante do Brasil foram prejudicadas na sua alimentação, durante pelo menos o primeiro ano da pandemia. Muitas crianças dependem da alimentação da escola para uma das suas refeições principais, almoço ou jantar ou ainda do café da manhã e do lanche da tarde. Isso foi um dos grandes prejuízos físicos para as crianças, além de não terem o momento específico do encontro entre os colegas de escola e do contato com os professores.

Outro prejuízo sem dimensão foi a perda das condições de aprendizagem. Temos que compreender que as crianças das classes populares não tinham e não têm condições de comprar equipamentos técnicos para assistirem aulas remotamente, além de não terem ambiente adequado para estudo. Assim, tendo somente um celular (caso de muitas famílias) para duas ou mais crianças acompanharem aulas remotas (o que mostra a precariedade das condições), não tinham e não têm ajuda ou apoio de um adulto (pai, mãe, avós e/ou outro parente do núcleo familiar ou da família estendida) com informação ou formação que desse a condição de acompanhar os estudos dos filhos, e muito menos realizar as explicações que as crianças recebem quando estão nas escolas. O professor é a fonte de conhecimento e segurança dessas crianças, e por que não dizer das famílias.

O prejuízo das classes populares na pandemia, ultrapassou e muito alguns problemas das classes médias altas e elites paulistanas. Além do prejuízo financeiro, as classes populares tiveram que enfrentar a realidade das escolas públicas, que sempre foram precárias no cotidiano escolar antes da pandemia, mas nesse momento passaram a ver, de forma mais profunda, a fragilidade das escolas que ficaram à mostra, escancaradas. A falta de banheiros com condições de higiene e de equipamentos adequados para uso das crianças, professores e corpo colaborativo para poderem manter o alto nível de higiene exigido pela Covid, agravou a exposição desse grupo à contaminação. A escola, aquela que sempre foi e é o local de acolhimento das crianças, em situações emergenciais, passa a ser vista como local do perigo pelas famílias que dela dependem.

Tal realidade das escolas levou o governo estadual de São Paulo a fornecer uma cesta básica de alimentos e material de higiene para as famílias e a escola passou a ser o posto de distribuição dessas cestas, amenizando um pouco o sofrimento desses grupos desprivilegiados e por que não dizer, de excluídos da população paulistana. Outra ação importante por parte de algumas escolas foi abri-la para que as crianças mais necessitadas passassem a receber pelo menos uma refeição por dia na instituição.

Esse conjunto de fatos faz com que possamos dimensionar as dificuldades de escolarização pelas quais as classes populares passaram em dois anos de pandemia, tendo a falta de instrumentos adequados para poderem acompanhar as aulas, a subnutrição que acompanhou as famílias como um todo, mas especialmente as crianças. Isso tudo foi agravado porque não se criou condições e controle da pandemia logo que ela surgiu, por exemplo, vacinando todos da equipe escolar e todas as crianças, logo depois do surgimento das vacinas e obrigando o uso de máscaras por todos da instituição escolar. Outra ação fundamental, se a vacinação tivesse ocorrido logo que as vacinas foram disponibilizadas, teria sido criar um esquema de rodízio de professores e crianças, de forma que esses fossem para a escola em dias alternados. Haveria então aulas num esquema de modalidade híbrida, metade das crianças estaria na escola e a outra metade em casa, assistindo às aulas remotamente. Como podemos ver, o governo federal nas mãos de um negacionista como o ex-presidente, não agiu adequadamente para ter o controle do isolamento da população, imposto por alguns governos estaduais e municipais do país. De fato, não houve um isolamento no país como um todo, que fosse exigido pelo ex-governo federal, mesmo porque aquele governo, seu Ministério da Saúde e da Educação não acreditavam nesses cuidados, eram e são céticos quanto às descobertas científicas. O que se pode ver é que neste período o Brasil retrocedeu, e o obscurantismo tomou conta daqueles que seriam os responsáveis pelo controle do Estado, de modo que estes dirigentes da nação permanecem inertes do início ao fim do seu governo, mesmo porque a Covid continua a existir, mesmo que não no estado pandêmico. Alguns governos estaduais, para poderem diminuir o número de mortes e se protegerem de gastos com saúde, além de suas possibilidades, resolveram agir, independentemente do ex-presidente que agia para desgovernar o país.

A conclusão dessa situação nas escolas de Ensino Fundamental do país é que houve de fato um atraso incalculável na aprendizagem. Apenas no final de 2022 e agora em 2023, é que as escolas e as secretarias de educação, estadual e municipal do estado de São Paulo puderam ver os prejuízos da escolarização das crianças no período pandêmico. Sabe-se que a alfabetização já é um problema na escola brasileira em períodos normais de escolarização, na pandemia ela teve suas condições agravadas. Na volta ao presencial (2022), os professores não tiveram acompanhamento especial para conseguirem fazer com que as crianças avançassem na aprendizagem. O Ministério da Educação não criou um sistema especial de um professor a mais na sala de aula, fundamental para alavancar a aprendizagem das crianças, ou mesmo aulas de reforço nos finais do período escolar, acompanhamento no contraturno.

Nas escolas privadas o problema não foi tal qual nas escolas públicas, dadas as condições materiais das famílias, pois estas têm internet, computadores, celulares e/ou tabletes para dispor aos seus filhos de forma que estes podiam acompanhar as aulas remotamente. O que os diferenciam das crianças das classes populares é o fato dos pais ou outros membros da família poderem acompanhar e auxiliar as crianças em seus estudos e em suas tarefas escolares, o que é um ganho incalculável.

Outro ponto que cabe alertar aqui é que, não tivemos um acompanhamento estatísticos do nível de aproveitamento das crianças em idade escolar durante a pandemia e agora, em 2023, para que pudéssemos ter mais clareza sobre a situação e, para fazemos uma análise comparativa entre aproveitamento escolar nas escolas públicas e nas escolas privadas. Digo isso porque, o jornal Le Monde na data de 17 de maio de 2023 (p. 11), publicou uma reportagem comparando o nível de leitura e escrita de crianças nas escolas francesas que passaram por uma avaliação feita em toda a União Europeia sobre esses quesitos em 2021. O resultado mostrou que a França caiu um pouco na sua colocação, no ranking de todos os países europeus, entretanto, eles conseguem dizer que o aproveitamento das crianças durante a pandemia foi pouco afetado, as crianças na sua totalidade tinham e têm computadores ou tablets para fazer o acompanhamento das aulas remotas. Outro aspecto analisado por eles, é o fato de terem em casa um acompanhamento por parte dos pais ou responsável, durante as tarefas escolares. Vale ressaltar que, na França, as escolas tiveram períodos de confinamento menores que no Brasil e fizeram o rodízio já apontado anteriormente, de forma que as escolas não fecharam totalmente. Segundo informações da Agência Estado, numa publicação de 26 de fevereiro de 2021, os países com os melhores índices educacionais avaliados pelo Pisa, como é o caso do Reino Unido, França, Alemanha, Dinamarca, Suécia e Singapura foram os países

que fecharam as escolas por menos tempo, menos de 90 dias (PAÍSES...,
2021). Por sua vez, o Brasil fechou as escolas por 178 dias! Essas informações
são do Estadão e foram divulgadas pelo Portal Terra (SANT'ANNA, 2022).

Os países que optaram por manter as escolas fechadas por curto espaço
de tempo não eram negacionistas e ofereceram vacinas para professores e
crianças na idade escolar, além de máscaras. As condições físicas das escolas
também favoreceram um cuidado maior. Sem falar que a desigualdade social
na França e demais países anteriormente citados é bem menor que o nível
de desigualdade na sociedade brasileira. Como o Ministério da Educação
francês realizou pesquisa avaliativa ao longo da pandemia, conseguiu mensurar o quanto as crianças perderam na fase pandêmica, comparando com
o aproveitamento dessa fase com o de anos anteriores. Da mesma forma,
conseguiu mensurar quanto o aproveitamento escolar das crianças caiu,
ou não, na avaliação realizada agora (2023), sobre leitura e escrita, porque
tinham dados da avaliação de 2016, com a qual compararam os dados atuais.

O problema de aprendizagem é um dos que poderíamos esperar que
ocorressem, dadas as transformações que as escolas foram obrigadas a fazer
para poder dar continuidade ao trabalho educativo, mas outro problema
advindo da pandemia foi o isolamento das crianças de outras crianças e a
longa permanência em casa. Do ponto de vista da função escolar, que tem
como um dos seus principais objetivos a educação secundária (BOURDIEU,
2005, 2007) a responsável pela socialização da criança, os prejuízos forma
inúmeros. A educação primária é aquela desenvolvida pelos pais, no núcleo
familiar, seu local de origem. São os pais que socialização a criança em
aspectos fundamentais como a consideração pelo outro, a importância e
cuidado com a coisa pública, a liberdade e o respeito pelo ser humano dentro
e fora de casa, e como esses aspectos serão considerados entre grupo de
amigos ou familiares, além de aspectos culturais que as famílias transmitem
aos filhos, como o idioma, os valores, sentimentos e ações que formam o
sujeito de bons princípios.

Como viver em sociedade trata da importância da relação com o
outro, e o homem é visto como um ser de personalidade aberta (ELIAS,
1994 a, p. 45), possuindo um maior ou menor grau de autonomia (nunca
absoluto ou total) face a de outras pessoas, sua personalidade será sempre
orientada para essas outras pessoas e dependentes delas. "A rede de interdependência de seres humanos é o que os liga" (ELIAS, 1994b, p. 249). Tais
redes de interdependência formam o que Elias denomina de configurações
sociais, que seriam pessoas mutuamente orientadas e dependentes. Uma

vez que as pessoas são mais ou menos dependentes entre si, a sociedade é uma das formas de socialização e a educação aproxima a criança desse grupo, no qual está inserida. O conceito de configuração expressa o que Elias chama de sociedade, não sendo uma abstração de atributos de indivíduos que existem em uma sociedade, mas a rede de interdependências por eles formada. Tendo definido o que é sociedade, podemos então avaliar o quanto as crianças sofreram com o isolamento social, e quantas delas ficaram traumatizadas pelo distanciamento obrigatório, deixando então de realizar as trocas interpessoais no ambiente escolar, no parque, em encontros com seus pares na escola, na rua, com seus vizinhos. Atualmente (2023), sabemos pelos relatos de professores da rede pública em São Paulo que as crianças estão muito dispersivas nas escolas, sem disciplina necessária para captar os ensinamentos, dado que desaprenderam como é conviver no ambiente de sala de aula (até final de 2021 e início de 2022 estavam tendo aulas remotamente, situação na qual o professor não tem o menor controle do que ocorre por detrás da tela).

Outro problema que, de certa forma, foi colocado nas mãos dos professores para ser resolvido foi o cumprimento do currículo escolar, tendo que desenvolver as aulas de forma remota, o que não significa ensino a distância. Este tem características próprias, o que foi feito foi reproduzir a aula presencial no virtual. Os conteúdos e as práticas pedagógicas não foram adaptados para tais aulas. Dessa forma, o professor foi obrigado a se entender com a tecnologia (que muitos não tinham, nem mesmo o conhecimento técnico para o trabalho on-line) e as crianças obrigadas a receberem o conteúdo que teria que ser "apreendido".

No ensino superior, vivenciamos situações bastante delicadas, alunos de mestrado e doutorado paralisados diante de dissertações e teses que deveriam desenvolver, mas a ansiedade e a depressão tomaram conta de muitos deles, de forma que o trabalho ficou estagnado. Nos horários de orientação, o professor orientador passou a ser "mãe", "psicólogo" e professor, ao mesmo tempo. Fomos obrigados a conversar com tais estudantes – casos mais complicados – e encaminhá-los para terapias e psiquiatrias, dependendo do caso. Como eram estudantes adultos, o problema foi que, o isolamento, a falta de relação com seus pares tanto na universidade como nos momentos de lazer que deixaram de existir, propiciaram o aparecimento de problemas até então ocultos ou reprimidos. Dado o isolamento, muitas vezes essas realidades ocultas apareciam na conversa com o professor, que passa a sofrer pela situação do estudante. Tentar acalmar o estudante que aparecia chorando na tela no horário da orientação ocorreu repetidas vezes, o que era constrangedor para o estudante e o professor buscava acalmá-lo e encaminhá-lo da melhor forma possível. Como se vê o professor acabou assumindo vários papéis diante de tais situações.

Nesse período, em algumas universidades na cidade de São Paulo, tivemos casos de suicídio de estudantes, os que não conseguiram, muitas vezes, resolver o problema que irrompeu durante parte do isolamento social. Esses fatos comprovam a importância das redes de interdependência dos seres humanos definidas por Elias (1994a) em *O processo Civilizador*, elas são essenciais para garantir nossa sobrevivência. Sem as relações sociais ficamos inseguros e um vazio toma conta do âmago do indivíduo. Segundo Elias (1994b) em a *Sociedade dos indivíduos*, a pessoa não existe de fato fora de seus quadros sociais.

Hoje, com a volta do presencial na universidade, deparamo-nos com situações jamais vistas, o fato de os estudantes não quererem mais estar na universidade presencialmente. Muitos alunos de certos cursos de graduação não querem mais ir para a universidade. A razão é que assistir aulas em casa, sem ter que sair, e locomover-se, sem gastar com condução e alimentação é muito mais cômodo, além de econômico. Ao longo dos primeiros meses do ano de 2023 começamos a fazer um trabalho de socialização com os alunos desses cursos. Tivemos discussões sobre a importância dos encontros com colegas, com professores, da participação em seminários, da conversa com colegas de outros cursos, biblioteca, laboratórios enfim, tivemos que apontar que a universidade não se resume em uma sala de aula, quatro paredes. Mas de fato não está nada fácil retomar estas atividades. Eu diria que a volta ao antigo "normal" ainda está longe. A pandemia mudou o comportamento das pessoas, das relações entre amigos e acrescentou práticas antes não existentes, a não ser esporadicamente, como pedidos pelo delivery de refeições e de compras, mas o que de fato passou a ser mais corriqueiro foi a compra pela internet.

3- Informações e suas fontes

É importante esclarecer que este texto apresenta informações que foram retiradas da minha vivência no Ensino Superior, especificamente na PUC-SP, universidade onde estou alocada. Não se trata, portanto, de uma pesquisa. Os registros desses dados ocorreram durante o período da pandemia no Brasil, que teve início em 2020, nos longos momentos de trabalho em casa, *home working*, indesejado por muitos trabalhadores, principalmente docentes acostumados a estar rodeados de pessoas, cotidianamente. Também por uma questão de ética não vou revelar o nome da Instituição de Ensino Superior onde ocorreram tais situações, muito menos dos estudantes com os quais tive longos contatos remotamente.

As informações do que ocorreu na pandemia em outros países, como França, Itália, Reino Unido e outros são facilmente encontradas, porque são países que levam muito mais a sério a educação e em função do isolamento mantiveram as escolas sob controle e os dados do período pandêmico são encontrados porque foram feitas pesquisas, acompanhou-se o processo educacional nesse período. Não foi o caso do Brasil, ao contrário, enfrentamos o caos instalado pela pandemia e pelo ex-presidente neofascista. Foi a junção da "pandemia com o pandemônio", expressão usada por um professor colega meu, nas horas difíceis do trabalho remoto.

Esclareço também que no pós-graduação, nos cursos de mestrado e doutorado tenho alunos professores das redes pública e privada, por isso também tenho informações diretas dos sujeitos que vivenciaram em lócus o caos pandêmico, bem como a desorganização quando da volta às aulas, paulatinamente.

A minha prática docente foi a oportunidade para pensar nesse período pandêmico, com certo cuidado, e organizar as informações que obtive ao longo de 2020-2021 e início de 2022. Também senti na pele o quanto é difícil adaptar minhas aulas e outras atividades, Seminários Nacionais, Internacionais, Orientações para mestrado doutorado, bancas de defesa de dissertações e teses, reuniões de Grupo de Pesquisa etc., antes realizadas presencialmente e na pandemia trabalhar remotamente com todas elas. A universidade tem agora que repensar a formação de professores frente a essas novas situações as quais o mundo atual está sujeito, principalmente pelo descontrole ambiental presente aqui e no restante do mundo. É importante lembrar, o descontrole ambiental aproxima os vírus dos humanos e nosso corpo pode passar a ser seu habitat.

As aulas remotas foram momentos nos quais discutimos com os estudantes universitários a importância do gestual durante nossas exposições. A nossa comunicação não ocorre somente por meio da fala, das cordas vocais e dicção, mas também e às vezes, principalmente por nossas expressões corporais, gestos, aparência de alegria, tristeza, euforia etc. Isso tudo fez falta para os estudantes e os impediu de participarem mais e melhor das aulas, o mesmo ocorreu com o professor. Nós também não víamos o aluno como um todo, apenas parte do tronco e a cabeça perdendo todos os movimentos corporais dele. Ressalto aqui o fato de que, o uso de máscaras e aulas remotas prejudicaram e muito o trabalho das professoras alfabetizadoras. Necessitadas constantemente a verbalizar com muita clareza para que as crianças reconhecessem os sons das sílabas, palavras, frases etc., viram-se sem alternativas, já que as crianças também não podiam entendê-las, não viam os lábios da professora e esta também não via o desenvolvimento da aprendizagem das crianças, também com máscaras. Foram situações sem alternativas, cujos prejuízos não serão mensurados tão rapidamente. Ao longo do processo educativo essas deficiências vão aparecer na escrita, na leitura, na fala e na interpretação de textos reproduzidos oralmente.

4- Considerações finais

A partir dos fatos aqui descritos e analisados, embora partindo de um espectro pequeno de autores, posso dizer que, a teoria de Elias (1994a) e Bourdieu (2005) nos ajuda a entender o que ocorreu com as crianças e jovens, pelo que hoje vivencio na universidade. Entretanto, completaria ainda com as ideias de Dubar (1998) que afirma a importância da socialização no processo de construção das identidades individuais. Considera ele a identidade de alguém como um processo e não uma espécie de estado inicial, não implica necessariamente, que a subjetividade das elaborações biográficas deva ser considerada ilusória, nem mesmo secundária em face das determinações sociais objetivas. Segundo Dubar (1998), essa distinção entre identidade pessoal, o que sou ou o que gostaria de ser, e a identificação social, como sou definido, o que dizem que sou, são aspectos que devemos considerar quando falamos de configurações sociais, definidas por Elias. O indivíduo é fruto dos quadros sociais com os quais se relaciona. Daí a importância das relações que as crianças e os jovens constroem, ao longo da sua escolaridade, podendo aprender a distinguir o que eles sentem ser e o que o outro quer que eles sejam, construindo ao longo dessa trajetória uma identidade própria.

Dessa forma, pode-se avaliar o quanto o período pandêmico trouxe conflitos, insatisfações, frustrações e depressão, dado o existente desamparo das relações sociais que deixou ao longo de dois anos. É relevante lembrar que os contatos virtuais não suprem a presença do outro nas diferentes situações vividas no cotidiano de nossas vidas.

Para finalizar, vale lembrar que os autores nos ajudaram a caracterizar e entender como ficaram as relações sociais durante a pandemia e os dilemas vividos por crianças, jovens e adultos isolados uns dos outros, impossibilitados de convívio entre eles, tudo pela manutenção da vida. O fim das relações sociais entre familiares, amigos, o vazio das cidades, a falta de perspectivas futuras diante do isolamento e o medo foram, de diferentes formas enfrentados por cada um de nós. Tendo passado por todas essas situações, pudemos avaliar também como estão atualmente as relações sociais entre sujeitos que compõem a escola e a universidade e a necessidade de voltarmos a incentivar o convívio entre alunos e alunos, professores com seus pares, amigos entre amigos. Seria muito rico se as sociedades retirassem dessa vivência, período pandêmico, ensinamentos para um convívio mais comunitário entre as pessoas evitando condições isoladas e individualistas nos grupos sociais.

Referências

BOURDIEU, Pierre. *Escritos de Educação*. In: NOGUEIRA, Maria Alice; GARCIA, Afrânio (org.). São Paulo: Zouk / Edusp, 2005. p. 53-64, 162-196.

BOURDIEU, Pierre. *A distinção*: crítica social do julgamento. São Paulo: Zouk/ Edusp, 2007.

COVID-19: jovens morrem mais na periferia do que em bairro rico de SP. *Observatório do Terceiro Setor*, 4 maio 2020. Disponível em: https://observatorio3setor. org.br/noticias/covid-19-jovens-morrem-mais-na-periferia-do-que-em-bairro--rico-de-sp/. Acesso em: 22 maio 2023.

DUBAR, Claude. Trajetórias sociais e formas identitárias: alguns esclarecimentos conceituais e metodológicos. *Educação e Sociedade*, Campinas, v. 19, n. 62, 1998.

ELIAS, Norbert. *A sociedade dos indivíduos*. Rio de Janeiro: Zahar, 1994a.

ELIAS, Norbert. Apêndice. Introdução à Edição de 1968. *In*: ELIAS, Norbert. *O Processo Civilizador*. v. 1. Rio de Janeiro: Zahar, 1994b.

MACHADO, Lívia; BORGES, Beatriz; PINHONI, Marina. Doria diz que vacinação contra Covid-19 em SP começa no dia 25 de janeiro; CoronaVac ainda não está aprovada pela Anvisa. *GI*, São Paulo, 7 dez. 2020. Disponível em: https://g1.globo. com/sp/sao-paulo/noticia/2020/12/07/doria-diz-que-vacinacao-contra-covid-19-em-sp-comeca-no-dia-25-de-janeiro-em-profissionais-de-saude-indige-nas-e-quilombolas.ghtml. Acesso em: 22 maio 2023.

PAÍSES com melhor educação fecharam menos as escolas. *Correio Braziliense*, 26 fev. 2021. Disponível em: https://www.correiobraziliense.com.br/euestudante/edu-cacao-basica/2021/02/4908939-paises-com-melhor-educacao-fecharam-menos-as-escolas.html. Acesso em: 22 maio 2023.

SANT'ANNA, Emilio. Brasil foi o 4º país com mais tempo de escolas fechadas na pandemia, diz OCDE. *Terra*, 3 out. 2022. Disponível em: https://www.terra.com.br/economia/dinheiro-em-acao/brasil-foi-o-4-pais-com-mais-tempo-de-escolas-fechadas-na-pandemia-diz-ocde,ee5057bc0ff3a4bce1c40fc39468102bsovfxpml.html. Acesso em: 22 maio 2023.

O ENSINO DA PSICOLOGIA ANALÍTICA NA UNIVERSIDADE DURANTE A PANDEMIA

Liliana Liviano Wahba

Tenho tido contato com coordenadores de ensino médio para compreender o retorno de adolescentes após a pandemia e as dificuldades são assinaladas de modo semelhante: os jovens estão mais impacientes, ansiosos, depressivos, irrequietos, com dificuldade de manter a atenção, insegurança acentuada e, ainda, agressivos.

Essas seriam sequelas do período da pandemia, no qual estiveram isolados e afastados da escola de modo presencial. A participação remota para os adolescentes foi irregular e insatisfatória. Essa faixa da população tem a peculiaridade do sistema nervoso central em vias de amadurecimento, portanto, espera-se de estudantes pós-graduados comportamento diferente. E assim é. Entretanto algumas peculiaridades se assemelham às de nossos jovens: houve aumento de ansiedade, insegurança, depressão, falta de concentração para planejamento.

Um estudo com quase 6 mil participantes, de todas as regiões do país, realizado no Instituto Oswaldo Cruz (IOC/Fiocruz) junto à Universidade Federal Fluminense (UFF), mostrou que 45% dos alunos foram diagnosticados com ansiedade generalizada e 17% com depressão durante o primeiro ano da pandemia. Mais de 60% relataram crises de ansiedade e dificuldade para dormir, 80% falta de motivação e problemas de concentração. Segundo a pesquisadora do estudo, Roberta Pires Corrêa, os dados evidenciam a situação de estresse enfrentada pelos discentes durante a pandemia, durante a qual se depararam com incertezas, medo e perdas, somadas às exigências da pós-graduação. Entre os estudantes que buscaram apoio emocional, mais da metade se voltou para os amigos. Cerca de 15% procuraram seus orientadores e apenas 1%, os comitês de apoio aos discentes (FIOCRUZ, 2022).

Exercer o ensino de Psicologia Analítica na pós-graduação da PUC-SP trouxe múltiplos desafios. Certamente o primeiro foi enfrentar o abalo e a apreensão decorrente do temor da doença tão invasiva, do medo maior de possibilidade de atingir familiares e amigos, do testemunho dolorido de tantos atingidos, alguns fatalmente, e da profunda insegurança existencial aflorada na realidade do dia a dia. O período crucial da pandemia foi marcado pela sombra do adoecimento, do medo, da morte à espreita.

Quanto à prática, as aulas eram dadas de modo remoto, o que exigiu uma adaptação de professores, administração, direção e estudantes. Os problemas operacionais apareceram, e a versatilidade da universidade contando com acúmulo de anos de solidificação permitiu manejo eficiente, ou razoavelmente eficiente, para manter um currículo de qualidade.

Plataformas, treinamentos, recursos adaptativos foram rapidamente acionados. As dificuldades de alunos e professores, o cansaço de tela, as horas acumuladas dos professores, estampavam-se em semblantes cansados e, paradoxalmente, energizados pelo objetivo comum de manter a flâmula hasteada. Em termos de organização e suporte tecnológico, forneceram-se recursos eficientes aos professores e alunos, assim como equipes de apoio psicológico.

Somada à necessidade de se adaptar rapidamente a novos funcionamentos tecnológicos, havia a falta pela perda de convívio, os hábitos desfeitos a refazer. Na universidade, todas essas variáveis estiveram presentes configurando a continuidade a preservar.

Na minha experiência durante o período, a vivência pungente de transitoriedade aguçou a premência de unir conhecimento à continência, fornecer suporte afetivo e criar em grupo, ainda que de modo on-line, oferecer cadeias de vinculação e suporte. As aulas, portanto, acresceram-se de múltiplas técnicas de compartilhamento de sensações, sentimentos, emoções, alinhamento emocional, expressão do imaginário, comunicação empática. Muitos não conheciam o campus e propus um passeio virtual com fotos dos prédios, pátios, salas.

Pequenas surpresas eram oferecidas, como sortear símbolos e enviar a cada aniversariante, exercícios de respiração e movimento corporal, assim como ofertar em grupo fotos e imagens que cada um trazia com amplificações feitas por todos. Propiciaram-se momentos de compartilhamento de histórias, comemorações felizes, como nascimentos e aniversários, angústias familiares devido à Covid, lembranças.

Algumas imagens foram trazidas em aula pelos alunos e alunas, tecendo associações e amplificações grupais. Menciono algumas delas com os respectivos títulos atribuídos por seus autores. A função transcendente (JUNG, 2011a) foi criativamente entrelaçada a histórias pessoais de forte impacto emocional.

Em *Os olhos de Lada*, uma gata de olhos verdes está de frente, evocando com quietude a intuição em momentos de turbulência; *As frutas vermelhas* mostra uma torta de morango, sabor matriarcal de continência e prazer degustativo, contrapondo ao amargor das sensações hostis; *O abrigo* traz um desenho de uma menina de quatro anos de um abrigo de acolhimento, evoca o cuidar do trauma, do abandono e a esperança; *A entrega* retrata em foto P/B um adolescente saltando de braços abertos de um aponte para o rio e seus amigos olhando com admiração, entrega e libertação na potência da vida em expansão; *O renascimento sagrado de um novo alvorecer* traz foto de lembranças de família, a árvore do quintal do avô na qual pendurava a rede para os netos tinha secado e, na parte de baixo, florescia novamente: a casa e o solo de origem verdejando quando aparentava ter definhado, símbolo de morte e transformação; *Pilares da criação*, uma foto da Nasa em tons de azul e rosa de nuvens de gás e poeira de regiões de formação de estrelas, o que nos evoca as palavras de Carlos Byington de sermos feitos de poeira das estrelas; *Restauração*, uma cerâmica verde-água restaurada com fios de ouro pela técnica japonesa de Kinstugi (laca com pó de ouro), trazendo simbolicamente a capacidade de resiliência com a potência alquímica do ouro.

Essas demandas requereram inovação e versatilidade, mas gostaria de destacar que também requereram um debruçamento sobre nossa atividade de educadores neste campo tão rico e profícuo. A presente reflexão retoma alguns princípios sobre educação e o sentido de habitar, de pertencimento e da casa de origem.

Segundo Fernando Savater (2015), o ensino é concomitante à formação ética. A escola seria um lugar para aprender com atividades socialmente necessárias, propiciando desenvolver uma vocação. Essa vocação se vincula ao amor à vida e constitui uma arma para lutar contra o medo de viver. Em entrevista ao final da pandemia, o autor (SAVATER, 2020) posicionou-se sobre a importância de retomar o ensino presencial e, de modo amplo, referiu-se ao medo utilizado como estratégia de poder de governos totalitaristas.

O educador Jorge Larossa (2002) se detém no significado de "experiência" para se referir à educação. Esta oferece a abertura para o desconhecido, diferindo do experimento replicável. Em espanhol, *"lo que nos passa"* (o que nos acontece); em francês a experiência seria *"ce que nous arrive"*; em italiano, *"quello che nos succede"* ou *"quello che nos accade"*; em inglês, *"that what is happening to us"*; em alemão, *"was mir passiert"*.

A experiência, a possibilidade de que algo nos aconteça ou nos afete, requer o tempo alongado, o silêncio, a escuta; suspender automatismos de opinião e de ação. "Aprender a lentidão, escutar aos outros, cultivar a arte do encontro, calar muito, ter paciência e dar-se tempo e espaço" (LAROSSA, 2002, p. 22). Em todos esses idiomas o sujeito da experiência é um espaço onde têm lugar os acontecimentos.

A qualidade da experiência difere da informação. O autor tece críticas ao sujeito moderno informado e opinante, ao qual nada acontece, nada lhe sucede, permanece intocado. Assim, na educação, privilegia a aceleração em detrimento do acontecer.

Examinando a etimologia do termo, o autor acresce-lhe significados. A palavra experiência vem do latim *experiri*, provar (experimentar). O radical *periri* se encontra também em *periculum*, perigo. A raiz indo-européia *per* se relaciona à travessia e à prova. Em grego há numerosos derivados dessa raiz que denotam a travessia, o percorrido, a passagem: *peirô*, atravessar; *pera*, mais além; *peraô*, passar através; *perainô*, ir até o fim; *peras*, limite. A palavra *peiratês*, pirata, tem esse *per* grego de travessia. Em alemão, experiência é *Erfahrung*, que contém o *fahren* de viajar e *Gefahr*, de perigo.

Portanto, tanto nas línguas germânicas como nas latinas, a palavra experiência contém algo que se expõe, põe-se à prova, em uma travessia perigosa. Menciona ainda o *ex* de exterior, de estrangeiro, de exílio, de estranho, de existência.

Finalmente, o texto contém uma citação de Heidegger (1987):

> Fazer uma experiência quer dizer, portanto, deixar-nos abordar em nós próprios pelo que nos interpela, entrando e submetendo-nos a isso. Podemos ser assim transformados por tais experiências, de um dia para o outro ou no transcurso do tempo. (p. 143).

Vemos que Larossa e Savater entendem a educação atrelada à vida, aos relacionamentos, à ética do sujeito que conhece experimentando consigo e com o mundo. Na sequência do verbete *ex* podemos acrescentar, com Roland Barthes (1980), o método de desprendimento mediante a excursão, "desenhando assim ao redor de um centro calmo toda uma área de jogo" (p. 42). A conceituação necessária ao conhecimento traz a nota do desconhecido, para o qual a excursão se faz necessária.

Retomando a indagação sobre o ensino na universidade em tempos de pandemia, particularmente o ensino de Psicologia Analítica, este não poderia ser desvinculado ao momento vivido, ao medo existencial da morte e da doença, o perigo da aventura de viver pungentemente, presente em seus ciclos alheios à vontade. As perguntas cruciais eram: qual o sentido de ensinar em meio ao caos? O que teríamos a oferecer?

De um lado, garantir que os alunos não perdessem seus anos acadêmicos, de outro, atender às demandas emocionais. Talvez sejamos privilegiados por termos o imaginário, a fantasia, o solo arquetípico e simbólico como matéria de conhecimento e, principalmente, de experiência (WAHBA, 2019).

A respeito do ensino de Psicologia Analítica na Universidade, alguns apontamentos de David Tacey (2007) são enriquecedores. Postula que na academia se dá atenção ao Outro intercultural e se dá menos atenção ao não racional, intuitivo, espiritual. A comprovação científica dificilmente encontra evidências na experiência subjetiva que ocorre via fantasia, o que, como Hillman (1984) aponta, contradiz o ego e a consciência heroica.

Segundo Tacey, não se pode, e seria inflação do professor, querer abranger a vida interior de seus estudantes, mas é desejável incorporar a subjetividade no ensino para manter a visão analítica. Destaca-se aqui que Jung (2011b) postulava que a ciência é feita de experimentação e compreensão.

Tacey considera importante desmistificar Jung e reconhecê-lo como investigador científico das profundezas da psique. Descreve quatro estilos no ensinamento da psicologia analítica:

1. O modelo do Pai, Senex;

2. A reconstrução ou atualização de Hermes, o Trickster;

3. O fazer alma remexendo Dioniso;

4. O modelo purista mediante o discípulo ou Acólito.

O primeiro modelo visa à adequação à Academia, demostrando que o ensino junguiano tem respeitabilidade; busca demostrar validade da teoria dentro de outras teorias do conhecimento. Estaríamos apresentando a persona acadêmica e, se houvesse identificação demasiada do professor com essa vertente, afastaria a anima.

A atualização de Hermes é denominada pelo autor da ênfase em aproximar a teoria aos discursos progressistas das ciências sociais, arte e humanidades. Aqui, mais do que respeitabilidade, há necessidade de atualização e reconstrução. Busca-se, até certo ponto, contrapor Jung aos pós-junguianos, o que de per si é proveitoso especialmente visando às noções atuais de raça, classe social e gênero. Pode haver, entretanto, o risco de adaptação forçada que não deixa espaço para o numinoso, inserido por Jung no estudo dos fenômenos da psique.

O terceiro estilo foca justamente a dimensão numinosa, e relega a segundo plano aspectos sociais e políticos. Interessa-se pelo cultivo da alma e da vida interior. Volta-se ao mundo quando este é acrescido da *anima mundi*, mas arrisca enviesar realidades políticas. De algum modo, mantendo o foco no pré-moderno, no primordial, aqueles que se identificariam com esse estilo se consideram também revolucionários contestadores de sistemas vigentes contemporâneos.

O último mencionado seria o modelo purista que se afasta da Academia. Seus representantes ensinam sobre Jung enfatizando pouco suas pesquisas científicas, ressaltando suas descobertas como provindas de dimensões espirituais. O autor acha que essa abordagem pouco favorece a inserção da psicologia junguiana, mantendo-a hermeticamente retraída e irrelevante para a comunidade de trocas e da vida intelectual. Ser junguiano adquire aqui caráter de quase conversão.

Conclui que há um misto desses estilos de ensinar e a saída diante do impasse de manter a dimensão espiritual sem entrar no misticismo ou em uma ideologia fixada, ou na veneração de Jung, consiste em se utilizar a diversidade e a experimentação, realizar uma desconstrução lúdica. Ou seja, é possível desconstruir as ideias sobre o numinoso sem erradicá-lo em nome da satisfação das necessidades da Academia secular.

Finalmente, atendendo às complexidades, conclui:

> À medida que movemos o trabalho dentro da academia, temos que evitar as várias armadilhas, incluindo ficar preso no senex e deixando a alma de lado; ficar intoxicado na atualização e deixando de fora o numinoso; ficar identificado com a alma e condenando o mundo; ou ficando preso no gueto e ignorando o mundo. (TACEY, 2007, p. 16).

Nas aulas da PUC os modelos educativos (rigor de conhecimento transmitido, riqueza simbólica arquetípica, atualização visando às perspectivas contemporâneas) estiveram presentes nas modalidades de aulas, acrescidos da qualidade peculiar de uma experiência inusitada e assustadora, que me levou a pesquisar temas como distopias, catástrofes, o poder e a sombra do autoritarismo, incorporando-os aos programas.

Um agravante no meio do espreitamento sombrio no contexto brasileiro acentuou a aflição da doença temida com uma situação política desregrada, que veio a agravar as sequelas da pandemia com mortes multiplicadas por descaso. Havia que buscar um solo de sustentação e de vislumbres de porvir.

Uma peculiaridade que traz o seguinte segmento desta apresentação foi a casa, o lar, o âmbito do convite e do convívio. Os alunos abriam suas casas para a câmera, o habitar de cada um se apresentava aos olhares; decerto alguns permaneciam receosos de se expor — especialmente quando perpassados por humor mais ansioso ou depressivo — e a câmera fechada era respeitada, mas a maioria se mostrava no seu ambiente, com os animais companheiros, com crianças, e até celebrando pelos avós uma pequenina que veio a nascer.

A casa de origem é evocada intimamente por Bachelard (1961): espaços defendidos contra as forças adversas, o refúgio da continência, da infância protegida, do espaço quente e acolhedor, ao qual retornamos em devaneio. São imagens que remetem à pertença, à segurança, ao abraço materno. Ou seja, aquelas que em momentos de desolamento, de medo das perdas, do desgarramento, auxiliam a nos reconstituir na possibilidade de superar, de atravessar, de ser amparado.

A imagem da casa se fez presente nas aulas, o corpo sensível, ausente da tela era emoldurado pela casa de cada um, abrindo-se ao compartilhamento, trocando afetos, imagens, apreensões, esperanças.

Na pandemia a cantora Mônica Salmaso, generosa e sensivelmente, criou o programa "Ô de casas" em finais de março de 2020, convidando músicos e cantores junto a ela para levar um alento na quarentena em cada casa do Brasil. A sintonia resultou também em uma produção de símbolo de união feito por 115 mulheres e 10 homens de 43 cidades, em 10 estados: 125 paninhos bordados com diferentes técnicas. Neles há desenhos de figuras, natureza, locais, casas: o mundo habitado que mantém sua coesão e singeleza.

Figura 1 – Círculo de presentes

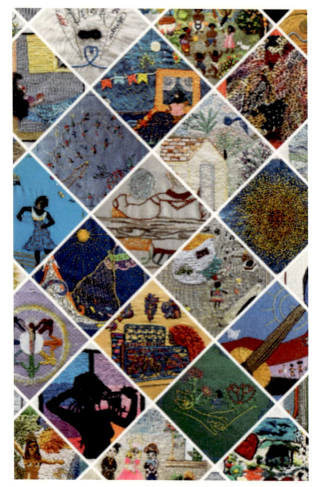

Fonte: https://www.odecasasempanosfiosepontos.com/

    O analista junguiano John Hill (1996) escreve sobre o lar, que é nossa casa, nossa história: "se estende no passado via memória e no futuro via imaginação" (p. 576). Expondo a vivência da perda do lar na imigração, nas guerras, retrata o sentido da perda e do reencontro. Discorre no texto que o homem moderno não teria mais um espaço protegido, sagrado, no qual encontra seus deuses, sente-se seguro e afirma os vínculos de familiaridade com o outro. Cita Nietzsche, que se referia à perda do mito, do útero materno e a insatisfação do homem moderno, assim como Jung. Os mitos aprofundam a necessidade da casa/lar.

A CLÍNICA NA PANDEMIA: DIÁLOGOS INTERDISCIPLINARES

Segundo o autor, necessitamos do sentimento de apego do mito de estar no lar assim como se necessita desapego na despedida derradeira frente à morte. Esse sentimento e ideia apelam para nossa imaginação para assimilar o mundo, criar novos apegos, e adaptar nossa linguagem interior em novas paisagens culturais. A função essencial do mito é restaurar o lar no mundo e dentro de si. Citando um autor, Hoffman-Novotny, segue escrevendo que nos sentimos em casa no mundo quando se compartilha um mundo significativo.

O sentimento de apego, instintivo, reevoca memórias de casa da infância, e na modernidade pode ser experienciado em renovadas formas e relacionamentos, entretanto, o apego não é dirigido voluntariamente, tem a pujança inconsciente do instinto, como descrito por Bowlby para quem o objeto do apego reflete como o eu sente e como se vê. É uma capacidade criativa da consciência humana e disposição social; ao nos sentirmos parte de uma continuidade histórica, nos apropriamos de novas experiências.

Para o autor, estar em casa no mundo expressa a possibilidade de retorno ao eu central mediante experiências simbólicas que evocam esperança, segurança e continuidade, permitindo que novos mundos se tornem nossos.

Descrevendo sonhos de pacientes com vivência de abandono, aponta que não há necessidade de retorno de fato aos lares da infância; há de se compreender o sentido de lar na vida presente. Assim, Heidegger (1971) enfatiza a necessidade humana de reconhecer o habitar evocado pelo desabrigo. O desabrigar confronta-nos com nossos limites: despojados de casa, somos imigrantes em busca de totalidade e sobrevivência.

Em suma, a condição da pandemia nos fez refletir sobre imagens de restauração e afiançamento da confiança de habitar em um mundo que se tornou hostil e inabitável, o ensino aplicado à arte de viver com suas promessas e sofrimentos, a psicologia analítica trazida como disciplina recomendável na Academia e, retomando nossos autores, a existência arriscada, repleta de perigos na travessia, enfrentando o exílio, a morte e a loucura: depressão, ansiedade, estresse pós-traumático, experiência do ser que compartilha conhecimento e fantasia.

Referências

BACHELARD, Gaston. *La poétique de l'espace*. Paris: Presses Universitaires de France, 1961.

BARTHES, Roland. *A aula*. São Paulo: Cultrix, 1980.

HEIDEGGER, Martin. *Poetry, Language, Thought*. New York: Harper & Row, 1971.

HEIDEGGER, Martin. La esencia del habla. *In*: HEIDEGGER, Martin. *De camino al habla*. Barcelona: Ediciones del Serbal, 1987.

HILL, John. At Home in the World. *Journal of Analytical Psychology*, n. 41, p. 575-598, 1996.

HILLMAN, James. O *mito da análise*. Rio de Janeiro: Paz e Terra, 1984.

JUNG, Carl Gustav. A função transcendente. *In*: *A natureza da psique*. O.C. 8.2. Petrópolis: Vozes, 2011a. (Original publicado em 1916).

JUNG, Carl Gustav. *Presente e futuro*. *O.C.* 10/1. Petrópolis: Vozes, 2011b. (Original publicado em 1957).

LAROSSA, Jorge. Notas sobre a experiência e o saber da experiência. *Revista Brasileira de Educação*, n. 19, p. 20-28, 2002.

MENEZES, Maíra. Pesquisa identifica alto impacto da pandemia em pós-graduandos. *Fiocruz*, 22 nov. 2022. Disponível em: https://agencia.fiocruz.br/pesquisa-identifica-alto-impacto-da-pandemia-em-pos-graduandos. Acesso em: 1 fev. 2023.

SAVATER, Fernando. O valor de educar. Mente aberta. Disponível em: https://www.estadao.com.br/alias/mente-aberta/. Acesso em: 30 nov. 2022.

SAVATER, Fernando. No estábamos dispuestos a crer lo que veíamos. *Ethic*, 16 abr. 2020. Disponível em: https://ethic.es/2020/04/crisis-coronavirus-fernando-savater/. Acesso em: 20 abr. 2021.

TACEY, David. The Challenge of Teaching Jung in the University. *In*: CASEMENT, Anne (ed.). *Who owns Jung?* London: Routledge, 2007. p. 53-74.

WAHBA, Liliana Liviano. Entre o universal e o particular: a subjetivação simbólica no método junguiano. *In*: KUBLIKOWSKI, Ida *et al.* (org.). *Pesquisas em Psicologia Clínica*: contextos e desafios. São Paulo: Educ, 2019. p. 173-198.

SOBRE OS AUTORES

Alberto Pereira Lima Filho

Psicoterapeuta de Orientação Junguiana. Professor doutor em Psicologia Clínica (USP e PUC-SP, respectivamente). Doutorando em Direito pela Universidade Nova de Lisboa. CRP 12915-4, OPP 25232. Autor de *O pai e a psique* (São Paulo: Paulus, 2002) e membro da IAJS.

Orcid: 0000-0002-7363-2880

Ana Carolina Alfinito Vieira

Formada em direito pela Universidade de São Paulo e doutora em sociologia política pelo Instituto Max Planck para o Estudo de Sociedades, na Alemanha, onde escreveu sua tese sobre a retomada de terras do povo Terena em Mato Grosso do Sul. É uma das pesquisadoras do Observatório dos Povos Indígenas e Sistema de Justiça Criminal da Articulação dos Povos Indígenas do Brasil (Apib), assessora jurídica da Amazon Watch e pós-doutoranda na Escola de Direito da Fundação Getúlio Vargas.

Celia Brandão

Membro analista da Sociedade Brasileira de Psicologia Analítica (SBPA), desde 1993, onde atua como supervisora e professora. Psicóloga pela Universidade de São Paulo em 1975. Psicoterapeuta e analista junguiana há 47 anos; psicoterapeuta e analista com atendimentos: individual, de casais e famílias. Organizadora e autora em colaboração do livro *Família e identidade* (Editora Appris). É autora em colaboração de livros, entre estes: *Anima/ Animus de todos os tempos* (Editora Escuta), *Aspectos Relevantes da Empresa Familiar* (Editora Saraiva), *Empresas familiares – Uma visão interdisciplinar* (Editora Noeses), *Friendship and its Paradoxes; Essays From The VI Latin American Congress of Junguian Psychology* (Cambridge Scholars Publishing).

Cláudia Morelli Gadotti

Psicóloga clínica formada pela PUC-SP. Membro analista da Sociedade Brasileira de Psicologia Analítica (SBPA) (sociedade membra da *International Association for Analytical Psychology* – IAAP). Mestre pela Pacífica Graduate Institute (CA, USA). Coautora do livro *Interfaces: Ensaios sobre o feminino*.

Eliana Nogueira Vale

Psicóloga, mestre em Psicologia Clínica e PhD em Neurociências e Comportamento pelo Instituto de Psicologia da USP. Autora de *Os rumos da psicanálise no Brasil: um estudo sobre a formação psicanalítica* (Ed. Escuta, 2003) e *Ocitocina, bem-estar e a regulação do afeto* (Manole, 2021).

Orcid: 0000-0002-1975-9370

Leda Maria de Oliveira Rodrigues

Pedagoga; mestre em Psicologia Social pela Pontifícia Universidade Católica de São Paulo (PUC-SP) (1988) e doutora em Psicologia Social pela Universidade de São Paulo (USP) (1994). Possui pós-doutorado em Psicologia Social pela École des Hautes Études em Science Sociales de Paris, França (1997). Professora titular do Departamento de Fundamentos da Educação e do Programa de Pós-Graduação em Educação, História, Política, Sociedade da PUC-SP (PPG-EHPS, PUC-SP). Atua na área de sociologia da educação, inclusão e exclusão escolar, pesquisas em ensino superior e imigração e escolarização. Coordena o grupo de estudo e pesquisa Movimentos Migratórios e Educação do Programa EHPS-PUC-SP.

Orcid: 0000-0002-1787-9221

Liliana Liviano Wahba

Professora doutora do Programa de Pós-Graduação em Psicologia Clínica da PUC-SP - Núcleo de Estudos Junguianos. Possui pós-doutorado pela FMUSP. Membro da Academia Paulista de Psicologia. Membro analista da Sociedade Brasileira de Psicologia Analítica (SBPA) (sociedade membra da *International Association for Analytical Psychology* – IAAP).

Orcid: 0000-0002-6316-2010

Maria José Camargo de Carvalho

Psicóloga (USP, 1975), mestre em Psicologia aplicada a Cardiologia (Unifesp, 2000), especialista em Psicologia Clínica e em Psicologia Hospitalar (1988), área na qual é autora colaboradora em diversos livros publicados. Psicoterapeuta de adolescentes e adultos, docente e supervisora de estágios em cursos de graduação e de especialização.

Maria Zelia de Alvarenga

Médica (FMUSP-1966), psiquiatra (AMB), membro analista da Sociedade Brasileira de Psicologia Analítica (SBPA) (sociedade membra da *International Association for Analytical Psychology* – IAAP), autora de *Mitologia Simbólica* (em colaboração); *O Graal, Arthur e seus Cavaleiros* (português e inglês, Editora Karnac); *Édipo, um herói sem proteção divina; Ulisses, o herói da astúcia* (em colaboração com Sylvia Baptista); *Por que os Deuses Castigam?* (todos editados pela Casa do Psicólogo); *Os Deuses Castigam* (edição particular); *Anima/Animus de Todos os Tempos* (em colaboração).

Mirian Malzyner

Psicóloga, psicanalista, membro efetivo e analista didata da SBPSP. Atualmente, membro da Diretoria de Cultura e Comunidade da SBPSP. Coordena seminários clínicos e teóricos sobre Psicanálise e Arte, tendo artigos e capítulos de livros publicados nessa interface. Desenvolve atividades em Desenho e Ilustração. Autora e ilustradora de dois livros infantis, publicados pela Editora Estúdio Aspas: *A grande vitória* e *Nara, a menina invisível dos olhos fugitivos*.

Renata Ferraz Torres

Médica pela Faculdade de Medina da USP (1998). Psiquiatra pelo Hospital das Clínicas da FMUSP (2001). Psiquiatra e psicoterapeuta de adultos há mais de 20 anos. Membro analista da Sociedade Brasileira de Psicologia Analítica (sociedade membra da *International Association for Analytical Psychology* – IAAP), desde 2006. Membro da Comissão de Ensino da SBPA desde 2011.

Roberto Rosas Fernandes

É membro analista da Sociedade Brasileira de Psicologia Analítica (SBPA) (sociedade membra da *International Association for Analytical Psychology* – IAAP). É mestre e doutor em Ciências da Religião pela PUC-SP e pós-doutor em psicologia pelo IP-USP. É professor da pós-graduação lato sensu do Instituto Freedom e ministra palestras na perspectiva da Psicologia Analítica Integrativa, abordagem que é apresentada em seus livros *Abismos Narcísicos* (Ed. Appris) e *Narcisismo e Espiritualidade* (Ed. Escuta). É também autor *de A Psicologia Profunda no Novo Testamento* (Ed. Vetor).

Orcid: 0000-0002-4663-4725

Rosanne Sabbag

Psicóloga paranaense (PUC-1982), analista junguiana formada pela Sociedade Brasileira de Psicologia Analítica (RJ, 1996); membro analista da Sociedade Brasileira de Psicologia Analítica (SBPA) (sociedade membra da *International Association for Analytical Psychology* – IAAP). Cofundadora do Núcleo Junguiano de Florianópolis e coordenadora do Programa Semeando Clínica. Analista de abordagem junguiana atuando em Florianópolis (SC).

Vanda Lucia Di Yorio Benedito

Psicóloga pela Pontifícia Universidade Católica de São Paulo. Membro analista da Sociedade Brasileira de Psicologia Analítica (SBPA) (sociedade membra da *International Association for Analytical Psychology* – IAAP). Núcleo de Casal e Família na Clínica da SBPA (Sociedade Brasileira de Psicologia Analítica). Coordenadora do curso "Terapia de Casal – Diversidade teórica e prática na abordagem da conjugalidade" pelo Instituto J. L. Moreno. Autora do livro *Amor Conjugal – Uma Abordagem Arquetípica* (São Paulo, Editora Summus, 1996). Organizadora e autora em colaboração do livro *Terapia de casal e de família na clínica junguiana – teoria e prática* (São Paulo, Editora Summus, 2015). Organizadora e autora em colaboração do livro *Desafios à terapia de casal e de família – Olhares Junguianos na clínica contemporânea* (São Paulo, Editora Summus, 2021).

Vera Lúcia Colson Valente

Membro analista da Sociedade Brasileira de Psicologia Analítica (SBPA) (sociedade membra da *International Association for Analytical Psychology* – IAAP), psicóloga pela Faculdade São Marcos, professora de História graduada pela Universidade Federal Fluminense. Psicóloga pela Pontifícia Universidade Católica de São Paulo.

Victor Palomo

Psiquiatra formado pela Universidade Federal de São Paulo (Unifesp), membro analista da Sociedade Brasileira de Psicologia Analítica (SBPA) (sociedade membra da *International Association for Analytical Psychology* – IAAP). Mestre em Letras pela Universidade de São Paulo (USP). Doutor em Letras pela USP. Autor de *Qui nem jiló: a saudade do lugar de origem* (Ed. Escuta, 2014), assim como de capítulos em livros com participação coletiva e de artigos em periódicos como *Revista Junguiana* (SBPA), *The Journal of Analytical Psychology* (SAP), *Revista Desassossego* (USP), *Revista Crioula* (USP), e *Revista Ipotesi* (UFJF).